혁명적
치료
사례

| 불치병 · 난치병 · 만성질환 |

# 혁명적 치료사례

박중곤 지음

아라크네

머리글 »

# '원초적 자연주의 치료'로 의학의 새 지평을 연다

이 책은 현대의학의 기술로 치료하지 못하던 불치병, 난치병, 만성질환들을 전격적으로 다스려 대체로 건강한 일상을 되찾은 사람들의 치병(治病) 스토리를 묶은 것이다. 여기서 다룬 다양한 사례들은 모두 '하늘병원 치료법을 바탕으로 치료에 성공한 것이다.

'하늘병원의 핵심 의술이자 양방, 한방에 이어 '제3의 치료법'이라 할 수 있는 '진동요법(Vibration Therapy)'이 환자들에게 새 삶을 얻게 하는 주요 치료수단으로 활용됐다. 이 요법은 원초적 자연주의 철학과 사고에 기반한 근원적 치료법이다.

### '하늘병원 vs 지상병원

'하늘병원은 지상의 대학병원, 종합병원, 동네 병·의원, 한의원 등과 여러 면에서 차이 난다.

**첫째**, '하늘병원은 지상병원처럼 간판이 요란하게 내걸린 건물 형태로 존재하지 않는다.

온 누리의 조화나 창조주의 섭리와 연결된 내면의 치료 프로그램을 가동할 수 있는 곳이면 어디든 '하늘병원이며, 치료 병실이다. 자칫 종교적 표현으로 비쳐 오해할 수도 있겠으나, 책을 읽고 나면 이 새로운 진실을 알고 고개를 끄덕이게 될 것이다.

**둘째, '하늘병원에는 의료진이 따로 없다.**

지상병원과 달리 질병 극복 방법을 알려주는 건강컨설턴트가 있다. 건강컨설턴트는 환자의 질병을 전인적으로 통찰력 있게 바라보고 원천적으로 치료하는 방법을 일러준다. 환자는 그의 지도에 따라 내면에서 긍정적이며 획기적인 변화를 일으켜 질병의 굴레에서 벗어나게 된다.

**셋째, '하늘병원에서는 각종 의료기기와 의약품을 사용하지 않는다.**

일반 병원과 달리 환자에게 처방전도 발급하지 않는다. 침이나 탕약 같은 한방의 도구와 한약, 그리고 물리치료 기구도 없다. 물질적, 물리화학적 치료수단이 전혀 동원되지 않는다.

**넷째, '하늘병원의 치료수단은 '간절한 마음' 하나다.**

환자에게 편안한 자세에서 긍정적이고 겸허한 마음가짐으로 내면에서 건강의 혁명을 일으키게 한다. 이를 위해 '진동요법'이란 원초적 자율치료 방식으로 진동(振動), 온감(溫感), 중감(重感) 등의 치유수단을 불러일으키고 그 위력으로 질병들을 밀어내게 한다.

**다섯째, '하늘병원에서는 치료비가 부과되지 않는다.**

지상병원과 달리 의료인의 치료 행위가 없고, 의료도구나 의약품을 사용할 일이 없으며, 처방 약도 필요하지 않아 비용이 발생하지 않는다.

**여섯째, 원천적으로 치료해 그 효과가 우수하다.**

우주적 조화에 기반하고, 원시 자연 혹은 창조주의 치유 손길과 만나게 돼 근원적 치료가 가능하다. 일반 병원에서 첨단 의료기기와 명의의 도움을 받는 치료의 효과를 뛰어넘는다. 몸에 질병이 10가지 이상 중첩돼 있어도 내재한 치유 역량을 바탕으로 모두 다스릴 수 있다.

'하늘병원은 모든 생명체의 심신에 내재해 있다. 이는 예수가 "천국은 너희 안에 있느니라"라고 말한 것과 비슷한 맥락이다. 예수는 바리새인들의 물음에 "하나님 나라는 볼 수 있게 임하는 것이 아니요, 여기 있다 저기 있다고도 못한다"라고 말해, 천국은 3차원 공간이 아니라 의식과 영성의 세계임을 일깨워주었다. '하늘병원도 이와 유사하게 비가시적(非可視的) 성령의 영역에 있다고 말할 수 있다. 아파트든, 공원이든, 혹은 휴양지 펜션이든 상관없다. 마음으로 창조주의 섭리와 합일해 병든 육체를 다스릴 수 있는 곳이면 모두 '하늘병원 영역이다.

## 현대의학의 그늘과 한계

현대의학은 뛰어난 의료기술을 자랑한다. 숙련된 의료진과 성능 우수한 의료장비 및 각종 치료 약들을 바탕으로 인류의 건강 증진에 기여해왔다. 21세기 들어와 병원의 의료장비와 의료인의 치료기술은 점점 더 고도화하고 있고, 신약들도 쏟아져 나온다. 그럼에도 불구하고 오늘날 환자들의 수는 줄지 않으며, 오히려 증가하는 경향마저 없지 않다. 이 같은 현실은 현대의학의 질병 치료방식에 대한 근원적 의문을 갖게 만든다.

현대의학은 치료의 출발과 방법에서부터 왜곡된 측면이 있다. 특히 서양의학은 유기 생명체인 인체를 전인적 견지에서 치료하지 않고, 주로 미시적, 분석적, 대증적 방법으로 대처한다. 인체 각 부위가 유기적으로 긴밀히 연관돼 있음을 감안할 때 이는 큰 모순이다.

또 현대의학은 주로 물질적, 물리화학적 방법으로 질병을 치료하려 들며, 심리요법은 외면하는 경향이다. 물론 심신통합의학이라고 해 마음으로 몸의 질병을 잘 다스려 치료하려 하는 학문도 있지만, 이것이 현대의학에서 차지하는 비중은 미미하다. 심신통합의학은 주류의학에서 한참 밀려나 있다. 오늘날 한국의 의료 현실은 충격적일 만큼 더욱 물질적이고, 물리화학적이다. 유수의 대학병원에서조차 심신통합의학에 별로 관심을 두지 않는 실정이다.

**원초적 자연주의 치료법**

인간의 육체는 유기적으로 복잡다단하게 연결돼 있어, 전신을 통찰력 있게 바라보고 대처하는 치료법이 중요하다. 일례로 어느 장기에 질병이 있다면 그것이 중추신경이나 자율신경, 골격구조 등의 문제와 연관돼 있을 수 있으므로 이를 거시적 관점에서 살펴 대응하는 지혜가 요구된다. 근육이나 관절에 병증이 있다면 그 원인이 장기나 척수신경의 문제에 있지 않나 살펴보는 안목이 중요하다. 이렇게 거시적, 총체적으로 대응해야 하는데 그러지 못해 근본 치료에 실패하고 방황하는 의료진과 환자들이 적지 않다.

또 인간의 육체는 절대적으로 마음의 영향을 받는다. 많은 질병이 왜곡되거나 부정적으로 굴절된 마음의 작용으로 발생한다. 영화관의 영사기가 마음이라면 스크린은 육체다. 영사기가 전쟁 장면을 송출하면 스크린에 피비린내 나는 장면이 펼쳐진다. 반대로 평화로운 내용을 내보내면 꽃밭이나 아름다운 음악 정경이 전개된다. 육체란 스크린이 마음이란 영사기의 지배를 벗어나 존재하지 못하는 법인데, 이런 상관관계를 무시하고 물질적, 물리화학적 치료 방법만 고수하니 명쾌한 해답이 나오기 어렵다. 난치병, 불치병, 만성질환이 해결되기 어려운 구조다.

이 책에 소개된 31가지 치료 성공 사례는 '전인적 치료법'이자 '마음의 술(醫術)'인 '하늘병원 방법, 곧 진동요법을 바탕으로 한 것이란 점이 색다르다. 제2장에 자세히 설명해 놓았지만, 진동요법은 몸안에서 진동, 중감, 온감 등의 치료반응을 일으켜 이를 바탕으로 치료를 진행하는 방법이다. 외적으로 신체 여기저기가 부르르 떨리거나 꺾이는 반응에서부터, 내적으로 찌릿찌릿하거나, 욱신거리거나, 묵직해지거나, 뜨뜻해지는 등 신명나는 반응을 길어 올려 질병의 증상을 완화하거나 해소하는 수단으로 활용할 수 있다. 원초적 자연주의 치료법인 이 방법을 통해 가벼운 질병에서부터 중증 질환에 이르기까지 다양한 질병을 고치거나 증상을 완화할 수 있다. 심지어 현대의학이 그 진행을 멈추거나 되돌릴 수 없는 파킨슨병, 섬유근육통, 초기치매 등도 어렵지 않게 다스려 환자가 일상생활로 복귀할 수 있도록 돕는다.

### 진동요법과 '천연 약'의 우수성

진동요법은 질병의 주요 메커니즘인 막힌 것을 뚫고, 뭉치거나 굳어진 부위를 풀어주며, 힘없이 늘어진 부분은 탄력 있게 조여주는 자율적 치료기능을 수행한다. 그 과정에서 노폐물을 배출하고 신진대사와 기혈순환을 촉진해 신체가 전반적으로 원활히 재건축되도록 돕는다.

특히 진동요법은 우리 몸에서 저절로 생성되는 '천연 약'의 쓰임새를 높여준다. 일반적으로 사람들은 병이 나면 병원에서 의사에게 약을 처방받은 뒤 약국에서 이를 구입해 복용한다. 하지만 이런 화학적 합성 약이나 한약 못지않게 성능 우수한 천연 약이 우리 몸에 항상 준비돼 있음을 인식할 필요가 있다. 80여 종의 호르몬과 무수한 신경전달물질들, 면역세포, 줄기세포, 자연살상세포, 적혈구, 백혈구, 혈소판, 전해질, 유익균, 글로불린, 좋은 콜레스테롤(HDL), 항산화물질, 효소, 글리코겐, 포도당 등이 천연 약에 해당한다. 주로 인간이 음식을 먹어 소화 흡수된 뒤 체내에서 자동으로 생성되는 이들이야말로 인체를 지켜주는 최고 치료 약이자 보약이다.

이들은 창조주가 언제든 사용할 수 있게 육체에 장착시킨 '하늘 약'이라고도 말할 수 있다. 진동요법을 통해 진정성 있게 '이완'과 '몰입'에 들어가면, 대뇌 기능이 약화하고 우리 몸의 생명을 양육하는 원시뇌의 기능이 활성화한다. 그 과정에서 진동, 중감, 온감 등의 현상이 일어나며 이들 천연 약의 쓰임새가 극대화 된다.

### 태초부터 창조주가 우리 몸에 넣어준 능력

이렇게 천연 약의 사용을 활성화하면 병원 수술이나 화학적 합성 약의 효과를 훨씬 뛰어넘는 효능이 나타나곤 한다. 오랫동안 치료되지 않던 고질병이 다스려지기도 하고, 여러 가지 만성질환과 난치병이 한꺼번에 해결되기도 한다. 큰돈을 들이고도 못 고치던 질병이 마술처럼 신기하게 해결돼 놀라기도 한다. 그러나 이는 새로운 것이 아니며, 태초부터 인류에게 전해 내려온 자율적 치료기능일 뿐이다. 다만 인간이 지나치게 물질적, 근시안적 치료에 경도돼 병원과 약국으로만 향하다 보니 잊어버린, 내면의 출중한 역량이다.

우리 몸에는 병이 나면 이를 스스로 고칠 수 있는 능력이 내장돼 있다.

이는 태초에 창조주가 인간을 설계할 때 어떤 고도의 소프트웨어 형태로 넣어준 것으로 판단된다. 하늘병원 치료법인 진동요법은 오늘날 인간들이 잊어버린 이 능력을 다시 발휘해, 혁명에 가까운 치료 결과를 도출할 수 있도록 돕는 건강법이다. 다시 말해 불용화(不用化)해 잠들어 있는 원초적, 자율적 치유 기능을 일깨워 신체 기능을 전면적으로 업그레이드하는 것이다. 양한방의 첨단의술로도 치료하지 못한 질병을 내재한 이 능력만으로 해결할 수 있다는 사실이 흥미롭다. 이 책에 등장하는 갖가지 치료 성공 사례들은 독자 여러분에게 진동요법의 위력을 생생하게 간접 체험할 수 있도록 돕는다.

### 내 안의 치유 기능 일깨워 치료한다

진동요법은 원초적 질서와 조화에 기반한 하늘의 섭리에 따라 질병을 고치는 방법이다. 내 안에도 하늘의 섭리가 깃들어 있다. 이 방법은 매우 단순하지만, 종종 기적에 가까운 효과를 가져온다. 이렇게 가성비 뛰어나고 놀라운 치료법이 있는데도 물질적, 물리화학적 방법만 고집해 환자를 고통에서 빠져나오지 못하게 하는 현대의학은 많은 자성이 필요하다. 그동안 지구촌에서 수많은 의학 천재들이 이런 치료법을 제대로 생각하지 못한 것이 이해되지 않는다. 이제는 태초의 이치대로 자연스럽고 수월하며, 효과는 출중한 하늘치료법(진동요법)을 반면교사 삼아 의학의 새 지평을 열어가야 할 때다.

이 책은 제1장에서 '하늘병원의 뛰어난 치료 사례 10가지를 다뤘다. 이들 사례를 읽다 보면 기존의 질병 치료와 180도 다른, 신선한 치료 과정 그 결과에 감동하게 된다. 제2장에서는 '하늘병원의 실체와 원천적,

자율적 치료법인 진동요법에 대해 설명했고, 진동요법 실천으로 건강을 회복하는 방법을 안내했다. 제3장에서는 '하늘병원의 다양한 치료 사례 14가지를 추가로 소개했으며, 제4장에는 필자의 '하늘병원 영역을 벗어난, 다른 '하늘병원들에서 질병 치료에 성공한 사례 7가지를 담았다.

  이 책에 등장하는 인물 이름 중 일부는 실명이 아닌, 가명이다. 이는 불치병, 난치병을 앓았던 사실을 밝히는 것이 다시 한번 과거 상처를 들춰내는 결과가 돼, 본인 의향을 존중해서 그렇게 처리할 수밖에 없었음을 밝힌다. 또 몇 가지 사례는 필자가 다른 책에 실었던 내용인데, 질병 극복 경험이 소중해 독자를 위해 여기 그 내용을 보완해 다시 게재한다. 독자 여러분의 해량(海諒) 있으시길 바란다.

  '하늘병원 치료법은 우리에게 질병 치료와 관련해 코페르니쿠스적 전환이 필요함을 말해준다. 태초부터 내면에 갖춰진 치유 프로그램을 자연스럽게 작동시켜 치료하는 것이야말로 지혜로운 방법이다. 이런 방법으로 병원 등을 통한 타율치료 관행과 고정관념에서 벗어날 때 새로운 생명의 길이 활짝 열릴 수 있다. 21세기 지상에 하루빨리 원초적, 자율적 자연주의 치료방식이 보편화돼, 질병으로 고통받는 많은 현대인에게 크고 작은 도움이 되기를 소망한다.

2025년 12월<br>
박 중 곤

차례 »

머리글 _ '원초적 자연주의 치료'로 의학의 새 지평을 연다 _ 4

## 【제1장】 치료 혁명 1 : 불치병·난치병 다스리기

사례1 – 최고 의술 능가한 자율치료
　　　　파킨슨병, 절망에서 희망으로 _ 18

사례2 – 절망 떨치고 '코리아둘레길' 걷다
　　　　파킨슨병 이겨낸 불굴의 사나이 _ 32

사례3 – 생명의 사다리 오르다
　　　　아홉 가지 고질병 물리친 작은 영웅 _ 45

사례4 – 창조주의 품으로
　　　　난치병 감옥에서 벗어나다 _ 62

사례5 – 젊음이 돌아온 부부
　　　　중풍 마비 해소 & 만성질환 호전 _ 74

사례6 – 지옥에서 천국으로
　　　　섬유근육통 통증 해소하다 _ 85

사례7 – 건강 슈트를 걸치다
　　　　십이지장암 진행 멈추고 30년 당뇨병 극복 _ 95

사례8 – 꽃 대궐에 찾아든 행복
　　50년 위축성위염 고통에서 해방 _ 103

사례9 – 믿음이 부른 기적
　　신체 통증과 소화기질환 해소 _ 110

사례10 – 건강의 천군만마
　　허약체질 90% 극복한 행운아 _ 115

# 【제2장】 '하늘병원 치료법과 건강보검

'하늘병원이란 _ 124

원초적 자연주의 치료법, '진동요법' 128

진동요법의 유래 _ 133

진동요법 실천방법 _ 137

인체 자동회복기능과 원시뇌 _ 146

진동요법이 '잘되는 사람' vs '잘 안되는 사람' _ 148

환자 마음가짐과 지도자의 지도요령 _ 153
　※ 오지건강법 _ 157

## [제3장] 치료 혁명 3 : 마음 의술(醫術)의 기적

사례11 – 암흑 터널에서 백색 세상으로
    난치병 집합소 탈출기 _ 160

사례12 – 의학의 이정표를 새로 세우다
    지동설 같은 '제3 치료법'으로 난치병 퇴치 _ 180

사례13 – 자율치료의 위대한 힘
    척추관협착증 수술 않고 고치다 _ 193

사례14 – 진동요법으로 체력 다진 오누이
    동맥경화증 & 위암 다스리다 _ 199

사례15 – 생명의 동아줄 잡다
    몸에 반전 일으켜 만성질환 뒤집기 _ 204

사례16 – 마음 가난한 사람에게 찾아온 복
    전신진동 생활화해 신체 조화 회복 _ 213

사례17 – 자가 안수기도 실천가
    허리통증 & 만성기관지염 다스린 축복 _ 224

사례18 – 부활의 노래
    공황장애 & 섬유근육통 감옥 벗어나다 _ 236

사례19 – 슈퍼맨이 된 사나이
　　　　전면적 신체 조정으로 최적 건강 달성 _ 244

사례20 – 요양원 자매의 생존법
　　　　복합 질환 성공적으로 다스리다 _ 251

사례21 – 자연특별시의 원초적 치료
　　　　강직성척추염 쇠사슬 풀리다_ 261

사례22 – 천하 잃었지만 건강 얻었다
　　　　오십견＆만성요통＆퇴행성무릎관절염 완화 _ 268

사례23 – 백세 인생
　　　　역류성식도염＆어깨질환＆하지방사통 완화 _ 274

사례24 – 두 길 마라톤 즐기는 건각(健脚)
　　　　'마음 길'도 완주해 만성호흡기질환 해결 _ 280


## 【제4장】 치료 혁명 3 : 위대한 하늘치료

사례25 – 젊은 노인
　　　　세월이 거꾸로 흐르다 _ 290

사례26 – 천국에 들다
　　　　부부가 아버지와 딸로 비치는 사연 _ 297

사례27 – 약손 치료
　　　　간경변 복수가 빠져나간 기적 _ 306

사례28 – 지상의 하늘치료
　　　　'하늘병원 이치 깨달은 의료계 종사자들 _ 310

사례29 – 행복 에너지 샤워
　　　　셀프 심리치료로 재생불량성빈혈 극복 _ 315

사례30 – 인생의 무너진 계단 복구하다
　　　　대퇴골두 괴사 질환 수술 없이 완치 _ 320

사례31 – 태초 자연 속 원천적 건강법
　　　　심장질환 & 만성요통 & 하지방사통 해소 _ 324


맺는말 _ 자연과 하늘의 이치에 순응하자 _ 332
참고 문헌 _ 335

# 【제1장】 치료 혁명 1 :
# 불치병·난치병 다스리기

사례1 - 최고 의술 능가한 자율치료
## 파킨슨병, 절망에서 희망으로

사례2 - 절망 떨치고 '코리아둘레길' 걷다
## 파킨슨병 이겨낸 불굴의 사나이

사례3 - 생명의 사다리 오르다
## 아홉 가지 고질병 물리친 작은 영웅

사례4 - 창조주의 품으로
## 난치병 감옥에서 벗어나다

사례5 - 젊음이 돌아온 부부
## 중풍 마비 해소 & 만성질환 호전

사례6 - 지옥에서 천국으로
## 섬유근육통 통증 해소하다

사례7 - 건강 슈트를 걸치다
## 십이지장암 진행 멈추고 30년 당뇨병 극복

사례8 - 꽃 대궐에 찾아든 행복
## 50년 위축성위염 고통에서 해방

사례9 - 믿음이 부른 기적
## 신체 통증과 소화기질환 해소

사례10 - 건강의 천군만마
## 허약체질 90% 극복한 행운아

사례1 – 최고 의술 능가한 자율치료

# 파킨슨병, 절망에서 희망으로

• 박갑수 씨(63세) : 파킨슨병, 만성비염, 만성요통, 불면증

**세기의 권투선수 & 교황 무너뜨린 병**

　세기의 권투선수 무하마드 알리(Muhammad Ali)와 교황 요한 바오로 2세(John Paul II)는 공통점이 있다. 모두 생전에 파킨슨병을 앓았다는 사실이다. 알리는 세계 헤비급 챔피언 타이틀을 세 차례나 거머쥘 정도로 강철 주먹을 자랑했지만, 오랫동안 이 병에 시달리다 생을 마감했다. 교황 요한 바오로 2세도 재임 시절 알프스산맥에서 스키를 즐기는 등 건강미를 드러냈으나, 이 병에 걸린 뒤 말년을 힘겹게 보내야 했다.

　파킨슨병은 이처럼 건강하던 셀럽들도 무릎 꿇게 만드는 무서운 병이다. 오늘날 많은 사람이 이 병으로 고통받지만, 아직은 현대의학의 어떤 뛰어난 기술도 이를 확실히 치료하지 못한다.

　이 병에 걸리면 자기 의지와 상관없이 근육 강직, 손발 떨림, 느린 동작, 자세 불안정 등이 수반된다. 근육 강직 현상은 주로 신체의 중심을 이

루는 머리, 목, 가슴, 복부, 허리 등을 비롯해 어깨와 등판 등에서 나타난다. 이들 주요 부위가 굳어지다 보니 자세가 구부정하거나 걸음걸이가 불안정한 모습을 보인다. 병이 깊어지면 보폭이 좁아져 종종걸음을 하게 되고, 자주 넘어진다. 나중에는 보행이 힘들어져 휠체어에 의지해야만 이동할 수 있다.

손발 떨림은 초기에 한쪽 팔이나 다리에서 나타나다가 중증이 되면서 다른 팔, 다리로도 확산된다. 손이 떨려 스마트폰으로 문자를 보내거나 병따개를 사용하기 어려워지는 등 불편이 따른다. 마음은 급한데 몸이 따라주지 않아, 나무늘보처럼 동작이 느린 사람 취급받기도 한다. 이밖에 각종 자율신경계 이상, 침 흘림 및 음식 삼킴 장애, 변비, 인지기능 장애, 통증, 피로, 수면장애, 환각, 망상 등이 따라다니기도 한다.

서양의학은 이 병이 중간뇌의 흑질(substantia nigra) 부위 이상으로 발생하는 것으로 본다. 흑질에는 도파민이란, 호르몬을 분비하는 회색 신경세포들이 자리잡고 있다. 도파민은 우리 몸의 운동 회로를 조절하고 인지, 감정 등 정신 기능에도 관여해 인체의 정상적 운행을 돕는 중요한 물질이다. 그런데 뇌 안에 독성 단백질이 비정상적으로 쌓여 도파민을 생성하는 신경세포가 사멸하면서 문제가 발생한다고 한다.

한의학이나 중의학 등 동양의학은 간장(肝臟)이나 신장(腎臟) 기능이 허(虛)한 것을 파킨슨병의 주원인으로 본다. 특히 간장은 '소설(疏泄)', 즉 '막힌 것을 터주고 나쁜 것을 내보내는 일'을 하는데, 이 기능이 제대로 수행되지 않아 문제가 초래된다고 한다. 뇌 안에 독성물질이 쌓이고 도파민이 분비되지 않는 것은 소설 기능이 원활하지 않다는 방증이다. 신장도 노폐물 배출과 골수 형성, 양생 등의 기능을 하는데, 이런 역할이 부족한 것도 이 병과 관계있는 것으로 본다. 기혈(氣血)이 선순환하지 못하고 가래 등 담음(痰飮)이 쌓이는 것도 이 병의 치료를 어렵게 하는 원인으로 꼽는다.

양·한방에서는 각종 신약과 한약, 수술, 침술 등으로 대응하지만, 명쾌한 결과를 가져다주지 못한다. 심지어 대형병원에서는 뇌심부자극술이라 해, 두개골에 동전 크기의 구멍을 두 개 뚫고 뇌의 깊은 부위를 자극하는 무지막지한 수술을 시행하기도 한다. 그렇지만 질병의 진행을 당분간 완화하는 효과는 거둘 수 있어도 근본적 치료는 달성하지 못한다. 모든 방법을 다 써도 질병은 악화하고 일상이 점점 더 무너져, 환자는 돌아올 수 없는 강을 건너게 된다.

그런데 이런 현실과 달리 여기 파킨슨병의 치료에 반전이 일어난 사례가 있다. 양·한방의 첨단 의료기술이 아닌, 일상의 간단한 방법으로 고질병을 다스려 건강을 회복한 사례다. 기적에 가까운 결과가 매우 단순한 방법에서 비롯됐음을 알고 나면 독자 여러분은 어이없어 허탈하게 웃게 될지도 모른다.

### 현대의학 치료 다 받았지만 실패

박갑수 씨(63세)는 11년째 파킨슨병을 앓았다. 50대 초반에 이 병으로 인해 대기업 샐러리맨 생활도 정리하고 고통스러운 투병 생활을 지속해야 했다.

그는 파킨슨병의 일반적인 증상을 대부분 경험했다. 말이 어눌했고, 손가락이 떨려 글씨를 쓰기 힘들었다. 엄지발가락에 힘이 없고 왼쪽 다리에 마비 증상이 초래돼, 두 다리로 버티고 서 있기 힘들었다. 걸을 때는 보폭을 짧게 해 걷다가 뒤뚱거리는 등 불안정한 양상을 보였다. 동작이 느려 바지를 입거나 양말을 신는 데도 시간이 한참 걸렸다.

고관절 통증으로 앉아 있는 자세를 유지하기도 어려웠다. 소변이 잘 통제되지 않아 곤란한 경우도 종종 겪었다. 또 항상 목과 어깨가 굳어져 수시로 풀어줘야 하는 생활의 연속이었다. 양쪽 어깨가 앞쪽 몸 가운데로 말려 들어가 자주 가슴을 펴 주어야 했다. 왼쪽 등판은 철판을 깔아놓은 듯 굳어졌다. 흉추 부위에 항상 어떤 불쾌한 덩어리가 걸려 있는 것 같았다. 등판이 굳어져 구부정해진 자세를 고치느라 애를 먹곤 했다.

그는 양·한방병원에서 좋다고 알려진 치료를 거의 다 받았다. 뇌심부자극술을 받느라 대학병원에서 두개골에 구멍을 냈고, 일부 부위는 세로 방향으로 절개하는 고통도 감내했다. 침술원에서 여러 달 동안 장침을 맞는 어려움도 참아냈다. 그럼에도 불구하고 병은 제대로 통제되지 않았고, 세월이 흐르면서 몸은 점점 더 무너지는 참담한 인생길이 전개됐다.

그러는 사이 약의 강도는 더 높아져, 이제는 약해(藥害)를 걱정해야 할 지경이 됐다. 대학병원 처방으로 4시간에 한 차례씩 알약을 복용했는데, 복용 후 2시간 동안은 약에 치여 멍한 상태가 계속되다 나머지 2시간 정도는 육체 기능이 개선되는 효과가 있었다. 그러다가 약효 지속 시간이 다 지나면 육체가 다시 힘들어지는 등 혼란과 공포가 반복됐다. 파킨슨병이 악화해 생을 마감한 이들의 사례가 어른거려, 절망감이 키를 넘어 자라 오르곤 했다.

필자가 그를 처음 만난 것은 5~6년 전 일이다. 어느 침술원 진료실에서 그와 조우했다. 침술원 원장은 나의 오랜 지인이다. 그곳에 일이 있어 방문했다가, 나무늘보처럼 느릿느릿 움직이는 그를 보고는 그의 불편과 고통에 측은지심을 느꼈던 기억이 난다. 그 후 여러 해가 지나서 최근 그를 다시 만날 기회가 있었다. 이번에는 그의 병을 고쳐주는 선생과 환자 사이로 인연이 맺어졌다. 그는 '하늘병원 치료법(자율치료, 진동요법, 제2장에 설명)을 배우고 싶다며 필자를 찾아왔다.

오랜만에 재회한 그는 예전보다 몸 상태가 더 나빠진 것처럼 보였다. 걸음걸이가 매우 불안정하고, 등이 더 굽어 있었으며, 가슴이 새처럼 옹색하게 좁아져 있었다. 발음이 어눌하고, 눈동자도 흐릿했다. 얼굴 전체에 그늘이 드리워진 것으로 보아, 투병의 고통이 오랫동안 심신을 짓눌러 왔음을 짐작할 수 있었다. 모자를 벗고 앉은 그의 박박 깎은 머리 위로, 뇌심부자극술 받은 자국이 흉물스럽게 드러나 있었다.

종교가 무엇이냐고 물으니, 가끔 산사에 올라가 기도드린다는 대답이 돌아왔다. 그렇다면 이 환자는 치료받는 동안 불경의 약사여래부처를 영접하게 하는 것이 최고의 방법일 수 있다. 기독교인에게는 주기도문, 천주교인에게는 천주경이나 치유의 라파엘 천사가 도움 되듯 불교도에게는 병을 고쳐준다는 약사여래부처가 내면에서 기적을 일으킬 수 있다. 약사여래불이 아니라면 관세음보살이나 석가여래부처를 진지하게 염송하며 병이 낫기를 기원하는 것도 방법이다. 실제 치료하는 동안 관세음보살이 아픈 부위를 만져주고 가거나, 약사여래부처가 약을 주고 갔다는 등 신비한 체험을 이야기한 환자들이 있다. 그런 뒤 그들의 질병이 완화하거나 치료되는 결과가 나타나곤 했다.

문제는 환자의 진지함과 간절한 몰입 여부다. 진지함과 몰입감의 경중이 성공과 실패를 가름한다. 또 선생이 환자의 문제 부위를 잘 파악하고 그곳을 치료목표 부위로 정확히 설정하도록 안내하는 일이 중요하다. 그의 경우 파킨슨병의 진원지인 뇌 심부와 이 병으로 인해 많이 굳어진 목, 어깨, 등판, 척추, 그리고 마비 증세가 있는 왼쪽 다리 등이 주요 목표 부위로 판단됐다. 이들 부위에 치유 심상(心象)을 구체적으로 적용하는 것이 중요하다. 심상법을 이들 외 다른 부위에 적용하면 효과가 잘 나타나지 않으며, 치료에 실패하게 된다.

그에게 심상법으로 약사여래부처의 영험한 치유 손길을 떠올릴 것을 주문했다. 인간의 뇌는 주인의 상상과 현실을 동일시한다. 우리가 약사여래부처의 영험한 손길을 상상하면 뇌는 그 순간 그와 유사한 상황을 조성해 실제 영험한 결과가 나타나도록 돕는다. 이는 우리 뇌가 '천연 약제실' 기능을 하기 때문이다. 즉, 온갖 호르몬과 신경펩타이드를 작동시키고 혈액이 선순환하게 하는 등 내부에서 '천연 약'이 원활히 작동되게 하는 것이다. 이를 통해 실제 영험한 치료가 진행되게 된다.

그에게 이 같은 셀프 심리치료의 이치를 충분히 이해시킨 다음 하늘치료의 실행에 들어갔다. 그를 진료실 바닥에 눕히고 팔다리를 '큰 대(大)'자로 쭉 뻗게 했으며, 척추도 적당히 스트레칭하게 했다. 그리고는 풍선의 바람을 빼듯 전신의 힘을 쭉 빼도록 했다. 여러 차례 같은 동작을 하게 해 몸이 연체동물의 그것처럼 축 늘어지도록 했다. 또 대뇌 기능을 무력화해 의식이 몽롱한 상태가 되도록 이끌었다.

다음으로 흐릿한 의식을 치료목표 부위로 옮겨 가게 하고, 그 부위의 힘을 한 차례 더 빼도록 주문했다. 이 같은 방식으로 ▲몸 전체와 ▲치료목표 부위를 오가며 '전신 이완'과 '부분 이완'을 충분히 달성하도록 독려했다. 이렇게 하는 까닭은 환자가 이완의 고갯마루를 충분히 넘어가게 하기 위해서였다. 이완한다고 하면서도 이를 충분히 달성하지 못해 치료에 실패하는 일을 막기 위함이었다. 그는 조용히 내 지도를 잘 따르는 듯했다.

나는 그에게 치료목표 부위로 약사여래부처님의 영험한 치유 손길을 영접할 것을 요구했다. 이를 실천할 때는 기도하는 마음으로 간절히 몰입해야 한다고 귀띔했다. 나는 나긋나긋한 음성으로 "간절히", "깊이, 깊이" 들어가야 한다고 반복해서 주문했다. 절실한 마음으로 진정성 있게 영접해야만 효과나 나타난다고 주의를 환기시키기도 했다.

그렇게 심리치료가 진행되는 동안 그의 동태를 유심히 관찰했다. 그는 내면으로 깊이 침잠해 나의 요구 사항을 실천하는 듯했으나, 왠지 겉으로는 아무 반응이 나타나지 않았다. 내면에서 치료가 진행된다면 몸이 꿈틀대거나 부르르 떨리는 등의 반응이 올라와야 한다. 30분이 지나도록 미동도 없자, 이번에는 양팔을 귀에 닿도록 쭉 뻗어 올려 전신을 두 젓가락처럼 스트레칭하게 하고, 그 자세를 유지하며 진동의 시동을 걸어보도록 요구했다. 이런 자세에서는 진동이 더욱 효율적으로 올라올 수 있기 때문이다.

그런데 다시 30분이 지나고, 한 시간이 또 지나도록 그의 신체에서는 아무런 반응도 올라오지 않았다. 나는 인내심이 한계에 달해 다소 실망한 기분으로 그를 일어나 앉게 했다. 그러자 그에게서 놀라운 반응들이 쏟아지기 시작했다.

### 진동요법으로 치료 반전 일으키다

"몸이 겉으로는 움직이지 않았는데, 안에서 특이한 반응들이 일어났어요. 여기저기서 욱신거리거나 찌릿찌릿한 반응들이 아주 기분 좋게 생겨났습니다."

나는 그제서야 그에게 외적진동(제2장에 설명)이 아닌, 내적진동이 일어난 것을 알아챌 수 있었다. 치유 에너지를 동반한 진동은 흔히 외적으로 다양한 양태를 드러내지만, 드물게는 그처럼 내적으로 발현되기도 한다. 내적진동은 곁에 있는 사람이 육안으로 관찰할 수 없지만, 당사자는 충분히 느낀다.

내적진동은 소위 '산창중마(疲脹重痲)' 형태로 등장한다. 곧 저릿저릿하거나, 팽창하거나, 묵직하거나, 마비되는 듯한 양상으로 올라온다. 혹은 욱신거리거나, 뜨듯하거나, 얼얼하거나, 조물락거리거나, 쭉쭉 펴주거나, 조여주거나, 찌르는 듯하기도 하는 등 사람마다 다양한 형태를 보인다. 내적진동은 겉으로 요란하게 표현되는 외적진동보다 치료 효과가 높다. 이것이야말로 중국 옛의서 『황제내경』에 표현된 바 그대로, 환자를 살리는 최고의 '신명나는 에너지'로 판단된다.

그는 허리에서 욱신거리는 반응이 계속 나타나더니, 그런 반응의 범위가 점점 넓어지며 깊어져 통증이 줄고 힘이 생겼다고 했다. 그 영향인지 치료 시작 전만 해도 구부정하던 허리가 신기하게도 곧게 펴져 있었다. 그는 명치 부위에도 기분 좋은 치유반응이 올라왔고, 마비됐던 왼쪽 다리 전체가 묵직해지면서 힘이 들어갔다고 했다.

그는 얼굴 전체가 간질간질하더니 머리통이 계속 쭈뼛쭈뼛하며 뇌 안에 어떤 쾌감이 지나다녔다고도 말했다. 이런 반응은 그가 중간뇌의 신경세포 사멸로 인한 질환자임을 감안할 때 매우 소중한 것이다. 환부의 부조화를 해결하려고 올라온, 직접적이고 효과 높은 치유반응임을 유추할 수 있었다. 그는 한바탕 진동요법을 실천하고 일어서자 몸 전체가 개운하고 가벼워진 느낌이라고 말했다.

　진동요법 시작 전만 해도 흐릿하고 왠지 굳어 있던 두 눈동자가 초롱초롱해졌고, 토끼 눈처럼 약간 벌겋게 달아올라 있었다. 기혈이 안 통하던 안구에 기혈이 왕성하게 돌기 시작했음을 보여주는 객관적 반증이었다. 어느덧 그의 얼굴에서는 그늘이 물러가고 대신 화색이 돌았다.

　"제가 과연 이것을 해낼 수 있을까, 어떨까 하는 이런저런 생각과 걱정들을 다 내려놨어요. 그랬더니 마음이 편안해지고 깊은 데로 가라앉더라고요. 약사여래부처님께 모든 걸 맡겨놓고 곁에서 그분을 수행하는 마음으로 겸손하게 치료에 임했어요. 심령이 가난해지니까 좋은 결과가 나타났나 봅니다."

　"바로 그렇게 하는 겁니다. 정확히 실천했어요!"

　나는 반가움에 맞장구를 쳤다.

　그렇다고 첫술에 배부를 수는 없다. 오늘 매우 긍정적인 결과가 나타났지만, 병을 잘 다스려 결국 건강을 회복하기까지는 앞으로 부단한 노력을 더 기울여야 한다. 나는 집에 돌아가서도 진동요법을 조석으로 열심히 실천해줄 것을 그에게 당부했다.

　▲무엇보다 잠에서 깨어난 새벽은 몸이 아직 잠결에 젖어 전신 이완이 저절로 잘 달성돼 있는 만큼, 그 시간대를 놓치지 말라고 조언했다. 그렇게 새벽 시간대를 활용하면 치유반응이 매우 세게 올라와 파킨슨병 치료에 큰 진전이 있을 것이라고 강조했다.

　▲또 중추신경이 자리한 척추와 뇌 안에서 진동을 유도해 강도 높은 치유반응으로 온양(溫養)한 다음, 이를 전신에 확산하는 방법으로 진동요법을 실천할 것도 조언했다.

그에게서는 간헐적으로 진동요법을 잘 실천해 효과를 보고 있다는, 다음과 같은 내용의 전화들이 걸려왔다.

"뇌 안에서 찌릿찌릿하거나 시원한 느낌이 올라와 항상 기분이 좋아요. 하여간 뇌 안에서 진동을 일으키고 나면 전신이 다 개운해져요."

이는 뇌 안의 노폐물이 빠져나가고, 그 자리에 신선한 기혈이 들어가고 있음을 암시하는 표현이다. 그 과정에서 중간뇌 흑질 부위의 죽은 세포들이 청소되고, 그곳에 중간엽줄기세포가 들어가 새로운 신경세포로 재생하게 된다. 이렇게 신경세포들이 잇달아 재생되면서 도파민 분비가 활발해지면 운동 및 인지기능이 회복되며 전신에 활기가 감돌게 된다.

"척추에 정성을 들이면 그곳에서 기다랗게 치유반응이 올라옵니다. 주로 새벽에 이 작업을 하는데 때론 묵직하고, 때론 뜨끈뜨끈하고, 욱신거리기도 해요. 어느 때는 척추 전체가 상하좌우로 꿈틀꿈틀 움직이기도 합니다. 마음먹은 대로 경추, 흉추, 요추 부위에 긍정적 자극이 들어가요. 이렇게 하고 나면 경직되거나 뭉쳐 있던 부위가 잘 풀리고 몸에서 힘이 솟구칩니다."

이렇게 경추신경을 잘 다스리면 전신이 개운해지고, 흉추를 잘 돌보면 간장의 주요 기능인 소설 기능이 업그레이드돼, 중간뇌를 비롯한 육체 곳곳의 막힌 곳이 뚫리고, 꼬이거나 개개풀어진 곳은 정상으로 되돌려진다. 요추를 잘 다스리면 콩팥, 방광, 전립선 등의 기능이 개선되고, 골수의 충실성이 향상되며, 스태미나가 올라간다. 몸에서 힘이 올라오지 않을 수 없는 이치다.

"조화로운 우주 공간에 병든 몸을 집어넣는 마음으로 몰두하니, 몸이 난리를 부리며 치료되는 기분이었어요. 고개가 전후좌우로 정신없이 돌아가고, 두 다리가 자동으로 접혔다 펴지기를 반복했습니다. 뇌성벽력 같은 진동이 척추에 몰아쳐 깜짝 놀라기도 했어요. 그러고 나니까 몸 전체가 아주 가볍고 개운해졌습니다."

진동치료의 강도가 절정에 달했음을 유추할 수 있게 하는 상황이었다.

"어제는 양손이 몸을 자율적으로 문질러주더군요. 손바닥으로 비벼주기도 하고, 눌러주기도 하는 등 거의 '생쇼' 수준이었어요. 누운 자세에서는 주로 배와 사타구니를 마사지하고, 앉은 자세에서는 엉덩이와 다리를 문질러 주더라구요. 서 있는 자세에서도 양손이 자동으로 움직이며 온몸을 마사지해주었습니다. 마치 누군가 제 손을 대신 조종하고 있는 것만 같았습니다. 손을 원하는 부위로 옮겨가면, 그 자리에서 짜릿하게 진동이 올라오기도 했어요."

이 정도면 거의 접신(接神)의 경지까지 올라갔다고 해도 과언이 아닐 것 같았다. 그가 심신을 진정성 있게 조화의 용광로에 녹여냈을 것을 상상하기란 어렵지 않았다.

"요새는 실천 능력이 향상돼 전신을 마음의 손아귀에 올려놓고, 마치 제 몸에 관한 한 제가 신 같은 위치에서 그윽이 내려다보며, 감사하는 마음과 자비심으로 치유반응을 끌어올립니다. 이렇게 하다 보면 파킨슨병으로 인한 불안감과 부조화가 눈 녹듯 사라지며 심신이 아주 평안해집니다."

이는 그가 고차원적 전신진동을 일상화하고 있음을 말해주는 표현이다. 이런 경지로까지 진화했는데 물러가지 않을 질병이란 있을 수 없다!

## 잘 걷지 못하던 사람이 난코스 산행 즐기다

그는 진동요법을 실천한 지 불과 한 달 만에 파킨슨병 관련 신체 증상들을 대부분 개선할 수 있었다.

우선 인지능력이 향상됐다. 대형병원 검사 결과 5년 전보다 기억력, 발음, 판단력, 암기력 등이 전반적으로 좋아져 정상인과 다름없는 수준을 나타냈다. 파킨슨병 증상 호전은 현대의술로는 거의 불가능하므로, 주치의 등 의료진이 고개를 갸웃거리며 신기하다는 반응을 보였다.

예전에는 양쪽 눈동자가 굳어져 잘 움직이지 못했고, 아침에 눈 뜨면 아래위 눈꺼풀이 서로 붙어 있어 2~3분간 비벼줘야 벌어졌다. 그런데 진동요법 생활화 후 눈동자가 자유로이 움직이며, 아침마다 눈꺼풀이 서로 붙어 있지 않아 눈이 바로 떠진다고 한다. 특히 목소리가 작고, 발음이 부정확하며 빨라 상대편이 알아듣기 힘들었는데, 진동요법 실천 후 말소리가 거의 정상으로 돌아와 안도하고 있다.

운동능력도 많이 개선됐다. 무엇보다 신체 강직 증상이 크게 완화했다. 약을 먹고 2시간 정도 지나야 풀리던 목, 어깨, 등판, 견갑골, 명치 부위의 강직 현상이 이제는 30분 만에 풀린다. 어느 때는 정해진 시간을 몇 시간 지나 약을 먹어도 강직 현상이 나타나지 않는다.

가슴 오므라드는 현상도 줄어, 가슴이 양쪽으로 잘 벌어진다. 약효가 다하면 심하게 구부려져 힘 못 쓰던 허리가, 약효 지속 시간을 몇 시간 넘겨도 꼿꼿하게 펴져 있는 등 자세가 개선됐다. 그전에는 왼쪽 발가락이 꼬이고 달라붙어 왼발을 내디딜 때 항상 넘어지려 했고 발이 앞으로 잘 나가지 못했으나, 진동요법 실천 후 보행이 안정화되고 활기차졌다. 과거엔 젓가락질, 칫솔질이 어려웠는데 이들 동작도 자연스러워졌다.

무엇보다 신체의 중심과 안정감이 회복돼 기쁘단다. 만성요통과 만성비염 증세도 사라졌으며, 급박뇨 증상도 통제 가능한 수준으로 개선됐다. 불면증이 사라져 매일밤 잠을 푹 자는 효과도 나타났다.

여러 가지 증상들이 빠져나간 덕분에 전신에서 힘이 솟아난다. 혼자서는 길을 잘 걷지도 못하던 사람이, 젊은이도 해내기 힘든 5km 난코스 산행(경주 남산 이무기 능선)을 매일 주파해, 주위 사람들을 놀라게 한다. 사람들은 신체 기능이 거의 정상화하고 얼굴빛이 매우 좋아진 그의 모습에 저마다 고개를 갸웃거린다고 한다. 다만 그는 복용하던 약을 한꺼번에 끊지는 못하고 단계적으로 조금씩 줄여나가고 있다.

그의 운동능력은 아직 100% 개선되지는 않은 상태다. 육체적으로 무리하거나 스트레스를 많이 받으면 과거 힘들던 상황으로 약간 돌아가 강직, 느린 동작, 허리 구부러지는 현상 등이 재현되려고 한다. 그럴 때면 그는 다시 진동을 강하게 유도해 신체 무질서를 바로잡는 노력을 지속한다. 불치병의 완전한 정복을 위해 더 노력해야 하겠지만, 이 정도만 해도 놀라운 치료 결과라 할 수 있을 것이다. 지금의 결과만으로도 그가 파킨슨병을 대상으로 한 싸움에서 거의 이겼다고 해도 지나치지 않을 것이다.

현재 파킨슨병은 노벨생리의학상을 받은, 일본의 유도만능줄기세포(iPS세포) 치료가 진전을 보여 일부 환자가 증상 개선 효과를 봤으나, 아직 완치되진 못했고 임상 시험이 진행 중이다. 국내 대학병원에서도 배아줄

기세포로 중증 환자의 증상을 완화한 시험 사례가 있지만, 암 발생 등의 위험이 없으리란 보장도 없어 아직 갈 길이 멀다. 하늘병원 치료법은 매우 단순한 방법이지만, 이런 지상의 최고 의학기술도 넘어선 측면이 있다.

그렇지만 그는 아직 겸손을 잃지 않고 있다. 하늘치료를 중단하면 질병이 언제 다시 마각을 드러낼지 몰라 항상 근신한다. 박 씨는 이제 그 지긋지긋하던 고질병을 졸업할 날도 머지않았음을 느끼며 희망에 차 있다.

필자는 박 씨 사례를 지켜보며 파킨슨병을 해결하려는 현대의학의 방법이 근본적으로 달라져야겠다는 생각을 지울 수 없었다. 의학의 이정표를 새로 세워야 할 시점이다.

사례2 - 절망 떨치고 '코리아둘레길' 걷다
# 파킨슨병 이겨낸 불굴의 사나이

• 안영동 씨(66세) : 파킨슨병

**병력 및 증상**

※ 안영동 씨(66세)에게 지난 2013년부터 파킨슨병 증상이 나타났다. 그는 초기에는 약을 복용하며 정상인과 다름없이 직장에 다니고 일상생활을 영위했다.

※ 그는 항상 고개가 상하좌우로 돌아가며 흔들렸다. 특히 상대방과 얘기할 때면 좌우로 심하게 흔들렸다. 흔들리지 않게 하려 해도 무의식적으로 머리가 돌아갔다.

※ 길을 걸을 때면 왼발이 자꾸 안으로 꼬여 들어갔다. 특히 출발할 때 왼발이 잘 안 떨어지고 앞으로 나가지 않았다. 억지로 출발하면, 꼬이는 왼발로 인해 넘어지는 것을 막으려고 오른발을 재빨리 내디뎌야 했다. 그래서 마치 뜀뛰기 하는 듯한 불안정한 걸음걸이가 계속됐다. 증상이 더 심해지면 걷다가 넘어질 것 같아 걱정이 컸다.

※ 등이 심하게 굽어, 길을 따라 걸을 때 정면이 아니라 마치 땅바닥을 내려다보는 듯한 자세로 다니는 형국이었다. 지인들에게 인사도 하지 못한 채 지나쳐 자주 오해를 샀다.

※ 등산용 스틱 2개에 의지해 길을 다녀야 했다.

※ 어깨와 등판이 많이 굳어져, 마치 철창 없는 감옥에 갇힌 듯한 느낌으로 살아야 했다.

※ 가슴이 오그라들어 항상 숨쉬기가 불편했다.

※ 말소리가 상대방이 알아듣기 어려울 정도로 어눌하게 나왔다. 약 기운이 떨어지면 혀가 떨리며 마치 물방울 터지는 듯한 특이한 소리가 났다.

※ 후각이 마비돼 냄새를 맡지 못했다.

※ 약을 많이 먹은 탓인지 오랫동안 변비로 고생했다.

※ 2013년 발목관절을 심하게 다쳐 인공관절 치환 수술을 했다.

※ 2016년 심장판막증으로 인공판막 대체 수술을 했다.

※ 2022년 척추관협착증으로 2, 3, 4, 5번 요추에 철심을 10개 박는 대수술을 했다. 수술 후 요추에 피가 잘 안 통하는 느낌이다. 다리에서 수시로 쥐가 났으며 특히 오른쪽 종아리가 자주 땅기며 아프다. 수술 후 허리가 힘없고 굽는 부작용이 나타났다.

※ 2022년 뇌경색으로 쓰러졌으나 병원 응급조치로 혈전용해제를 주입, 위기를 넘기고 언어 마비에서 회복됐다.

※ 한때 당화혈색소 12% 이상의 심각한 당뇨병 환자였으나 지금은 거의 정상으로 돌아왔다.

## 치료

※ 양약 : 아침 11알, 점심 5알, 저녁에 9알 복용해 왔다. 의사 처방으로 최근에 복용량이 두 배로 늘었다. 신체 기능이 전반적으로 많이 악화한 탓이다.

※ 운동 : 파킨슨병 진단 후 질병 극복을 위해 초인적 의지로 전국의 산을 1,000개나 등반했다. 날마다 헬스장에 다니며 여러 운동을 지속했고, 맨발 걷기 등에도 심혈을 기울였다.

※ 그런데도 증상은 점점 더 심해졌다. 약을 많이 먹는데도 약 기운이 떨어지면 행동이 느려지고 강직 현상이 나타났으며, 등이 심하게 구부러지고 고개가 휙휙 돌아갔다. 허리와 다리에서 힘이 점점 더 빠졌다. 걸음걸이가 더욱 불안해지고, 운전할 때 팔의 회전범위가 넓어져 교통사고 위험이 따라다녔다. 머잖아 외출도 하지 못하고 폐인이 돼 집안에 눌러앉게 되지 않을까 하는 두려움이 엄습했다. 이렇게 되자 즐겨 다니던 등산도 몇 년 전부터 포기했으며, 활동반경이 점점 더 줄어들었다.

### 진동요법 실천(2025년 8월 20일)

※ 필자가 그를 '만세 자세'로 뉘어놓고 '진동(제2장에 설명)'을 유도하자 10여 분 지나면서 몸에서 치유반응이 일어나기 시작했다.

- 먼저 파킨슨병 증상이 심한 왼쪽 다리와 허리, 입 등에서 진동반응이 올라왔다. 특히 왼쪽 다리와 발에서 진동이 심하게 올라왔고, 복부가 꿈틀거렸다. 나중에 그에게 들은 사실이지만, 허리와 등판으로도 '내적진동(제2장에 설명)'이 물결처럼 지나다녔다고 한다.

- 입과 그 주변 관자놀이, 목 부위 등에서도 지속적으로 떨림 현상이

일어났다.

- 더욱 눈길을 끈 것은 혀의 진동이다. 혓바닥이 도마뱀의 그것처럼 계속 들락거리더니, 이런 현상이 한 시간 이상 멈추지 않고 진행되는 기이한 일이 벌어졌다. 혀가 들락거릴 때마다 새우가 톡톡 튀는 듯한 소리가 끊이지 않고 반복됐다.
- 이어서 전신이 진동 물결을 타기 시작했다. 그는 처음에 왼쪽 다리가 부러진 것처럼 아프더니, 그런 통증이 약화하며 하체 전체가 떨리기 시작했다고 나중에 말했다. 그러더니 진동은 전신으로 번지기 시작해 가슴과 어깨, 만세 자세를 한 양팔 등이 미세하게 꿈틀거렸다.
- 벌린 양팔이 서서히 안으로 오므라들더니, 두 손이 자율적으로 서로 맞닿는 특이한 현상도 나타났다.

※ 그는 진동을 한 시간 반가량 하고 자리에서 일어났다. 그의 체험담과 필자의 관찰을 바탕으로 한 진동 전후 상황은 다음과 같다.
- 두 눈이 동그랗게 떠지고 시야가 맑아졌다.
- 구겨져 있던 얼굴이 훤하게 펴졌다.
- 꼬이던 발음이 정상으로 돌아왔다.
- 걸음걸이가 상당히 부드러워졌다. 비틀거리던 걸음이 절반가량 정상화했다.
- 오른쪽 다리가 뜨끈뜨끈해졌다.
- 신체가 전반적으로 개운해졌다.

### 추후 진행 상황

※ 8월 21~22일

그는 집에서 첫날과 동일한 패턴의 진동요법을 여러 차례 실시했다.

- **몸이 개운하고 힘이 솟아났다.**

※ 8월 23일

진동을 유도하자 전신이 진동 물결에 휩싸였고, 몸 곳곳에서 참기 어려울 정도로 강한 통증이 올라왔다. 양발과 발목이 불에 덴 것 같고, 전신이 칼로 저미는 듯 아파 고통을 참기 힘들었다. 허리와 양다리와 어깨 부위에, 병원에서 도수치료 받을 때 꺾는 정도의 압력이 가해졌으며, 숨도 가빠졌다.

- 견디다 못해 5분 만에 진동을 풀고 현실로 돌아왔다. 그러자 **온몸이 가볍고 개운해졌다.**

(필자 견해 : 장기간 다량 복용한 양약과 염증 등이 체내에 독소로 침착해 있다가 진동으로 몸이 흔들리는 과정에서 림프관과 정맥혈관을 따라 배출되며 통증이 올라온 것으로 추정됐다. 이런 과정을 거치면 결국 통증이 사라지고 몸은 신생(新生)하게 된다.)

※ 8월 24일

턱에 베개를 괴고 엎드려 30분간 진동을 유도했다.

- 무릎 아래 부위가 다시 참기 어려울 정도로 아파왔다.

- 양쪽 종아리와 양발이 허공으로 치켜 올려졌다가 툭 떨어지기를 반복했다.

※ 8월 30일

진동을 유도해도 더 이상은 통증이 나타나지 않았다.

- 다리 쪽에 묵직한 느낌이 따라다녔다.

- 몸이 가벼워졌다가 무거워지는 반응이 반복되며 좋은 생체 에너지가 솟아나는 기분이 됐다.

**- 허리 통증이 사라지고, 입과 목의 떨림이 멈춰, 관련 부위 증상이 개선된 것으로 판단됐다.**

※ 9월 2일

신체 떨림 현상이 심해졌다.

- 진동을 유도하지 않았는데도 몸 여기저기서 진동이 일어났다.

- 길을 걷고 있는데도 다리에 진동이 올라와 보행에 불편을 겪었다.

- 하루에도 대여섯 번씩 저절로 진동이 올라와, 혹시 뭔가 잘못되는 것 아닌가 우려됐다.

(필자 견해 : 파킨슨병 환자에게 따라다니는 떨림 현상은 자연이 환자의 근본 문제를 풀어주기 위해 작용하는 것으로 봐야 한다. 즉, 신체 부조화와 모순을 바로잡아주기 위해 진동이 자율적으로 일어나는 것이다. 그러므로 두려워하거나 의심하지 말고, 그런 진동이 더 적극적으로 올라오도록 유도하는 것이 좋다. 이와 달리 떨림 현상을 잠재우기 위해 약을 먹으면 자연의 자율적인 치료에 역행하므로 오히려 치료에 방해될 수 있다.

다만 진동 현상이 감당하기 어려울 정도로 자주 그리고 강하게 올라올 경우, 강약과 완급을 적절히 조절해 가며 대응하면 문제없다.)

- 진동이 상당히 많이 올라왔으나, 그 덕분인지 **몸에서 탄력이 생겼고 컨디션이 향상됐다.**

※ 9월 8일

밤에 수면 중에도 진동이 계속되는 특이한 현상이 지속됐다.

- 특히 허리 아래쪽이 심하게 떨리는 것을 가족이 자주 관찰했다.
- 밤 내내 허리가 꺾이고 전신이 스트레칭되는 기이한 현상이 계속됐다.
- 진동 현상이 정점에 달하면서 **정력이 솟구쳐, 아침마다 페니스가 불뚝불뚝 올라왔다.**
- 마침내 걸을 때마다 안으로 꼬여 들어가던 왼발이 더 이상 꼬여 들어가지 않게 됐다. 덕분에 정상 보행이 가능해졌고, 등산 스틱에 의지하지 않게 됐다.
- 아파트 계단을 10층 높이까지 걸어 올라가는 과정에서도 왼발이 꼬이지 않는 기적이 일어났다.
- 여러 해 전부터 포기한 등산을 다시 시작했다.
- 헬스장 러닝머신 위에서 느린 속도지만 과거처럼 달리는 일이 가능해졌다.
- 굽어 있던 등이 거의 반듯하게 펴졌다.
- 고개 돌아가던 증상이 50% 정도 빠져나갔다.
- 어깨와 등판의 강직 현상도 많이 완화했다.
- 후각이 살아나, 냄새 맡는 일이 가능해졌다.
- 변비 상태가 개선됐다.
- 하루 3회 약 복용 중 1회를 건너뛰어도 아무런 문제가 발생하지 않았다.
- 12년간 따라다닌 파킨슨병의 제반 증상이 70% 정도 해소됐다.

안 씨는 그 후에도 간헐적으로 진동요법을 열심히 실천하고 있다는 소식을 전해왔다. 대부분 신체 상태가 긍정적으로 개선되고 있다는 내용이었다.

그러던 어느 날, 이번에는 부정적인 소식이 날아들었다. 어찌 된 영문인지 오른쪽 종아리 바깥쪽에서 심한 통증이 느껴지며, 신체 진동 현상이 일제히 자취를 감췄다는 것이다.

그는 한두 시간 내면으로 몰입해 진동을 유도해도 도무지 아무런 반응이 일어나지 않는다고 하소연했다. 반면에 오른쪽 종아리 통증은 점점 더 심해졌다. 날카롭게 땅기면서 무진장 아프다고 했다. 무거운 모래주머니를 달아놓은 것처럼 육중해 제대로 걸어다닐 수 없다고 말했다. 여러 날 동안 통증이 멈추지 않아 고통을 감당하기 어렵다고도 호소했다.

나는 그를 다시 불렀다.

재차 필자 앞에 나타난 그는 얼핏 보아도 환자 행색이 역력했다. 물론 처음 나타났을 때처럼 심각한 상태는 아니었지만, 고개가 흔들거리고 걸음이 불편한 것으로 보아 그동안 개선됐던 신체 상태가 상당 부분 다시 퇴행한 것을 진작할 수 있었다.

나는 현재 상황을 너무 불안하게 생각할 필요는 없다고 말하며 그를 위로했다.

"지금처럼 신체 다른 부위의 진동이 중단되고 종아리에서만 굉장한 통증이 느껴지는 것은, 진동이 양상을 달리해 몸에 새롭게 약발을 더해주는 것으로 볼 수 있어요. 종아리의 묵직한 통증도 일종의 진동, 곧 중감(重感) 현상입니다. 중감은 기혈이 잘 돌지 못하다가 왕성하게 밀려들어갈 때 다가옵니다. 종아리를 중심으로 무언가 뚫어주고 개선하기 위해 나타난 원초적 자연 현상으로 받아들임이 온당해요. 그렇게 종아리에 고도의 치료반응이 집중되다 보니 다른 부위의 반응들은 상대적으로 약화할 수밖에 없었던 것이지요."

이렇게 설명하자 그는 마음의 평정을 되찾는 듯했다.

그를 진료실에 뉘어놓고 지난번과 다른 방법으로 진동을 유도해주었다. 이번에는 자세를 이리저리 바꿔가며 진동을 일으키도록 했다. 우선 왼팔을 치키고 오른팔은 내려놓은 채 진동을 일으켜보라고 주문했다. 이렇게 하면 왼쪽 등판과 가슴만 스트레칭되고, 오른쪽은 그대로 있어 평소와 다른 자세가 된다. 이런 상태로 일을 벌이면 매우 다른 양상의 진동이 올라올 수 있으며, 그것이 가져오는 치유 효과가 색다를 수 있다. 그런 뒤 반대로 오른팔을 들어 오른쪽 몸통을 스트레칭하고, 왼팔을 내려놓은 채 진행하면 또 다른 효과가 발현될 수 있다.

그는 내 지시를 잘 따랐다. 그렇게 5분가량 흐르자 진동이 일어나기 시작했다. 이번에는 그가 그동안 경험하지 못한 전신진동이 폭발적으로 일어났다.

- 양다리가 거세게 후드득거리며 계속해서 상하 진동을 일으켰다.
- 복부가 일정 속도로 꿈틀거렸다.
- 허리가 좌우로 반복해서 움직였다.
- 목과 관자놀이, 입술이 빠른 속도로 파르르 떨렸다.
- 혓바닥이 물방울 터지는 소리나 새우 튀는 소리를 내며 1초에 5~10회 속도로 들락거렸다.
- 어깨와 양팔, 양손도 계속해서 꿈틀꿈틀 움직였다.

그는 한 시간 동안 지속적으로 이런 자율적인 동작을 강도 높게 실현

했다.

그런 뒤 몸을 일으켰을 때 그의 신체 상태가 현저히 개선된 것을, 시진(視診)과 그의 반응을 통해 다음과 같이 확인할 수 있었다.

- 온몸이 몽둥이에 사정없이 두들겨 맞은 것 같은데, 기분은 매우 좋다.
- 오른쪽 종아리 통증이 많이 빠져나갔다.
- 팔다리가 뻐근하지만 뭔가 치료가 많이 진행된 것 같아 느낌이 매우 좋다.
- 머리가 고정돼 더 이상 좌우로 돌아가지 않는다.
- 막혀 있던 비강이 뚫리고, 목이 탁 트여 호흡하기 편안해졌다.
- 어깨가 쭉 펴졌고, 가슴이 시원하게 벌어졌다.
- 허리춤에 힘이 많이 들어갔다.

그는 일어서서 몇 분간 실내를 왔다 갔다 했다. 그러는 동안 **고개가 전혀 까딱거리지 않았고, 걸음걸이도 안정감을 보였다. 등도 지난 번보다 더 펴져 있었다. 특히 걸음걸이가 매우 가볍다고 했다. 말소리도 선명하고 또렷했다.** 아까 진료실에 들어올 때만 해도 환자란 느낌이 들었는데, 그런 부정적 느낌이 싹 달아났다. 당초 첫 번째 나를 찾아와 효과 보았을 때보다 더한 효과가 극명하게 나타나 있었다.

불과 한 시간 만에 그런 효과가 나타난 것을 보고 필자 스스로도 감탄했다. 이는 창조주의 물리치료 프로그램이 저절로 가동된 것이기에 가능한 결과다. 이런 혁명적 치유 메커니즘과 그 결과를 양한방의 의사들이 어떻게 이해할 수 있겠는가.

나는 재차 치유를 마치고 돌아가는 그에게 주의사항을 전달했다.

"집에 돌아가 지내다 보면 몸이 또다시 오락가락할 수 있습니다. 그럴 때마다 진동을 더 열심히 유도해줘야 합니다. 진동이 잘 안 올라오면 자세를 이리저리 바꿔가며 더 정성껏 유도해주세요. 오늘처럼 강도 높은 전신 진동이 앞으로도 계속 일어나도록 노력해야 합니다. 100번 이상 나타나서 신체가 콘크리트처럼 견고해지게 만들어야 합니다. 그래야 더 이상 오락가락하지 않고 파킨슨병을 완전히 졸업할 수 있게 됩니다."

진동요법은 그에게 파킨스병 극복의 기회만 가져다주지는 않았다. 그가 평생 살아오며 겪은 질병의 후유증들도 적절히 다스려 건강을 전반적으로 좋게 가꿔주었다.

진동요법을 실천할 때 왼쪽 발목에 심한 치유반응이 올라온다고 하는데, 이는 과거 발목 부상으로 인한 후유증을 돌봐주려는 자율적 치료 메커니즘이다. 오른쪽 다리의 중감(重感)은 허리질환과 그로 인한 하지방사통을 위무해주는 반응이다. 어깨와 가슴이 시원하게 벌어지는 것은 심장질환을 방어하기 위한 현상으로 볼 수 있다. 전신이 몽둥이로 두들겨 맞은 듯한 반응은 파킨슨병을 비롯해 전신의 부정적 현상들을 몰아내주기 위한 자율치료 반응이다.

그는 이렇게 파킨슨병 증상과 기타 모든 신체 병리 현상에 한꺼번에 대응할 수 있는 능력을 발휘하고 있었던 셈이다.

그는 다시 집에서 진동요법 실천에 매우 정성을 들였다. 여러 번 진동이 오락가락하며 신체의 개선과 퇴행이 반복하는 것을 경험하기도 했다. 그렇지만 나의 당부대로 지극정성을 기울여 전신진동을 지속적으로 달성했고, 그럴 때마다 몸이 전반적으로 강건해지는 것을 느낄 수 있었다고 했다.

　이제 그에게는 진동요법 마스터가 아니고는 달성하기 어려운, 고도의 동작들이 일상적으로 나온다고 한다. 강직 현상이 따라다니는 어깨와 목 주변에 장침을 수십 개 놓는 듯한 심상법으로 강직을 푸는 기술도 연마했다. 팔이나 다리에서 시작된 진동이 큰 울림을 동반해 전신을 관통하기도 하고, 몸이 붕붕 뜨는 듯한 느낌이 들기도 한단다. 실제 허리가 바닥과의 사이에 손등이 들어갈 정도 높이로 들어 올려지기도 한다. 어깨와 가슴이 시원하게 펴지며, 팔다리가 쭉쭉 스트레칭 되는 때도 있다는 것이다.

　이렇게 강도 높은 전신진동을 실천하고 나면 무언가에 심하게 두들겨 맞은 듯 전신이 멍하기도 하고, 한잠 푹 자고 일어났을 때처럼 개운해지기도 한단다. 이같은 일련의 작업들이 가져다 준 결과는 실로 놀랍다.

- **파킨슨병 증상을 전반적으로 90% 정도 극복했다.**
- **하루이틀 병원 약을 안 먹어도 부작용이 나타나지 않는다.**
- **걸음걸이 등 신체 동작이 정상인처럼 활기차고 빨라졌다.**
- **얼굴 색조가 젊은이처럼 밝고 발그레하게 개선됐다. 윤기가 자르르 흐른다.**

　마침내 그는 질병으로 중단했던 생업을 다시 시작할 수 있게 됐다. 오랫동안 이탈했던 현실의 정상적 삶 속으로 당당히 복귀한 것이다.

　처음 그가 등산 스틱을 던져버리고 천천히 걷기 시작했을 때, 사람들은 신기한 듯 그를 바라봤다. 허리가 거의 펴지고, 정상인과 다름없이 활기차게 걷게 되자 그들은 놀라움을 감추지 못했다. 그런가 하면 헬스장에서 러닝머신 위에 올라가 뛰게 되자 그들의 놀라움은 배가됐다. 그 후 왕복 10km 전후 코스의 등산을 다니기 시작하자, 그들은 벌린 입을 잘 다물지 못했다.

안 씨는 불굴의 사나이다. 마침내 건강에 대한 자신감을 바탕으로 4,500km '코리아둘레길' 순례도 시작했다는 감동적인 소식도 들려왔다.

그렇지만 자만심은 경계해야 할 대상이다. 방심하면 노화로 인해 신체 퇴행성변화가 가세하면서 공들여 재건축한 육체가 자칫 다시 흔들릴 수 있다.

그러므로 그는 수시로 강력하게 치유반응을 일으켜 위험을 방어하고, 신체 상태를 지속적으로 공고히 해나가는 노력을 게을리하지 않고 있다. 이렇게 하는 것이 파킨슨병의 옥죄임에서 벗어나 여생을 건강하게 보낼 수 있는 최선의 방책일 것으로 판단하고 있다.

사례3 – 생명의 사다리 오르다

# 아홉 가지 고질병 물리친 작은 영웅

• 오동교 씨(56세) : 이명, 난치성피부병, 오십견, 무릎관절염, 만성비염, 알레르기 결막염, 발톱무좀, 골반 통증, 과민성대장염, 손부종

'하늘병원 진료실 컴퓨터로 이메일이 한 편 도착했다. 여러 가지 난치병과 만성질환에 시달리고 있는 환자가 보낸 것이었다. 내용은 다음과 같다.

'안녕하세요.

선생님이 쓰신 책을 읽고 저도 진동요법(제2장에 설명)을 체험해보려고 계속 시도하는 중인데 잘되지 않아 답답하네요. 저는 경기도 오산에 거주하고 있는 56세 직장인입니다.

현재 앓고 있는 증상은 다음과 같습니다.

1. 좌측 귀의 이명(8년 됨).

2. 난치성피부병(2년 전부터 심해져 약을 먹지 않으면 참을 수 없을 만큼 온몸이 가려움).

3. 양쪽 오십견으로 인한 통증(왼쪽 어깨가 더 심함)으로 팔을 완전히 높이 들기 어려움.

4. 양쪽 무릎관절염.

5. 만성비염(심할 땐 종일 콧물이 줄줄 흘러내림)

6. 양쪽 눈의 알레르기 결막염으로 인한 가려움증.

7. 왼쪽 엄지발톱의 무좀(발톱 색깔이 거의 검게 변했음).

8. 오른쪽 엉덩이 부근 골반뼈가 자주 아픔.

9. 과민성대장염으로 술만 마시면 속이 불편해 다음 날 화장실을 최소 6번 이상 가야 함.

10. 양쪽 손 등의 가운뎃손가락 시작되는 뼈 부위가, 자고 일어나면 통통 붓는 증상 자주 발생.

※이외에도 크고 작은 통증들이 있어서 나름대로 고쳐보려고 수지침, 일반 침, 마사지 등을 배워 조금의 효과는 보았으나 완전히 낫지 않고 계속해서 재발합니다.

아주 큰 병은 아니지만 이렇게 여러 가지가 몸을 괴롭혀 참으로 힘듭니다. 병원 문턱도 수없이 드나들었지만 치료되지 않았고, 돈만 많이 썼습니다.

혹시 선생님을 찾아뵙고 진동요법을 지도받을 수는 없을까요. 답답한 마음에 이렇게 메일을 써봅니다. 부디 제게 해결 방법을 알려 주시길 기다리겠습니다. 좋은 하루 보내세요.'

진료실을 지키고 있다 보면 이렇게 난치병이나 만성질환을 호소하는 이들의 이메일이나 카톡 문자, 전화 등을 수시로 받는다. 그들은 양방, 한방병원 어디서도 고치지 못해 방황하던 사람들이다.

그중에서도 위 편지 주인공은 나의 관심을 확 끌었다. 10가지나 되는 질병을 앓고 있다니, 한번 결정적으로 도와줘야겠다는 생각과 함께 동정심이 꿈틀거렸다. 그렇게 다양한 질병을 치료하기 위해서는 병원에서 여러 과를 넋 빠진 사람처럼 전전해야 한다. 그러고도 여간해서는 낫지 않아 환자는 절망감에 빠진다.

하지만 하늘치료의 관점에서 볼 때 이들 10가지 질병은 완전 별개가 아니다. 어쩌면 두세 가지의 큰 신체 부조화가 여러 형태로 가지를 뻗고 뿌리를 옮겨 다양한 증상으로 드러난 것으로도 볼 수 있다. 나는 이메일을 읽는 순간 환자의 골격이 반듯하지 못하고, 체내에 염증이 많이 쌓였으며, 면역력이 크게 저하된 것을 짐작할 수 있었다. 이런 환자야말로 진동요법을 잘 실천하면 그런 증상들을 한꺼번에 물리칠 수 있다. 물론 시간은 어느 정도 걸리겠지만.

나는 편지 주인공에게 답장을 쓰며 '하늘병원을 방문해줄 것을 권했다. 그는 내 연락을 받은 그 날 오후 바로 진료실을 찾아왔다. 마침 그날은 평일인데, 몸이 아파 하루 휴가를 내고 집에서 쉬고 있던 참이라고 했다. 작은 체구에 선한 눈빛이 매우 인상적인 사람이었다.

그가 의자에 앉자마자 나는 오지(五指)건강법(제2장에 설명)으로 그의 오장육부 상태를 점검했다. 열 손가락을 자세히 살펴보니, 그는 유전자 지도상 매우 건강한 신체를 갖고 태어난 사람임을 알 수 있었다. 그가 그렇게 많은 난치병, 만성질환으로 신음하고 있는 현실이 잘 이해되지 않았다.

나는 고개를 갸우뚱하며 말했다.

"조상님들이 좋은 유전자를 많이 물려줘서 건강해야 할 분이 왜 이렇습니까? 이 정도면 신체 장기가 모두 건강하게 기능하고 활력이 넘쳐야 하는데요."

"그런가요. 저는 원래 약하게 태어난 사람인 줄 알았는데요."

"아닙니다. 그 반대예요. 좋은 체질 물려주신 데 대해 선조들에게 감사해야 해요. 그런데 어쩌다가 몸이 이렇게 많이 망가지셨을까?"

"글쎄요, 젊었을 때 술을 너무 많이 마셔서 그런 거 아닌가 생각돼요. 스트레스도 무척 받았고요. 요즘도 직장 일로 스트레스가 많아요."

사실 스트레스에는 장사가 없다. 아무리 튼튼한 신체도 스트레스가 연속적으로 덮치면 무너진다. 이는 노벨생리의학상을 받은 한스 셀리에(Hans Selye) 교수의 유명한 '스트레스 이론'으로도 입증됐다. 만성 스트레스가 오랫동안 육체를 짓누르면 각종 자가면역질환, 난치성피부질환, 심혈관계질환, 이비인후과질환, 소화기질환, 간장질환, 신장질환, 신경성질환 등 갖가지 질환에 노출될 수 있다. 이는 맹수들이 잇달아 덮쳐 인간을 쓰러뜨리는 것과도 같다.

나는 그를 치료하기에 앞서 진동요법의 원리를 설명했다.

"이 치료법은 우주 대자연의 조화로운 주파수에다 고장 난 내 몸의 주파수를 합치시키는 것입니다. 우주 대자연은 신비스럽고 매우 질서 정연한 세계입니다. 밤하늘의 무수한 별들이 질서 정연하게 공전과 자전을 반복하는 것으로도 이를 알 수 있어요. 내 몸도 미세한 별입니다. 건강하고 활력 있게 운행돼야 하는데, 살다 보면 잘못된 생활과 스트레스 등으로 병을 얻어 고생합니다. 그럴 때는 자신을 온전히 놓아버려 심신이 자연과 합일되게 할 필요가 있습니다. 작은 암나사 같은 내 몸이 거대한 수나사 같은 우주에 잘 맞춰지면 우주적 질서와 조화가 깃들어 잘못이 수정되고 질병이 물러갑니다. 이는 종교적으로 설명할 때 조화로운 하느님 품에 들어가 병을 고치는 것과도 같습니다. 이렇게 병이 고쳐지는 과정에서 다양한 형태의 진동이 일어납니다. 그것이 진동요법입니다."

'하늘병원의 주요 치료수단은 진동요법이다. 이 치료법을 터득하면 그의 10가지 난치병을 몰아내는 것은 그다지 어려운 일이 아니다. 문제는 어떻게 이 비법을 터득하는가다.

환자들은 일반적으로 의사에게 진찰받고 수술하거나 약을 먹어야 병을 치료할 수 있다고 생각한다. 그러나 '하늘병원의 치료방법은 전혀 다르다.

항간의 치료법은 환자를 기준으로 판단할 때 의사나 약사가 나를 치료해주는 타율치료지만, 진동요법은 자신이 내면에서 진동을 유도해 스스로 병을 고치는 자율치료다. 내 안에서 긍정적인 변화를 일으켜 그 힘으로 질병을 몰아내는 것이다.

나는 진동요법을 전수하기에 앞서 문진(問診)과 촉진(觸診), 시진(視診) 등의 방법으로 그의 신체 상태를 점검했다. 이를 통해 양쪽 어깨의 통증(특히 왼쪽 어깨)과 복부 불편감, 고관절 통증 등이 특히 시급히 해결해야 할 증상임을 판단할 수 있었다.

카펫이 깔린 진료실 바닥에 그를 눕혔다. 양팔을 위로 올려 어깨통증이 확인되도록 했다. 그리고는 주문을 넣듯이 그의 심신을 안정시켜 나갔다.

"척추뼈를 위아래로 스트레칭해서 다소 벌려 주세요. 좌우로도 약간 벌려 주세요. 그렇게 하면 척추뼈 사이사이가 조금씩 벌어져 기혈이 잘 돌게 됩니다. 기혈이 선순환하지 않으면 갖가지 질병이 초래됩니다. 팔다리와 목, 어깨도 축 늘어뜨리세요. 진동요법은 기혈이 잘 돌아 막히거나 뭉친 곳을 풀어주고 면역력을 대폭 높여주는 건강법입니다."

그는 내 지시를 잘 따라오는 듯했다.

"전신을 커다란 고무풍선이라 생각하고 풍선의 바람을 일시에 빼주세요. 온몸의 힘을 빼버리는 겁니다. 몸을 자동차라 생각하고 자동차의 시동을 확 꺼버리세요. 심신을 온전히 놓아버리고 잠을 청하듯이 하세요. 뇌파를 떨어뜨리고 전신을 이완하세요. 점점 깊이, 점점 더 깊이…. 마치 병원에서 전신마취 주사를 맞았을 때처럼 온몸을 몽롱하게 늘어뜨려야 합니다. 그래야 적적해진 신체 깊은 부분에서 진동이 올라옵니다."

진동은 주로 신체의 막힌 곳이 뚫리거나 뭉친 부위가 풀릴 때 나타나는 현상이다. 꽈배기처럼 꼬인 부위가, 혹은 뒤틀린 신체 에너지 흐름이 정상화될 때 발현되기도 한다. 신체 어느 부위가 막혀 돌지 못하던 혈액이 다시 돌기 시작할 때, 또는 오랫동안 적체돼 있던 염증이 빠져나갈 때 느껴지기도 한다.

이러한 진동은 통증이 심한 부위에서 쉽게 유도되는 특징이 있다. 그만큼 다급하게 해소해야 할 증상이기 때문에 그 부위에 빨리 따라붙는 것이다.

나는 통증이 심한 그의 왼쪽 어깨 부위를 주목했다.

"전신을 충분히 이완했습니까? 그러면 이번엔 크게 아픈 왼쪽 어깨 부위를 이완하도록 하겠습니다. 전신이완 상태에서 두 번째 단계로 왼편 어깨를 부분적으로 이완하세요. 전신과 부분을 오가면서 편안한 마음으로 느긋하게 이완하세요. 물 밑바닥에 가라앉았을 때처럼 먹먹해질 때까지 이완해야 합니다. 현실에 걸쳐진 의식을 꺼트리고 이완의 고갯마루를 훌쩍 넘어가야 합니다."

그는 마술에 걸린 사내처럼 내 주문을 잘 따라오는 듯했다. 전신이 연체동물처럼 흐물흐물해지는 듯한 모습으로도 이를 유추할 수 있었다. 나는 계속해서 그를 유도해 나갔다.

"전신과 부분이 넉넉히 이완된 상태에서 몽롱한 의식을 통증이 심한 왼쪽 어깨 깊숙한 곳에 접목하세요. 이는 심안(心眼)으로 서치라이트 비추듯 치료목표 지점을 드러내 보이는 것입니다. 그리고는 하늘에 신고하듯이 '여기가 아픕니다. 고쳐주세요'라고 기도하는 심정으로 간구합니다. 사랑과 자비와 감사의 긍정적 마음을 문제 부위에 갖다 붙이면 더욱 좋습니다. 그렇게만 하고 기다리면 진동이 올라오게 됩니다."

진동의 양상은 사람마다 다르다. 체질이 차이나고 질병의 상태가 같지 않기 때문이다. 그러나 대게는 바이브레이션, 중감(重感), 온감(溫感) 등의 형태로 발현된다.

5분 정도 흘렀을까. 마침내 그에게서 진동이 일어나기 시작했다. 아픈 왼쪽 어깨의 영향으로 왼손부터 조금씩 흔들리기 시작하더니 점점 기세가 강해졌다. 왼쪽 팔과 어깨가 함께 돌아가기 시작하더니 얼마 후 오른쪽 어깨와 팔도 돌기 시작했다. 그의 양쪽 팔은 안에서 바깥 방향으로 연신 돌아갔다. 이는 그가 의도해서 돌리는 것이 아니라 본인 의지와 상관없이 자율적으로 돌아가는 것이었다. 양팔이 회전하면서 양어깨도 함께 출렁거렸다. 종내에는 양팔이 점점 크게 회전하면서 상반신도 크게 흔들렸다. 팔이 회전할 때마다 바닥을 치어 쿵쿵거리는 소리가 들렸고, 내 입에서는 감탄사가 흘러나왔다.

무려 40여 분 동안 그는 그렇게 정신 나간 사람처럼 연신 양팔을 돌리고 털었다. 그런 팔의 기이한 윤무(輪舞)는 그 범위가 넓어졌다가 좁아지기를 반복했다. 때로는 원형이 위로 향하다가 얼마 후 천천히 아래로 내려오기도 했다. 이는 신체가 내적, 자율적 치유 과정에서 진동의 향방과 양상을 달리하는 과정에서 나타나는 원초적 현상이다.

그렇게 한바탕 회오리바람처럼 밀어났던 진동은 어느 순간 서서히 잦아들기 시작했고, 그는 이윽고 움직임을 멈추며 현실로 돌아왔다. 상체를 일으켜 세운 그의 얼굴은 다소 벌겋게 상기돼 있었고, 이마에 작은 땀방울들이 송골송골 돋아나 있었다.

나는 다가가 그의 등을 다독여주며 기쁜 미소를 지었다.

"수고했습니다. 진동요법을 정확히 체험하셨네요. 그것도 아주 강력하게 실천했어요. 축하드립니다. 이렇게 정통으로 체험하는 분이 나오면 선생인 내가 먼저 기분이 좋아지고 감격하게 됩니다. 환자분은 지금 건강 로또에 당첨된 것과 다름없습니다. 그래, 기분이 어떠세요?"

그는 숨을 시원스럽게 내뱉으며 대답했다.

"어깨와 목 뒤가 시원해졌어요. 통증도 많이 빠져 나갔구요. 몸이 가벼워진 느낌입니다."

"막힌 부위가 뚫리며 노폐물이 빠져나가서 그래요. 생각해보세요, 양 팔을 그렇게 세게 돌리고 털어대니 그럴 수밖에 없지 않겠습니까? 혈액과 호르몬도 선순환돼서 문제 부위가 이미 일부라도 치료된 것으로 볼 수 있어요."

"참 신기한 것은, 두 팔이 저절로 그렇게 계속 돌아간다는 점이에요."

"본인이 의도하지 않는데도 그렇게 자율적으로 진동이 일어납니다. 그게 진동요법의 특징이에요. 병세가 수그러질 때까지 진동이 달라붙어요."

그는 잠시 허공을 주시하는 듯하더니, 이내 시선을 내게로 향하며 덧붙였다.

"그런데 말이에요. 진동이 격렬히 일어나는 동안 참으로 이상한 일이 있었어요. 마치 하나님이 육중한 손길로 제 목과 양어깨를 잡아 돌리시는 것 같더라니까요!"

나는 무릎을 탁 치며 그의 말에 맞장구쳤다.

"그래요. 진동을 체험하는 동안 하느님이 강림하신 겁니다. 하느님이 다녀가셨다구요! 하느님은 우주 곳곳에 두루 편재해 있으십니다. 그분이 환자분을 도와주려고 그렇게 현현하신 겁니다. 환자분이 모든 것을 내려놓고 진심으로 다가갔기에 그분과 연결된 겁니다. 하느님을 영접해 그분의 품 안에 깊숙이 들어가는데 치료되지 못할 병이 어디 있겠어요?"

우주 조화와 섭리의 실체는 종교적 표현을 빌린다면 하느님 그 자체라 할 수 있다. 진동요법이 우주적 조화와 합일하는 방법일진대, 하느님의 치유 손길과 연결되는 것은 어찌 보면 너무 당연하다.

알고 보니 그는 독실한 기독교 신자였다. 난생처음으로 뜻밖의 놀라운 체험을 한 덕분이었을까. 초롱초롱하게 맑은 그의 눈빛 속에는 기쁨과 환희심이 번지고 있었다.

그와 차 한 잔을 하며 부가적인 건강 컨설팅을 진행해 나갔다.

"오늘 진동이 기세 좋게 일어났지만, 이걸로 다 끝난 게 아닙니다. 환자분은 마라톤 경기에 비유한다면 풀코스 중 10킬로미터 정도 달린 거예요. 집에 돌아가 지성으로 노력해서 최종 목표 지점까지 도달해보세요. 그러기 위해서는 적어도 몇 달간 부지런히 진동을 유도해야 합니다. 이리저리 시행착오를 거치며 연마하다 보면 진동요법 완성본을 손에 거머쥐게 되고, 고수의 길에 들어섭니다. 거기까지 가야 여러 가지 난치병이 원만하게 다스려집니다… . 오늘 나타난 진동은 '외적진동'입니다. 요란하게 발현된 이 외적진동을 내적으로 수렴하는 노력도 기울여야 합니다. 몸 깊은 곳에서 치유반응을 일으키고, 이런 작업을 일상화하면 다시는 병마가 잘 덤비지 못해요. 내적진동을 달성하는 방법은 나중에 천천히 알려드리겠습니다."

그는 감사의 표시로 허리를 크게 굽혀 인사하고 귀가했다.

이튿날 그에게서 카카오톡으로 문자가 전해져왔다. 그날은 주말이어서 그는 전날부터 부지런히 진동요법을 되풀이해 실천한 모양이었다. 전날 진료실에서보다 더 강력해진 진동 현상이 그의 신체에 휘몰아친 것이다. 카카오톡 내용은 다음과 같다.

'선생님 안녕히 주무셨어요? 어젯밤부터 오늘 아침까지 모두 네 번의 진동을 경험했습니다.

첫 번째는 어젯밤 잠자리에 들기 전 시도해서 12시경부터 한 시간 정도 양쪽 팔을 위아래로 왕복운동 했습니다.

두 번째는 새벽 3시경 잠이 깨어 시도하니 양팔이 바깥에서 안쪽으로 내회전을 했고, 나중에는 온몸 비틀기가 됐습니다.

세 번째는 아침 7시경 꿈속에서 진동이 느껴지던 머리가 좌우로 왕복운동을 하면서 엉덩이와 등판이 좌우로 비틀어졌어요.

한 시간가량 하다가 멈추길래 조금 아쉬워서 기다렸더니 다시, 네 번째로 양팔이 위아래로 왕복운동을 30분 정도 한 후에 멈췄습니다.

정말 신기하기도 하고, 잘돼서 기쁘기도 하지만 진동을 원하는 부위에서 분출시키거나 '내적진동'을 달성하는 것은 아직 불가능해 어찌해야 좋을지 고민됩니다.

어젯밤엔 가족에게 진동에 대해 얘기하지 못한 상태에서 딸이 아빠의 이상한 모습을 보고 많이 놀란 것 같더라구요.^^ 아무튼 좋은 치료방법을 알려주셔서 정말 감사합니다.'

이렇게 짧은 기간에 엉덩이와 등판이 좌우로 비틀리며 전신이 뒤틀릴 정도로 진동이 심화된 사례는 찾아보기 드물다. 그의 순수한 마음과 깊이 몰입하는 자세, 진동요법의 치료 효과에 대한 확고한 믿음 등이 어우러져 놀라운 결과가 도출된 것이다. 나는 가르치는 지도자로서 매우 큰 보람과 성취감을 느꼈다.

나는 '대단한 진도로 나아가고 있다, 그렇게 계속 정진하면 머잖아 고수의 길로 들어설 수 있다'고 답신하며 그를 격려했다.

그날 저녁 그에게서 다시 문자가 들어왔다.

'아침에 머리가 너무 많이 흔들리는 바람에 목이 아파서 저녁 식사하며 '목 좀 치료했으면 좋겠다'고 생각했더니 밥 먹는 도중에 진동이 걸려 머리를 위아래로 흔들어버리네요. 하, 참! 이제는 생각만 해도 진동이 오네요.'

나는 감탄을 거듭했고, 말문이 막혔다. 영혼이 남달리 매우 맑은 사람이라는 데 생각이 미쳤다. 갓 태어난 아기처럼 순수한 영혼의 주인공에게 하늘의 진리가 잘 통한다. 그런 사람이 탁기(濁氣)와 사기(邪氣)에 사로잡혀 고통받고 있다면 하늘의 치유 손길은 이를 내버려두지 않는다. 몸안에 내재한 자동회복기능을 작동시켜 자율적으로 질병이 치료되도록 돕는다. 이때 몰아치는 것이 몸 안팎에 출현하는 이런저런 진동반응들이다.

다음날은 일요일이었다. 그날 오후 이번에는 내가 먼저 그에게 카톡 문자를 보냈다.

'지난밤에는 어떤 진동 현상이 일어났나요? 오늘 교회 예배에 참석했으면 기도 중에 무슨 일이 있었는지도 궁금합니다.'

그는 예배가 끝난 뒤 내게 전화를 했다. 포복절도할 것만 같은 내용이 스마트폰 저 너머에서 귀청으로 연이어 전해졌다.
"간밤에 잠이 들려고만 하면 고개가 상하좌우로 마구 돌고, 엉덩이도 들썩거리다가 좌우로 돌곤 했습니다. 등판도 원을 그리듯이 좌우로 휘어지곤 했어요. 진동은 그러다 나중에 다리로 내려가 양다리 전체를 안에서 밖으로, 그리곤 다시 밖에서 안으로 휘어놓곤 했습니다. 밤 내내 전신이 이리저리 구부러지고 출렁거리는 놀라운 체험을 했습니다. 그러느라 잠을 거의 자지 못해 지금 조금 피곤합니다."

나는 감동을 뒤로 하며 그에게 추가로 컨설팅을 해주었다.
"그렇게 심한 반응이 일어날 경우는 진동의 강약과 완급을 조절해줄 필요가 있어요. 잠자리에서 일어나 다른 일에 몰두하면 좋아요. 가령 실내 운동기구로 가볍게 운동하거나 텔레비전을 시청하는 경우 등이 그런 것입니다. 그러다 보면 교감신경이 다소 항진되고, 그 상태에서 잠자리에 들면 잠을 적당히 잘 수 있습니다."

"하여간 제가 과민한 탓인지는 몰라도 진동이 계속 가만 놔두질 않네요. 아침에는 책상에 앉아 책을 읽는데 고개가 제멋대로 까딱거리더니, 나중엔 허리 굽혀 인사할 때처럼 상체가 앞으로 크게 구부러졌다가 다시 뒤로 훌쩍 넘어가기도 했습니다. 진동을 부른 것도 아니고 아무 생각도 안 했는데 이런 일이 생겨납니다. 낮에 교회에서도 신기한 일이 벌어졌어요. 목사님 설교를 듣는 도중에 배가 반복해서 팽창과 수축을 한 것입니다. 숨을 들이쉬면 배가 쏙 들어가고, 내쉬면 불쑥 나오곤 했습니다. 하여간 진동이 제 몸을 기분 좋게 초토화시키네요."

그는 진동이 멈춘 지금은 잠을 못 잤음에도 **어깨와 목이 부드러워지고, 통증도 경감됐으며, 육체가 전반적으로 가벼워진 것을 느낄 수 있다**고 덧붙였다.


그 후 그와 나는 한동안 연락을 주고받지 못했다. 바쁜 일상사 때문이었다.

그러다가 처음 만남 후 6개월쯤 지났을 무렵일 것이다. 그와 오랜만에 통화를 할 수 있었다.

나는 그의 증세가 궁금해 물었다.

"그래, 요새 건강은 어떠세요. 지난번 증상들은 많이 개선됐나요?"

"네, 그동안 진동을 열심히 유도했어요. 몸이 세게 뒤틀리고 꺾이는 현상이 되풀이됐습니다. 가족이 이상하게 여겼지만 개의치 않고 몇 달 동안 정성을 다했어요. 그 덕분인지 질병이 많이 호전됐습니다. 지난번 10가지 중 7가지가 해결됐어요."

그는 **그렇게 괴롭히던 피부 가려움증이 사라졌고, 이명도 더 이상 들리지 않는다고 했다. 무릎관절염과 어깨통증이 개선돼, 걸어 다니거나 활동할 때 전혀 아프지 않다고 했다. 골반뼈 통증도 나타나지 않는다고 했다. 과민성대장염으로 불편하던 뱃속 증상도, 신진대사 기능이 향상되면서 정장(整腸) 작용이 활발해져 깨끗이 사라졌다고 했다.** 이렇게 상황이 개선되면서 관련 약 복용을 중단했는데도 증상이 재발하지 않는다는 얘기였다. 진동요법이 대부분의 질병을 물리친 것이 입증된 셈이다.

진동요법이 그의 신체에 적용되는 과정에서 복부를 팽창 또는 수축시키고, 전신을 이리저리 꺾거나 출렁거리게 하며, 고개가 사정없이 돌아가고, 엉덩이가 들썩거리고, 등판이 좌우로 비틀리며, 사지가 사시나무 떨리듯 떨렸을 것이 상상됐다. 그런 상황이 반복되면 척추와 골반 등의 불균형이 시정되고, 등과 가슴·어깨가 쭉 펴지며, 오장육부의 기능이 원활해지고, 관절의 기능도 향상된다. 염증 등 노폐물과 탁기가 빠지고 신선한 기혈이 선순환돼, 신진대사가 증진되며 신체가 전반적으로 신생한다. 그러니 질병들이 물러가고 건강이 돌아오지 않을 수 없다.

그런데 만성비염과 알레르기 결막염, 발톱무좀 3가지가 아직 치료되지 않는다고 그가 말했다. 이런 상황일 때는 좀더 깊숙한 신체 부위에서 내적진동을 일으킬 필요가 있다. '마음의 눈'을 척추와 견갑골 안쪽, 골반 등에 접목해 마음으로 깊이깊이 자극하면 뜨뜻하거나, 묵직하거나, 꿈틀거리는 반응, 혹은 욱신거리거나 쭉쭉 스트레칭되는 현상 등의 치유반응이 올라올 수 있다. 특히 흉추 부위에서 이런 반응을 일으켜 그 힘으로 흉추를 극진히 다스리면 그 영향이 폐와 간장에 긍정적으로 전달돼 염증이 완화하는 결과가 나타난다. 이때 전신도 미세한 진동이 확산되게 해 함께 다스려야 한다. 그러면 신체 면역력이 향상되고, 호흡기와 간장의 기능이 개선돼, 비염과 알레르기 결막염 증상이 완화할 수 있다.

나는 이 같은 치유 기전을 설명하며, 그에게 내적으로 더 노력해보라고 조언했다.

그는 며칠 후 하늘병원 진료실을 재차 방문했다. 나는 척추 등 그의 신체 깊은 부위로 진동이 잘 스며들게 하기 위해, 누워 있는 그의 양팔을 잡아 눌렀다. 그런 상태에서 진동을 일으켜보라고 했다. 잠시 후 그의 몸 깊은 곳에서 지진처럼 강력한 진동이 올라오기 시작했다. 그 진동은 양쪽 어깨가 심하게 출렁거리는 양태로 나타나더니, 다음 순간은 복부, 허리, 다리가 허공으로 들려 초승달처럼 꺾이고 좌우로 왔다갔다 하는 등 격렬한 양상을 보였다. 그런 형태의 강한 진동이 20여분간 계속됐다. 그렇게 선신을 초토화하듯 요란한 진동이 일어난 것으로 보아 내저진동도 상당 부분 실현된 것을 짐작할 수 있었다.

그는 그 후 집에 돌아가서도 비슷한 방법으로 열심히 진동을 유도했다. 이틀 후 그에게서 카톡 문자가 들어왔다.

'아침 6시 잠에서 깨어나 자율치료를 했습니다. 전날과 비슷한 강도로 목을 위아래로 꺾는 동작부터 시작해 손바닥으로 방바닥을 정신없이 쓸었습니다. 의식적으로 견갑골에 힘을 주니까 엉덩이가 들썩거리는 동작이 많이 나왔고, 배가 좌우로 꺾이는 동작도 나왔습니다. 다리와 손과 몸이 동시에 떨리는 반응도 많이 나타났어요. 저녁에 잠자리에서도 약하고 짧긴 했지만 비슷한 치료반응이 올라왔습니다. 아직은 잘 모르겠지만, 비염이 조금씩 좋아지는 느낌입니다.'

그 후 달포쯤 지나 그에게서 **마침내 만성비염과 알레르기 결막염 증세가 가라앉았다**는 내용의 전화가 걸려왔다. 알레르기 결막염과 만성비염은 사촌 간이나 다름없다. 꽃가루나 애완동물의 털 등 항원이 직접적 원인으로 지목되지만, 근본적으로는 염증이 문제다. 강력한 내적, 외적 진동을 통해 흉추와 호흡기 등을 중심으로 신체 면역력을 향상시켜 염증을 완화한 덕분에 문제가 근본적으로 해결됐을 가능성이 높다. 내적, 외적진동이 지진처럼 일어나 신체를 뒤집어놓을 정도의 기세라면 혁명적 치료 결과가 나타날 수밖에 없다.

그는 그 후 상체로 올라온 진동을 하체로 내려보내니, 다리를 거쳐 무좀 있는 왼쪽 엄지발가락까지 찌릿찌릿한 반응이 전해졌다는 소식도 전해왔다. 이는 그 자리에서 백혈구가 기운차게 무좀균에 대항하기 시작했다는 신호다. 그런 기세대로 쭉 노력하면 무좀균이 평정돼 괴사한 발톱이 빠져나갈 수도 있다. 새 발톱이 온전히 돋아 나오기까지 10개월 정도 노력해줘야 한다.

그는 회사에서 '정년'이 다가오는 나이지만, 체력이 좋아져 요즘 '청년'으로 돌아간 기분이란다. 복합된 질병에 시달릴 때는 힘이 달려 일상생활이 어려웠지만, 지금은 정반대다. **오랫동안 부부관계도 단절하고 지냈으**

**나, 이제는 신혼부부 같은 생활을 회복했다.** 웬일인지 인생을 새롭게 한 바퀴 더 살 수도 있겠다는 자신감이 든다고 한다.

그는 현대의학이 못 고친 아홉 가지 고질병을 자기 힘으로 물리친 '작은 영웅'이다. 그가 건강을 온전히 회복하고 활기차게 '생명의 사다리'를 오르는 모습이 눈앞에 삼삼하게 그려졌다.

**사례4 – 창조주의 품으로**

# 난치병 감옥에서 벗어나다

- 이수완 씨(87세) : 경도인지장애, 부정맥, 척추측만증, 무릎관절염
- 손민주 씨(83세) : 뇌중풍, 현기증, 두통, 석회화건염, 만성대상포진, 만성위염, 역류성식도염, 복부팽만증

이수완 씨(87세)는 구순(九旬)이 가까운 나이에 진동요법(제2장에 설명)을 터득한 사람이다. 그렇게 지긋한 나이에 이 치료법을 건강보검으로 만들어 일상생활을 탄력 있게 유지하고 있다.

그는 부인 손민주 씨(83세)와 함께 평생을 가톨릭 신자로 살아왔다. 모든 일상의 중심에 하느님이 있다. 저녁에 잠자리에 들면 하루 일을 잘 마감하듯 행복하고 편안한 마음으로 하느님 품에 안긴다. 깊고 넓은 그 품에 심신을 온전히 맡긴 채 묵상 기도한다. 그러다가 적절한 시점에 내면을 관조(觀照)한다.

그의 '마음의 눈'은 가슴 깊은 부위에서부터 시작해 목을 따라 올라가 뇌로 들어간다. 그렇게 도착한 뇌에서 뇌 근육 전체를 위무하고 정수리의 백회(百會)와 통천(通天) 부위를 뚫은 뒤 다시 시상, 뇌하수체, 중간뇌, 다리뇌, 숨뇌를 거쳐 척추로 내려간다. 이어서 경추, 흉추, 요추로 연결되는

긴 척추를 따라 꼬리뼈까지 이동한다.

이렇게 하는 동안 어떤 묵직한 느낌과 뜨끈뜨끈한 기운이 '마음의 눈'의 동선(動線)을 따라 움직인다. 그는 이를 하느님의 '치유의 손길'이라고 여긴다. 사실 종교적으로는 그렇게 생각하는 것이 자연스럽다. 다만 심신(心身) 의학적 관점에서 판단할 때 이는 그가 마음으로 설정한 목표 지점을 따라 따뜻한 혈액이 묵직하게 이동하고 있는 것으로 설명할 수 있다.

그런 자세로 일정 시간을 보낸 다음 그는 하느님의 치유 손길을 어깨와 양팔로, 그리고 양쪽 다리로 안내한다. 이때 사지와 어깨관절이 욱신거리며 기혈이 휙휙 돌아 기분이 좋아진다. 그렇게 창조주의 넉넉한 품에서 당신의 치유 손길이 신체를 깊숙한 곳까지 어루만지는 것을 느끼다가 어느 순간 잠의 나락으로 떨어진다고 한다.

다른 세상에 다녀온 것처럼 깊은 잠을 자고 아침에 깨어나면 다시 가슴 → 목 → 뇌 → 뒷덜미 → 척추 → 어깨 → 팔다리 순으로 한 바퀴 돈다고 한다. 이렇게 하고 나면 온몸이 가뿐하고 상쾌해져, 즐겁고 기쁜 마음으로 하루를 열 수 있다는 설명이다.

그는 남달리 건강한 신체 조건을 갖고 태어난 사람이다. 오장육부 가운데 부정맥 증상이 약간 있을 뿐 나이 지긋할 때까지 건강상 큰 애로를 겪지 않았다. 부정맥도 사공 침으로 꾸준히 다스려 심장 기능에 별달리 부정적 영향을 입지 않았다고 한다. 오히려 그는 그렇게 지긋한 나이가 될 때까지 일주일에 몇 번씩 테니스를 치는 등 건강을 탱탱하게 관리해 주위 사람들을 놀라게 할 정도였다.

그러던 그의 신체도 적설처럼 쌓이는 세월의 무게는 감당할 수 없었던 모양이다. 팔순이 지나면서 시나브로 뇌의 인지기능이 떨어지는 것을 느졌고, 허리에서 힘이 빠지며 구부정해졌다. 양쪽 다리의 무릎관절 기능도 약화해 걸을 때마다 통증이 따라다녔다. 사정이 이렇게 되자 그는 정신이 번쩍 들었다고 했다.

나는 그와 20여 년 전부터 알고 지내 온 사이다. 그는 어느 금융그룹의 수장을 지내다 말년에 그 그룹 산하의 신문사 대표로 근무한 적 있다. 그때 신문사 기자이던 필자와 인연을 맺었다. 그 후 그와 나는 퇴직해 각자 다른 인생길을 걸어왔지만, 당시의 인연으로 인해 지금까지 가끔 만나 소회를 풀며 가깝게 지내온 터이다.

나는 그를 만날 때면 가끔 새로운 건강법으로 진동요법을 배워볼 것을 권했다. 난치병 환자들을 위해 내가 집필해 스테디셀러로 자리 잡은 『난치병 다스리는 진동요법』을 읽어보라고도 했다. 그럴 적마다 그는 내 말에 별다른 관심을 기울이지 않는 듯했다. 이는 건강한 이들이 통상적으로 내보이는 반응이기도 하다.

그러다가 신체가 서서히 퇴행성 변화를 보이자 생각이 달라진 듯했다. 내 말을 항상 흘려듣던 그는 어느 날부터인가 자세가 바뀌었다. 진동요법에 대한 무관심과 공회전이 서서히 관심과 호기심으로 전환되는 것을 표정에서부터 읽을 수 있었다.

그는 관절 통증을 완화하기 위해 체중을 줄이려 노력하는 중이라고 했다. 관절질환은 그의 최대 건강 무기인 테니스 운동을 가로막는 장애물이다. 무릎관절 질환은 하중을 줄이는 것이 치료에 도움 됨은 많이 알려진 상식이다. 몇 달간의 노력으로 체중을 몇 kg 감소시키는 데는 성공했지만, 전반적인 퇴행성 변화를 돌려놓기에는 부족함이 있었다. 부인은 그의 허리가 야금야금 구부러지는 것을 매우 걱정한다고 했다.

그러는 사이 나는 『스무 가지 난치병의 고개를 넘다』란 책을 펴냈다. 심신의학적 방법으로 기혈을 왕성하게 순환시켜 각종 난치병을 퇴치한 경험담이 이 책 전편에 기술돼 있다. 물론 진동요법이란 자율치료법이 난치병 치료의 핵심이란 사실도 자세히 설명해 놓았다. 그는 전화를 걸어 와 시중에서 이 책을 사서 통독했다고 말했다. 그러면서 이번에는 그 건강법을 진지하게 배워보고 싶다는 심정을 솔직히 털어놓았다.

이처럼 자발적 필요에 의해 마음의 문을 열고 건강법을 받아들이려 하는 때가 가르치기에 가장 적절한 때이다. 환자가 관심을 보이지 않으면 내가 아무리 진지하게 다가가 가르쳐도 '소귀에 경 읽기'일 뿐이다. 나는 7~8년간 공회전하고 오락가락했던 긴 시간을 감안해, 이번엔 대못을 박듯 확실히 방법을 주입해야겠다고 마음먹었다. 그러기 위해서는 그의 뇌리에 어떤 감동적인 장면이 각인되게 해야겠다고 생각했다.

상대방의 감동을 끌어내는 지름길은 그의 면전에 진동요법을 능숙하게 구사하는 전문가를 등장시키는 것이다. 전문가가 놀라운 치유 장면을 연출하고 상대방이 눈앞에서 관찰하면 뇌리에 강한 자극이 전달되며, 이윽고 그의 몸도 진동의 물결을 타게 된다.

나는 그의 요청에 따라 그의 집으로 왕진을 하게 됐다. 그때 진동요법의 고수인 아내를 동행시켰다. 아내는 내게서 진동요법을 배워 난치병을 7가지나 해소한 사람이다. 이를 계기로 종종 나와 함께 환자를 만나러 다니며 훈련된 조교 역할을 톡톡히 수행한다. 그녀가 특이한 외적진동을 드러내 보일 때마다, 환자들은 생전 처음 보는 그 광경에 놀라 벌린 입을 잘 다물지 못한다. 그 뒤 환자가 그 영향으로 이 건강법을 습득하는 것은 시간문제다.

그의 집에 도착하자 그와 부인이 우리를 반갑게 맞았다. 그런데 막상 그를 지도하기 위해 찾아간 그곳에서 나는 뜻밖의 사실을 알게 됐다. 그보다 부인의 건강이 더 좋지 않았던 것이다. 오지건강법으로 진단하니 그녀는 비위 기능이 몹시 약한 상태였다. 비위 기능이 취약하면 소화를 주관하는 식도, 위, 십이지장, 소장, 대장, 췌장 등이 전반적으로 연약성을 드러낸다. 그녀는 위산이 역류하는 역류성식도염에 시달리고 있었고, 만성 위염 등으로 소화가 어려워 항상 소화제를 달고 살았다. 배가 임신부처럼 부풀어 오르는 복부팽만증에도 시달리고 있었다.

콩팥 기능이 약해 허리도 온전치 못하고, 오른쪽 어깨와 왼쪽 갈비뼈 안쪽도 찌르듯이 아프다고 했다. 왼쪽 갈비뼈 안쪽 통증은 심장과 관련 있는데, 심근경색증으로 어느 때는 찢어질 듯 아파 급히 물을 마시기도 하고 손바닥으로 두드리는 등 한바탕 소동을 벌인다고 했다. 두통과 현기증이 심해 종종 쓰러지며, 뇌중풍으로 혀가 안으로 말려들어 가는 증상이 나타난다고도 했다. 또 만성화한 대상포진으로 오른손 엄지와 검지가 마비되며 통증이 상존해 부엌일 하는 데 큰 불편을 겪었다. 남편보다 부인을 먼저 치료해야 할 상황이었다.

그들을 지도하기에 앞서 나는 아내더러 진동요법을 시연해 보이라고 했다. 아내가 카펫 깔린 거실 바닥에 누워 진동을 유도했다. 잠시 시간이 흐르자 진동이 큰 물결처럼 일어나 그녀의 가슴을 꺾고 전신을 비틀기 시작했다. 머리가 통째로 들어 올려졌다가 툭 떨어지는 동작이 몇 번 반복되더니, 이번엔 상체가 좌우로 꺾이며 뒤틀렸다. 그러더니 다음엔 등판과 허리가 둥글게 말리며 바닥에서 들어 올려지다가 툭 떨어지기를 몇 차례 반복했다. 이 모든 동작은 그녀가 작위적으로 일으키는 것이 아니었다. 심신을 온전히 놓아버린 상태에서 처음에는 자연스럽게 유도하지만 결국은 그 기이한 모든 동작이 저절로, 그리고 자율적으로 작동되는 것이다.

예상한 대로 노부부는 아내의 건강법 시연(試演)에 감동한 눈빛이 역력했다. 놀란 시선이 아내의 몸을 계속 훑었다. 기이한 동작 앞에서는 입이 벌어지기도 했다. 아내가 시연을 마치고 긴 숨을 뱉어내며 상체를 일으키자 부인이 물었다.

"어떻게 저런 걸 할 수 있어요? 정말 놀랍군요. 상상하기도 힘든 일이네요."

"어디서도 못 보신 풍경이지요? 굉장히 어려울 것 같지만 그렇지 않아요. 모든 인간의 몸안에 저렇게 자율적으로 건강을 증진할 수 있는 기능이 내재해 있어요. 하느님이 태초에 고도의 소프트웨어 형태로 인간의 몸에 그 기능을 장착해주셨어요. 몸이 안 좋으면 그 기능을 작동시키면 됩니다. 그러면 웬만한 질병을 다 몰아낼 수 있습니다. 피로할 때 피로를 없애는 데도 제격입니다. 지금 제 아내는 진동을 유도해서 피로감을 한바탕 몰아낸 겁니다."

나는 대답을 마치며 아내를 일으켜 옆자리로 이동시키고 기껏 자리에 부인을 눕게 했다. 그녀에게 몸을 축 늘어뜨려 머리부터 발끝까지 이완을 충분히 달성해줄 것을 주문했다. 통상적으로 일정 종교에 귀의해 믿음이 두터운 사람은 신체 이완을 잘한다. 이는 기도하는 행위 자체가 정신의학적으로 심신 이완을 충분히 달성하는 것과 유사하기 때문이다.

"적당히 이완하는 것으로는 부족합니다. 이완의 고갯마루를 훌쩍 넘어가야 해요. 그러기 위해 깊이 기도하며 하느님 품으로 온전히 들어가시면 됩니다. 자, 하느님 품에 깊이, 깊이 들어가세요."

부인은 내 주문을 잘 이행하는 듯했다. 눈을 감고 잠잠히 누워 있는 그녀의 얼굴에 어떤 느긋한 평화가 고즈넉이 드리워 있었다. 한참 동안 그렇게 내면의 평화와 고요에 젖어 들고 있을 때 내가 추가로 주문했다.

"온몸을 충분히 이완하셨지요? 그럼 이번엔 이차적으로 아픈 부위를 부분적으로 이완해봅니다. 오른쪽 어깨와 심장이 있는 왼쪽 갈비뼈 안쪽이 아프다고 하셨지요? 마음으로 그곳에 다가가 그 부위들을 느긋하게 이완해보세요. 그리고 복부로 들어가 복부 전체를 축 늘어뜨려 힘을 빼세요. 전신과 아픈 부위를 오가며 힘을 빼는 겁니다. 계속 그렇게 해주세요."

나는 그렇게 몇 분이 지나가게 한 다음 새롭게 주문을 했다.

"이번에는 아픈 부위, 문제 있는 곳을 마음의 눈으로 바라보세요. 그들 부위에 마음의 탐조등을 비추듯 하며 하느님께 그곳을 드러내 보이세요. '바로 여기가 아픕니다, 고쳐주세요' 하고 기원하는 마음으로 말입니다. 그곳에 은혜의 단비가 부슬부슬 내리는 상상이나, 사랑과 감사와 자비의 마음을 접목하는 것도 좋습니다. 그렇게 하고 있다 보면 실제로 하느님의 치유 손길이 등장할 수 있습니다."

부인은 주위 사람들의 시선에 아랑곳없이 정녕 깊은 몰입 속에 하느님을 맞이하는 듯했다.

몇 분의 시간이 흘렀을까. 그녀의 몸이 꿈틀거리기 시작했다. 먼저 머리가 좌우로 움직이더니 통증이 있다고 하던 어깨가 가볍게 들썩였다. 오른쪽 팔도 움직였고 손가락도 까딱거렸다. 전문가인 나는 그녀의 움직임이 작위적인 것이 아니라 자율적으로 이뤄지는 것임을 알 수 있었다. 처음의 작은 꿈틀거림과 들썩임은 시간이 흐르면서 그 기세가 점점 커졌다. 그러더니 종내에는 복부가 꿈틀거리기 시작했다. 입은 옷이 출렁이는 것으로 볼 때 복부 깊숙한 곳에서 격렬한 진동이 올라오고 있음을 알 수 있었다.

부인은 10분 정도 그렇게 외적진동을 지속했다. 남편은 크게 감동해 부인에게서 시선을 거두지 못했다. 모두가 감동했다. 기실 나는 매일같이 이 건강법을 지도하고 다니는 사람이지만, 짧은 시간에 이렇게 전격적으로 진동을 달성하는 이를 만나면 감격한다. 쉬운 일이 아니기 때문이다. 그녀의 깊은 신앙심과 병을 고치고자 하는 간절한 마음, 그리고 가르치는 이에 대한 믿음 등이 3박자가 되어 혁명을 일궈낸 것이다.

진동을 마치고 현실로 돌아 나온 부인은 **얼굴 색조부터 맑아져 있었다.** 기혈이 선순환돼 세포들이 한바탕 활력을 얻은 것을 입증해준 결과다. **몸이 많이 편안해졌다**고 그녀가 말했다. 이것이야말로 본질적으로 중요한 치유 아니겠는가.

나는 이어서 남편을 대상으로 작업하기 시작했다. 그의 객관적 문제점은 통증이 다소 따라다니는 양쪽 무릎관절과 허리였다. 등판을 촉진(觸診)하니 요추가 일정 부분 측만 상태인 것을 알 수 있었다. 이렇게 객관적으로 문제가 드러난 부위가 주요 하늘치료 대상이다. 나는 부인처럼 그를 바닥에 눕힌 뒤 비슷한 방법으로 치료를 유도했다.

그에게는 측만 상태를 보이는 요추에 주의집중해 줄 것을 요구했다. 척수신경이 지나가는 척추 전체와 특히 요추, 그리고 부정맥 증상이 따라다니는 심장과 양쪽 무릎관절 등이 공략 대상이자 위무 대상임을 인식시켰다. 이미 직전에 내 아내와 그의 아내가 실행한 진동 현상을 목도한 감동이 있어 그 역시 진동요법 달성에 무리가 없을 것이라는 데 생각이 미쳤다.

그는 10여 분간 바닥에 누워 진동을 유도했지만, 신체에 객관적인 반응이 이렇다 하게 일어나지는 않았다. 우리는 초조한 심사로 그를 관찰했다. 조금 더 누워 시행착오를 되풀이하던 그는 이윽고 상체를 일으켜 앉으며 나직이 말했다.

"나는 겉으로는 진동이 오지 않았지만 안에서 뭔가가 꿈틀거렸어요. 요추 부위에서 묵직한 느낌이 지나다녔어요."

나는 반가움에 겨워 대답했다.

"바로 그거예요. 내적진동이 온 것입니다. 내적진동은 겉으로 표현되지 않아 남들이 눈치채지 못하지만 실제로는 치료 효과가 매우 우수한 진동 양태입니다. 결국 이 치료법을 체득하셨군요. 축하드립니다. 부부가 함께 체험하셨으니 더욱 축하드립니다."

그는 반가움에 고개를 끄덕였고, 부인도 곁에서 기뻐했다. 그동안 많은 이들에게 이 건강법을 지도해줬지만, 이렇게 부부가 거의 동시에 효과를 본 경우는 드물다.

그날 저녁 사례의 표시로 저녁 식사 대접을 받고 돌아오는 길에 나는 그들 부부야말로 복을 많이 받을 사람들이란 생각을 머릿속에서 지울 수 없었다.

이튿날 아침, 그에게서 전화가 걸려왔다.

"잘 잤어요? 어젯밤과 오늘 새벽에 내적진동이 세게 왔길래 그 사실을 알려주려고 전화했어요. 진동이 척수신경을 따라서 오르내리면서 전신에서 묵직하게 일어났지 뭡니까. 이렇게 하면 제대로 하는 겁니까."

"물론입니다. 아주 잘하시는 겁니다. 간밤에 그렇게나 진화하셨다니 대단하십니다. 그렇게 쭉 하시면 됩니다."

"하이고, 고마워요. 이렇게 좋은 걸 가르쳐줘서. 직접 경험해보니 이거야말로 인류 건강과 세계 평화를 위해 널리 보급해야 할 건강법이란 생각이 드네요."

나는 그의 말에 동조했다. 사실 이 건강법은 일종의 하늘치료법이므로 비용이 별도로 들어갈 일이 없다. 주위 사람들에게 민폐 끼칠 일도 전혀 없다. 적극적으로 체험해 틈틈이 실천하면 대부분의 질병이 원천적으로 치료돼 지상의 병원에 갈 일도 거의 없다. 조용한 공간에서 명상이나 기도하듯 하면 되므로 세상 사람들이 모두 실천하면 평화가 저절로 달성된다. 좋은 세상 가꾸는, 가성비 최고의 방법이다.

그렇게 내적진동을 달성한 뒤 얼마 지나지 않아 **다소 구부정하던 그의 허리는 곧게 펴졌다.** 통증이 감돌던 양쪽 무릎관절도 부드러워져 걸음걸이가 가벼워졌고, 테니스도 열심히 치러 다닌다. 구순이 가까운 사람답지 않게 정력도 높아졌다고 한다. 얼굴 혈색도 발그레하게 좋아져 저속(低速) 노화나 역(逆) 노화 현상이 일어나고 있음을 알 수 있었다. 친구들은 대부분 세상을 떠났거나 요양원에서 지내는 신세이지만, 그는 중장년층처럼 **활발히 사회 활동을 한다.**

다만 부인은 첫 진동요법 체험 후 다시 진동을 유도하는 데 실패해 한동안 방황하는 처지였다. 남편이 그녀를 도왔지만, 진동 현상이 재현되지 않아 내가 다시 투입됐다. 그렇게 두 번째 투입으로 진동을 유도하는 데 성공했으나, 내가 떠난 뒤 또다시 실패했다. 두어 달간 노력했지만, 진동이 다가오지 않는다는 하소연을 듣고 이번에는 부부를 '하늘병원으로 초대했다.

나는 '하늘병원 진료실 바닥에 누운 부인에게 이번에는 치유의 은사를 지닌 라파엘 천사를 초빙할 것을 주문했다. 그녀는 라파엘 천사와 하느님의 영험한 손길을 복부와 척추 깊숙한 부위에서 간절하게 영접했다. 라파엘 천사가 지켜주고 하느님이 병반(病斑) 부위를 어루만지는 내용의 기도에 몰입하자 30분쯤 시간이 흐른 뒤, 복부가 꿈틀거리며 올챙이의 그것처럼 볼록 솟아올랐다. 복부는 그렇게 팽만과 수축을 여러 차례 거듭했다. 또 목이 꿈틀거리며 머리가 좌우로 반복해서 돌아갔다. 그리고 척추를 중심으로 전신이 좌우로 꺾이는 거대한 진동이 되풀이돼, 바라보는 남편과 나를 감동의 도가니로 몰아넣었다.

그렇게 40여 분 동안 진동의 물결에 젖어 있다가 서서히 몸을 일으킨 그녀는 "마치 뜨거운 온천탕에서 땀을 많이 흘리고 나왔을 때처럼 전신이 개운해졌다"고 말했다. 몸 전체가 새털처럼 가벼워졌고, 원천적인 심신의 자유를 경험했다고 한다. 그날 남편과 함께 귀가한 **부인은 오랜만에 잠을 9시간 동안이나 푹 잤다고도 했다.** 그동안 몸 곳곳이 아파 수시로 잠에서 깨어났던 것과 대조적이어서 스스로 놀랐단다.

그날 이후 그녀는 날마다 진동을 자유자재로 유도할 수 있게 되었다. 그녀는 특히 새벽 시간대에 진동요법을 충분히 실천한 뒤 하루 일정을 시작한다고 했다. 그런 생활을 몇 달간 지속하자 신체의 여러 가지 증상들이 다스려졌다. **평생 쫓아다니던 현기증과 두통이 말끔히 해소됐고, 위산이 역류하던 증상, 만성위염 등도 사라졌다. 뇌중풍으로 혀가 말려 들어가던 증상, 오른쪽 갈비뼈 안쪽이 찢어지듯 아프던 증상도 자취를 감췄다. 오른쪽 어깨와 팔의 통증도 완화됐다.** 일반적인 의학적 조치로는 상상하기 힘든, 혁명적 치료 결과다.

이 같은 자율적 치료의 효과는 하늘치료가 얼마나 위력적인지를 가늠할 수 있게 한다. 진동이란 치유반응이 뇌 안에서 일어나면 노폐물이 원활히 배출되고 몸안의 '천연 약'에 해당하는 호르몬, 신경전달물질, 줄기세포 등의 작용이 활발해져 신경, 근육, 혈관 등의 재생이 촉진된다. 이로 인해 현기증, 두통뿐 아니라 뇌전증, 뇌수막종, 뇌동맥류 등 험한 질병의 증상도 다스려지는 것을 임상적으로 종종 경험하게 된다.

 복부에서 강력한 진동 현상이 올라오면 같은 이치로 소화기와 신장, 간장 등의 불편감이 다스려지며 위와 대장질환, 간경변, 신장질환 등의 위험을 낮출 수 있다. 심장 쪽에서 신명 나는 치유반응이 올라오면 관상동맥이 탄력을 회복하고 심장근육이 시나브로 재생돼 심근경색증, 협심증, 비후성심근염, 심장판막증 등으로 인한 고통을 완화할 수 있다. 이런 치유반응이 전신을 뒤집어 놓으면 중추신경계와 자율신경계 기능이 정상화하고, 비뚤어진 근골격계가 바로잡혀, 전신이 신생하는 듯한 상황을 맞이할 수도 있다.

 그녀는 **대상포진이 만성화하면서 통증과 마비로 오른손 젓가락질이 불가능했었다.** 병원치료에도 실패해 근심 걱정이 컸지만, 진동요법 생활화로 신경 기능이 복구되면서 이 문제 역시 간단히 해결했다. 함께 둘러앉아 불판에서 불고기를 구워 먹던 날, 자유스러워진 그녀의 젓가락질에 지인들의 웃음과 박수 소리가 음식점 홀 안을 울렸다.

 그녀는 다시 부엌일에 정상적으로 복귀했으며, 병마를 훌훌 떨치고 친구들과 멀리 남해안의 독일인 마을로 관광을 다녀오는 해방감도 맛봤다.

 이제 그들은 진동요법의 고수가 돼 건강한 노년을 보내며 때때로 주위 아픈 사람들을 도우러 다니기도 한다. 그들로부터 가끔 하늘치료인 진동요법을 실천한 이들이 나왔다는 반가운 소식이 내게 전해지기도 한다.

사례5 - 젊음이 돌아온 부부

# 중풍 마비 해소 & 만성질환 호전

- 유재상 씨(66세) : 중증천식, 고혈압, 당뇨병, 위암, 통풍, 만성 어깨·허리통증, 간경변
- 조선자 씨(67세) : 중풍, 화병, 고혈압, 고지혈증, 부정맥, 공황장애, 목·허리디스크, 척추전방전위증, 만성 어깨·등 통증, 퇴행성 무릎관절염, 폐결절, 담석증, 이명, 백내장

유재상 씨(66세)는 내 절친이다. 고등학교와 대학교의 같은 과를 함께 다녀 죽마고우와 다름없다. 공인재무설계사(CFP), 경영지도사, 공인중개사 등 15개의 자격증을 갖추고 기업 및 개인을 상대로 각종 증여, 상속, 세무, 경영 컨설팅을 하며 바쁘게 살아왔다.

그런 그가 회갑이 지나면서부터 건강이 기울기 시작했다. 바쁜 일상을 핑계로 운동을 게을리하고 술, 담배, 스트레스 등에 절어 지내다 보니 신체 기능이 전체적으로 약화했다. 고혈압부터 시작된 신체 증상은 해가 거듭되며 늘어나 60대 중반쯤 되니 당뇨병, 위암, 통풍, 어깨질환, 허리통증 등을 줄줄이 달고 사는 처지가 됐다. 날마다 병원 약을 한 줌씩 먹어야 했다. 가끔 중증천식으로 숨이 턱턱 막혀 119 앰뷸런스로 병원에 실려 가는 소동을 일으키기도 했다.

나는 친구의 상황을 방치할 수 없었다. 6~7년 전부터 병원치료에만 의

존하지 말고 하늘치료법을 가까이할 것을 권했다. 그는 코웃음 쳤다. "이 사람아! 몸 아프면 병원 가서 고쳐야지 무슨 뚱딴지같은 소리야?" 그렇게 호통치곤 했지만 정작 병원치료는 친구에게 큰 도움 되지 않았다. 물론 수술과 스테로이드 처방 등으로 위기를 넘길 수는 있었지만, 그 후 끊임없는 약 복용과 병원 방문, 스트레스 등으로 지쳐 시들시들한 신세를 면치 못했다.

그가 하늘치료법인 진동요법을 받아들이지 못한 원인은 여러 가지다. 첫째, 너무 현실적이다. 일상생활이 심히 바빠 내면으로 들어갈 시간적 여유가 별로 없다. 둘째, 종교적이지 못하고 지나치게 물질적이다. 셋째, 교만하며 겸손하지 못하다. 넷째, 고정관념이 강해 항상 자기 견해와 주장을 앞세운다. 이런 사람에게는 아무리 진동요법을 입 아프게 설명해도 우이독경(牛耳讀經)일 뿐이다. 전문가가 다가가 정성을 다해 상담해줘도 공회전하고 만다.

나는 그렇다고 포기할 수 없었다. 거부 반응이 계속됐지만, 간혹 설명을 반복해 조금씩 세뇌해 나갔다. 병원에서 포기한 난치병 환자들이 내 도움으로 치료되는 것을 목격하면서 그의 고정관념은 변하기 시작했다. 나의 저서가 알려져 환자들이 꾸준히 찾게 되면서 그의 아집도 조금씩 흔들렸다. 그렇지만 친구는 여전히 마음의 문을 열지 않았고, 병원치료를 고수했다.

그러던 어느 날 큰 문제가 발생했다. 친구의 아내, 조선자 씨(67세)가 무너진 것이다. 아내 역시 갖가지 중증 질환을 달고 살았던 모양이다. 그가 아내를 데리고 불쑥 나를 면담하러 왔다.

그는 약속 날짜보다 하루 먼저 내 진료실을 찾아왔다. 그날 나는 지방에 내려가 있었다. 암 환자 두 명이 왕진을 요청해 대전에 머물고 있었던 것이다.

"아니, 내일 만나기로 했는데 왜 벌써 왔어?"

어리둥절해 하는 내게 그는 심드렁하게 대답했다.

"어, 그래? 왠지 그냥 빨리 오고 싶어서. 집사람이 자네 만나기를 학수고대하네."

"그래도 그렇지. 약속 날짜에 안 맞추면 어떡하냐. 난 오늘 환자들 때문에 못 올라가. 여기서 하룻밤 묵으며 환자들 돌봐주고 내일 올라가야 하는데?"

"그렇담 걱정 말어. 나 오늘, 집사람하고 주위 구경하다 여기서 하룻밤 묵을 테니까 천천히 올라와. 내일 자네를 역에서 픽업하겠네."

이튿날 열차로 수원역에 도착하니 그가 아내와 함께 승용차로 마중 나와 있었다. 그들과 함께 '하늘병원 진료실이 있는 경기도 화성시 모처의 가든 음식점을 찾았다.

그곳에서 점심으로 냉면을 한 그릇 비우는 사이 그녀의 속사정을 들을 수 있었다. 그녀의 증상은 친구 못지않게 심각했다. 목과 허리 디스크, 왼쪽 어깨 통증, 척추전방전위증, 등판 전체의 통증과 퇴행성 무릎관절염, 담석증, 폐결절, 이명, 백내장…. 일일이 기억하기 어려울 만큼 다양한 병명과 증세가 그녀 입에서 쏟아져 나왔다. 그녀는 마음이 산란하거나 스트레스를 받으면 부정맥으로 심장이 동동거리고, 등판이 쿡쿡 쑤신다고 했다. 공황장애 증상이 있고 종종 숨이 턱턱 막혀, 자칫 잘못하면 이대로 죽을 수도 있겠다는 불안감이 엄습하곤 한다고도 했다. 고혈압약은 기본이고 고지혈증약, 중성지방 약 등을 달고 사는 처지였다. 한마디로 살아 있긴 하지만 죽은 몸뚱이와 진배없다 해도 과언이 아니었다. 엎친 데 덮친 격으로 얼마 전 중풍 증상도 왔다. 그로 인해 왼쪽 다리에 편측마비가 와 걷기가 불편하다고 했다.

그녀는 교회에서 통성기도 하며 하나님에게 살려달라고 애원했다고 말했다. 그러자 하나님이 뭔가 모르게 자신을 '하늘병원으로 인도했고, 그래서 남편과 함께 찾아오게 됐다고 덧붙였다.

그렇게 말하는 그녀의 눈동자는 초롱초롱 빛나고 있었다. 비록 육체는 심하게 무너져 겉늙은 외모가 안타까웠지만, 나를 만나고자 하는 열망이 가득 담긴 동공은 그녀의 정신만큼은 청청하게 살아 있음을 입증해주는 듯했다.

하나님이 안내해 만난 사람이니, 나의 설명이 얼마나 쏙쏙 그녀 귀에 들어가 박혔겠는가. 점심을 먹으며 병의 실체와 이를 물리치는 하늘치료법에 대해 정성껏 전해주었다. 중요한 대목을 설명할 때마다 눈초리가 반짝거렸다. 그녀의 영육에 내 말이 약이 되어 스며들고 있음을 직감했다.

식사를 마치고 가든식당 밖으로 나와 마당의 나무 테이블에서 커피를 한잔했다. 거기서 대충 신체 상태를 점검한 뒤, 그녀를 길고 평평한 나무 의자에 눕혔다. 나는 환자들에게 늘 하듯이 충실한 전신 이완과 문제 부위의 부분 이완을 요구했다. 나의 주문이 일종의 치료 마술처럼 돼 그녀의 몸을 녹여 내려갔다. 그녀 몸은 대지의 동토(凍土)가 봄 햇살에 해토(解土)되듯 천천히 힘을 잃어갔다.

시간이 10여 분 흘렀을 때쯤, 그녀가 말문을 열었다.

"여기 전방전위증으로 튀어나온 허리뼈 부위가 묵직하고 뜨끈뜨끈해지네요. 이건가요?"

"그래요? 바로 그겁니다. 치유반응이 왔어요. 허리통증 물리쳐주려고 하늘치료가 시작된 거예요. 드디어 일이 벌어졌네요. 축하합니다."

친구의 얼굴에 반가운 기색이 역력했다.

"더 계속하세요. 그렇게 쭉 하면 됩니다."

그녀는 계속 진동을 유도했고, 그 자리에서 그렇게 진동요법의 실체를 어슴푸레하게나마 체험하는 성과를 거둘 수 있었다.

진동요법은 꼭 하늘병원의 내 진료실에 들러야 배울 수 있는 것은 아니다. 그렇게 가든식당의 탁자도 '하늘병원 진료실이 될 수 있다. 마음만 먹으면 어디서든 하늘치료를 실천할 수 있다.

그날 그녀는 귀가하는 승용차 안에서 또 다른 치료 효과를 봤다. 서울로 올라가는 길에 남편이 운전하고 아내는 옆 좌석에서 등받이에 몸을 기댄 채 이완과 진동을 유도했던 모양이다. 내가 운동 삼아 천천히 걸어서 진료실에 도착하는 사이에, 그들은 막 서울의 아파트단지에 도착하고 있었다고 했다. 그녀에게서 휴대폰으로 전화가 걸려왔다.

"차 타고 오는 도중에 가슴 한복판에서 뭔가가 툭 터졌어요. 그러면서 썩은 트림이 꾸역꾸역 올라왔어요. 이것도 진동 현상인가요."

"그렇습니다. 아주 좋은 반응이 왔네요. 가슴에 응어리져 있던 탁기가 툭 터져서 밖으로 나온 거예요. 횡격막이나 명치 부근에서 무언가가 풍선처럼 터지는 환자들이 있어요. 화병이 해소되는 겁니다. 그렇게 하고 나면 심장질환 치료에 굉장히 도움 됩니다."

나는 마음이 산란하면 심장이 동동 뛰고 등판이 쑤신다고 한 그녀의 말을 상기했다. 그런 고약한 증상을 해소해주려고 자연이 '치유의 약손'을 그녀 몸안에서 작동시킨 것이다. 모든 인간에 내재한 자동회복기능이 효율적으로 작용한 것이다. 종교적으로 설명한다면 하나님의 치유 은사가 나타난 셈이다. 그녀의 긍정적 변화에 반가움과 감사한 마음이 일었다.

그 후 그녀는 남편과 함께 다시 한번 나를 찾아왔다. 이번에는 '하늘병원 진찰실에 눕혀 놓고 지난번보다 더 진지하게 치유 작업에 들어갔다. 이완을 유도하고 불과 2~3분이 지났는데 그녀의 배가 임신부처럼 봉긋하게 올라왔다. 그러더니 이내 골짝을 이루듯 서서히 꺼져 내렸다. 복부는 물결처럼 꿈틀거리기도 했다. 그렇게 한동안 복부와 전신이 꿈틀대는 동작을 지속하던 그녀는, 적당한 시점에 몸을 털고 일어났다.

그녀의 얼굴에 화색이 감돌았다. 신체의 막힌 부위가 뚫리고 경직된 자리가 풀려 기혈이 선순환되기 시작했음을 말해주는 현상이다. 이렇게 하면 질병들이 힘을 잃는다. 난치병이 10가지 있어도 한꺼번에 약화할 수 있다. 그렇지만 난치병은 물러간 게 아니다. 몸 주인이 노력하지 않으면 다시 기세가 오를 수 있어 계속 치료 작업을 해줘야 한다. 상처 나고 괴사한 조직이 완전복구될 때까지 노력해야 마침내 기세가 꺾여 사라지게 된다.

그들은 큰 희망을 품고 귀가했다.

며칠 후 친구에게서 매우 놀라운 소식이 전해졌다. **중풍으로 불편하던 그의 아내의 다리가 정상으로 돌아왔다**는 것이다. 사실 중풍은 중추신경의 망가진 신경체계를 잘 다스리면 전격적으로 물러갈 수 있지만, 현대의학은 이를 제대로 해내지 못한다. 그날 진료실에서 크게 물결치듯 움직인 그녀의 복부 상태만 보더라도 중추신경에까지 매우 긍정적 영향이 미치고 있음을 알 수 있었다. 이렇게까지 한다면 팔다리 마비 증상이라고 해서 풀리지 못할 까닭도 없다. 나는 굉장한 자부심을 느꼈다.

친구는 시간이 지나면서 잇달아 좋은 소식을 보내왔다. 아내가 전신진동에 능숙해져, 머리부터 몸통을 거쳐 사지까지 꿈틀거리곤 한다고 했다. 그렇게 전신진동을 실천하던 어느 날, **전방전위증으로 인해 튀어나와 있던 요추 부위가 우두둑 소리를 내며 안으로 들어갔다고 했다.** 이렇게 하여 척추가 곧아지자 척추와 어깨, 등판의 통증이 썰물처럼 빠져나갔다고 했다. 또 탈출해 있던 추간판도 진동의 묵직한 힘에 밀려 제자리를 찾아 들어가고, 목·허리디스크가 근본적으로 치료되는 혁명이 일어났다. 병원 약을 먹지 않았는데도 무릎 통증이 온전히 빠져, 양다리가 젊은이처럼 가벼워지는 기적도 일어났다.

그러나 이는 엄밀히 따지면 혁명도, 기적도 아니다. 하늘의 섭리와 이치를 받아들이면 원천적이며 자연 발생적으로 나타나는 조화로운 결과일 뿐이다.

친구 아내는 **오랫동안 썩은 가래가 올라온 뒤 폐결절 증세도 사라졌다. 항상 귀에서 들리던 쇳소리가 멈췄고, 제멋대로 뛰던 맥박과 고혈압도 정상화했으며, 공황장애 증상도 많이 완화했다.** 그렇다고 해서 질병이 다 사라진 것은 아니지만 대부분이 그녀의 통제권 내에 들어왔다고 해도 될 만큼 건강이 전반적으로 좋아졌다.

그러고 나서 세월이 더 흐른 어느 날, 이번에는 친구에게서 웃어야 할지, 말아야 할지 모를 하소연이 전해져 왔다.

"이보게, 요새 마누라 정력이 너무 높아져서 내가 죽을 지경이 됐어!"

"무슨 말이야?"

"아, 글쎄, 자네에게서 진동요법을 제대로 배우더니 힘이 너무 좋아졌어. 사실 우리 부부는 그동안 섹스 리스로 살아왔어. 늙으면 대부분 그런 것 아니겠남? 그런데 이 여자가 요새 아주 이상해졌지 뭐야? 밤마다 내게 달려드니, 당최 감당이 안되네."

"하~ 참, 재미난 일이 벌어졌구만."

"말도 말아. 이 여자 샘에서 물이 콸콸 나와. 처녀 적에도 샘물이 그렇게 많이 나오지는 않았어. 반대로 나는 페니스가 잘 발기되지 않아. 생각해 봐. 날마다 약을 한 줌씩 먹으니 가운데 다리가 제대로 서겠어? 거기다가 용불용설처럼 10년 동안 안 사용했으니 퇴화한 지 오래지. 이런 상태에서 자꾸 요구하니 뭔 일이 되겠어?"

친구는 밤마다 아내를 피하느라 진땀을 뺀다고 했다. 투닥투닥 싸우다 날을 새운다고도 했다. 나는 헛웃음을 짓지 않을 수 없었.

사실 전신의 막힌 경혈을 일제히 뚫으면 질병만 물러가는 게 아니라, 그와 같은 현상이 충분히 발생할 수 있다. 어느 50대 여성은 이미 폐경이 됐는데 진동요법으로 다시 월경이 시작된 사례도 있다. 정력이 올라오고 젊음이 돌아오는 것은 진동요법 달성자에게 흔한 일이다.

"방법이 하나 있기는 한데…."

"무슨 방법? 얼른 얘기해 봐."

"자네도 부인처럼 진동요법을 배우면 돼!"

"뭐라고? 지금 날 갖고 놀리네?"

"같이 배우고 실천해서 함께 청춘남녀로 돌아가면 되지 않겠어? 간단히 해결할 수 있는 일을 가지고 왜 고민이야?"

친구는 말문이 막혔는지, 몇 차례 구시렁거리다가 전화를 끊었다.

그 뒤 세월이 유수처럼 흘렀다. 그와 나는 생업으로 바빠 서로 연락을 하지 못하고 지내다가 한참 만에야 전화 통화를 할 수 있었다. 이번에는 친구가 대학병원에 입원해 가까스로 죽을 고비를 넘긴 상태에서 통화가 됐다.

"어떻게 된 일이야?"

"숨이 막혀서 저승 문턱까지 갔다 왔지."

그는 컥컥거렸다.

"천식 때문인가?"

"그래."

"이 사람, 연례행사군. 정신 차려. 내가 뭐랬나. 이 방법 배우지 않고는 그 고통에서 벗어날 수 없다구. 그런데 자넨 그 고집과 고정관념이 문제야. 심령이 가난하지도 못해. 이번 기회에 배워 봐. 그렇게 죽음이 목전에 왔을 때 이 방법을 배우기 쉬워. 기다려, 내가 갈 테니."

나는 말을 마치자마자 집을 나섰다. 병원에 도착하니 아닌 게 아니라, 그가 병상에 사색이 돼 누워 있었다. 나는 그를 침상에 '만세 부르기 자세'로 눕히고 진동을 유도해 나갔다. 병마가 힘하게 덮친 탓에 겁먹고 주눅이 들어 있었다. 이제야 비로소 그는 다소 겸손한 모습을 드러내고 있었고, 내 주문을 착실히 실천했다. 그의 양손과 양팔이 부르르 떨리기 시작했다. 그런 떨림은 시간이 지남에 따라 점점 더 큰 진동으로 바뀌어 양팔이 허공에서 휘저어졌고, 어깨와 복부도 약간씩 들썩였다. 상반신 전체가 꿈틀거리는 광경이 연출됐다.

병실을 오가던 간호사들이 놀라 손을 입에 가져다 댔고, 주위 병상의 다른 환자들이 웅성거렸다. 나는 그들에게 주의를 당부하고 친구에게 낮은 음성으로 계속 몰입할 것을 주문했다. 여러 해 동안 내 건강법 수용을 거부하고 자만심을 버리지 못하던 그가 그렇게 자율적으로 진동을 일으키는 풍경을 바라보며 나도 감탄했다.

30분가량 그렇게 진동을 했을 것이다. 움직임을 멈추고 현실로 돌아온 그는, 이런 세계가 있는 줄을 이제야 제대로 깨달았다며 내게 고마워했다. 내가 그의 등을 쓰다듬으며 격려했다.

"자넨 이제 건강보검을 손에 잡은 거야. 풀코스 마라톤 길에 들어선 것과 같애. 앞으로 열심히 뛰어서 목적지에 도달하는 일만 남았어. 그렇게 하면 자네 몸에 달라붙은 질병들이 상당 부분 물러갈 수밖에 없어."

"이런 기세라면 그렇게 되고도 남겠는걸?"

나는 앞으로 어떻게 더 노력해야 하는지를 그에게 소상하게 컨설팅해주었다.

'우선 중증천식의 위험에서 원천적으로 벗어나려면 중추신경의 흉추 부위와 호흡기를 연결해 진동을 묵직하게 걸어주는 작업을 지성으로 반복해 줘야 한다. 그래야 호흡기의 상위 신경인 흉추신경의 기능이 정상화되고, 호흡기의 면역 환경이 좋아져 천식 증상이 약화한다. 위암도 위장과 흉추를 연결해 그 부위에 진동을 유도하면 종괴가 관해(寬解)돼 치료될 수 있다. 당뇨병도 흉추와 췌장을 연결해 열심히 작업하면 인슐린 기능이 일부라도 향상되면서 고혈당 문제가 완화할 수 있다…'

'반드시 전신진동과 부분진동을 오가며 작업해야 소기의 성과를 거둘 수 있다. 진동을 고도화해, 뭉치거나 막힌 것을 뚫어주고 적체된 것을 선순환시켜야 한다. 특히 복부를 중심으로 상체를 관통하는 치유반응을 묵직하게 일으키고, 그 힘으로 신체의 여러 문제점을 밀어내는 작업을 일상화해야 한다. 온몸을 연체동물처럼 유연하게 만들어줘야 한다. 그렇게 해

야만 마침내 질병들이 완전히 굴복하게 된다… .'

친구는 그 후 퇴원해 집에서 열심히 진동요법을 실천했고, 필자처럼 이 건강법의 전문가가 됐다. 그 과정에서 질병이 상당 부분 다스려졌다.

무엇보다 **매년 여러 차례 응급실에 실려 가게 하던 중증천식이 통제 범위에 들어와 기쁘**다고 한다. 그는 천식 전조증상이 나타나면 즉시 바닥에 누워 전신진동을 유도한다. 몇 분 후 복부가 임산부처럼 부풀어 오르며 엄청난 치유반응이 상반신을 관통한다. 치유반응은 양쪽 폐부 깊숙한 곳을 뚫어 기침과 가래, 천명음 등이 솟아나게 한다. 그는 캑캑거리며 계속해서 진동치료에 몸을 맡긴다. 이런 과정을 거치고 나면 호흡기는, 마치 폭풍이 휩쓸고 지나간 뒤 평온을 되찾은 바닷가처럼 차츰 정상을 되찾는다.

항상 150~200mg/dL을 나타내던 공복혈당 수치가 80~100mg/dL 미만을 보여 당뇨병에서도 벗어났다. 수축기 150/이완기 100mmHg 전후이던 혈압이 정상(120/80mmHg)으로 돌아왔고, 어깨와 허리통증도 많이 줄어들었다. 진동요법이 혈액순환과 신진대사를 활발히 해준 덕분에 팔다리 관절의 염증이 체외로 원활히 배출됐고, 그 과정에서 요산 수치가 감소해 통풍 증상도 완화했다. 간 기능이 정상화하면서 간경변으로 초래됐던 메스꺼움과 피부 가려움증도 깨끗이 사라졌다. 전신진동을 통해 온몸 비틀기, 꺾기 등을 반복하고 치유반응이 복부와 척추를 묵직하게 관통하는 작업을 지속해 이런 결과가 자연스럽게 도출된 것으로 보인다.

친구는 무엇보다 **젊음이 성큼 돌아왔는지 몸이 매우 가벼워졌으며, 매일 힘이 솟는 느낌**이라고 말했다. 마침내 부부간에 청춘남녀 같은 관계를 회복했다는 소리도 들려왔다.

사례6 – 지옥에서 천국으로
# 섬유근육통 통증 해소하다

• 하여라 씨(62세) : 섬유근육통, 고혈압, 불면증

    '하늘병원 진료실에 남편과 함께 들어선 그녀 얼굴은 납빛이었다. 입술을 약간 깨물고 고통을 견디는 듯한 표정 속에 거뭇거뭇한 색조가 드리워져 있었다. 생기라곤 찾아볼 수 없는 안색, 겁에 질려 흔들리는 두 눈동자… . 마치 어딘가로 죽으러 나선 여인 같았다. 가정 폭력을 당한 여성이 저런 모습일까. 그녀의 인생에 지옥문이 열린 것을 눈치챌 수 있었다.

    그녀는 섬유근육통 환자였다. 이 질병은 육체의 고통이 저주에 가까울 정도로 심하다. 중증으로 심화하면 양·한방 어디서도 못 고친다. 지금까지 세계적으로 중증 섬유근육통을 완치했다는 의학계의 보고가 없다. 요로결석, 대상포진, 복합부위통증증후군 등과 더불어 악명 높은 통증성 질환이다. 진종일, 일 년 내내 불에 덴 듯, 혹은 날카로운 도구에 찔린 듯 심한 통증이 일어나 환자는 지옥 불 속에 던져진 꼴이 된다.

    "증상이 4~5년 전부터 심해졌어요. 그전에는 견딜 만해 진통제를 먹으

며 버텼는데, 병세가 악화하면서 고통이 깊어졌어요. 다니던 대학병원 간호사 일도 그만뒀어요."

통증의 포로가 되면서 기력이 쇠잔해, 차를 타거나 쇼핑하는 일도 어려워졌다고 했다. 친구들과 어울리기도 힘들었다고 한다. 심지어 집 안에서 의자에 앉아 있는 것도 곤란해 늘 누워 지내는 처지였다. 운동이라도 해 기력을 끌어 올려야 한다는 생각이 들었지만, 이마저도 제대로 할 수 없었다. 손목, 어깨, 허리를 포함해 전신이 아팠다고 했다.

진료실을 찾은 그 날도 그녀는 통증을 참느라 좌불안석이었다. 우울한 낯빛으로 앉았다 일어나기를 반복했다. 엉덩이와 허리가 의자에 닿으면 통증이 더해 힘들다는 얘기였다.

"몸의 통증이 위로 향해서 안압이 높아졌고, 혈압마저 올라가 고혈압 약을 복용 중이에요. 통증은 소화기관도 무력하게 만들었어요. 위와 소장 기능에 장애가 생겨서 트림이 계속 올라와요. 통증으로 잠이 안 와서 매일같이 수면제를 복용하고 있어요."

그녀는 대학병원 마취통증의학과를 정기적으로 드나들고 있다고 했다. 심해지는 전신 통증에 대응하기 위해 점점 더 강한 진통제를 처방받아 복용했지만, 이제는 그것마저도 한계상황에 다다랐다고 했다. 의사는 마약성 진통제마저 처방했기 때문에 더 이상 강력한 약은 처방이 불가능하다며 손사래를 쳤단다. 나는 그녀가 이제 벼랑 끝까지 내몰린 것을 직감했다. 이제 자칫 발을 잘못 디디면 까마득한 절벽 아래로 곤두박질쳐 인생이 풍비박산 나고 만다.

이렇게 절체절명인 환자를 만나면 나도 긴장감에 사로잡힌다. 그동안 나를 거쳐 간 수많은 난치병 환자들을 다룬 경험들이 파노라마처럼 스치며, 눈앞의 환자를 살려야 한다는 의무감에 팔을 걷어붙이게 된다. 다행히 내게는 섬유근육통 환자들을 살려낸 몇 건의 임상경험이 있다. 대학병원의 물질적 치료방식으로는 불가능하지만, 자율치료 방식으로는 얼마든지 가능하다.

이 질병은 자율신경계 기능 이상, 중추신경의 세로토닌 대사 감소, 성장호르몬 분비 감소, 뇌척수액의 통증 유발물질 증가 등으로 통증에 대한 지각 이상이 일어나는 것이 원인으로 서양 의학계는 판단한다. 한마디로 인체가 맛이 가, 통증과 상관없는 자극을 몸이 적절히 처리하지 못하는 것이 문제로 지적된다.

한방에서는 간담(肝膽)의 기능 허약을 섬유근육통의 주요 원인으로 보는 경향이다. 간은 해독을 주관하며 근육과 임파 기능을 지배한다. 간 기능이 약하면 염증 등이 적체돼 근육이 점점 굳어진다. 또 임파선이 제 역할을 하지 못해 노폐물이 쌓이며 담이 결린다. 이렇게 해서 통증이 증가하고, 결국 섬유근육통 같은 전신성 만성통증으로 발전한다. 이럴 때 진통제로 대응하면 근본 원인이 남아 있어 헛발질하는 꼴이 된다. 또 쓸개 기능이 약하면 소화기관이 부정적 영향을 입어 음식을 제대로 못 먹고 체력이 바닥나는 악순환에 빠진다. 섬유근육통 환자에게 흔한 증상이다.

섬유근육통을 다스리기 위해서는 한방의 관점에서 간담의 기능을 증진하는 일이 중요하다. 양방의 관점에서는 자율신경과 중추신경의 기능 이상을 바로잡고, 성장호르몬 등의 분비와 수용을 정상화하는 등의 조치가 요구된다. 양방에서는 진통제와 신경안정제, 수면제 등의 화학적 합성약으로, 한방에서는 침이나 한약 등으로 대응해 치료하려 하지만, 치료의 진도는 잘 나가지 않고 환자는 점점 더 깊은 고통의 늪에 빠져들곤 한다.

이럴 때 진동요법이란 '제3의 치료법'이 의외로 뛰어난 치료 효과를 가져다줄 수 있다.

문제는 환자가 이 치료법을 받아들일 준비가 잘돼 있느냐는 점이다. 다행히 그녀는 가능성이 있어 보였다. 우선 환자는 성정이 반듯하며 정직해 보였다. 겸허한 말투와 행동도 눈길을 끌었다. 이런 유형의 환자에게 자율치료가 잘 듣는다. 종교가 무엇이냐고 물으니 부부가 합창하듯 기독교라고 대답했다. 그렇다면 금상첨화다. 종교적 믿음이 난치병을 물리칠 수 있는 최고 도구다.

이제 치료 작업에 들어갈 시간이다. 나는 그녀에게 자율치료, 곧 진동요법의 과정을 차례대로 숙지시켰다. 진동요법이야말로 신체의 만성통증을 몰아낼 수 있는 최고의 비법이다. 이 건강법의 요체는 이완과 몰입이다. 바닥에 그녀를 눕히고 온몸의 힘을 뺄 것을 주문했다. 그리고는 긴장된 의식을 크게 약화해, 하나님의 품으로 깊숙이 들어갈 것을 요구했다. 그녀는 내 요구 사항을 잘 실천하는 듯했다. 전신을 물먹은 솜처럼 축 늘어뜨린 상태에서 딴 세상으로 건너간 듯 무아지경이 된 그녀의 모습이 이를 입증했다.

그렇게 전신의 힘을 충분히 뺀 다음에는 특별히 치료할 부위를 찾는 것이 중요하다. 치료 부위는 통증이 심하게 몰려 있는 곳이나 병증이 박힌 자리이다. 그녀는 온몸이 다 아프기 때문에 전신이 치료 대상이 될 수밖에 없었다. 나는 전신 중에서도 통증의 강도가 조금이라도 높은 지점으로 약화한 의식을 담담하게 옮겨 가도록 주문했다. 그녀는 내 지도를 착실히 잘 따르는 듯했다.

나는 다시 주문을 이어 나갔다. 이는 이번 치료에서 가장 중요한 대목이기도 하다.

"통증 부위로 하나님의 손길을 맞아들이세요. 하나님의 영험한 치유 손길을 깊숙이 초빙하는 겁니다. 자, 이제 하나님이 병을 고쳐주시려고 정말로 찾아오셨습니다! 진심으로, 기쁨으로 맞아들이세요!"

내 주문은 계속됐다.

"사랑과 감사와 자비의 마음을 가지세요. 몸속으로, 통증 부위로 깊이 더 깊숙이 들어가세요. 하나님의 치유 손길을 세게, 더 강력하게 느끼세요. 하나님의 손길에 감겨 들어가세요."

그렇게 한 뒤 5분쯤 시간이 흘렀을 때이다. 그녀의 손에서부터 치료 반응이 가녀리게 올라왔다. 처음에는 오른손 엄지손가락이 까딱대기 시작하더니 차츰 다섯 손가락이 모두 움직였고, 왼손 다섯 손가락도 미동하기 시작했다. 시간이 점점 더 흐름에 따라 열 손가락이 구부러졌다 펴지기를 반복했다. 손가락의 그런 동작은 결코 작위적인 것이 아니다. 자율치료 작용에 따라 지극히 저절로 일어나는 반응이다.

그런 손가락 반응과 함께 그녀의 고개가 서서히 좌우로 돌아가기 시작했다. 이 역시 자연스럽게 저절로 생겨나는 치유반응이다. 오토매틱으로 나타나는 이들 열 손가락과 고개의 반응은 지루할 정도로 오래 되풀이됐다. 나는 그녀의 자율적 치유반응을 지속적으로 세심히 관찰했다. 그러는 동안 남편은 진료실 한편에서 그녀의 치료가 성공하길 비는 듯 깊은 기도에 들어간 모습이었다.

그녀는 중간, 중간에 오른쪽 발을 약간 꿈틀거리기도 했고, 팔과 어깨가 다소 뒤틀리며 진동을 일으키기도 했다. 그런데 몸통을 관통하는 묵직한 진동은 일어나지 않았다. 그녀처럼 전신에 만성통증이 뿌리박힌 환자는 온몸을 뚫는 강력한 진동이 나타나야 치료에 반전이 일어난다. 나는 초조한 기색으로 기다렸으나, 한 시간 가까이 지나도록 더 이상 특이 반응은 뒤따르지 않았다.

이럴 때 지도자의 치유 컨설팅이 중요한 역할을 하게 된다. 이는 치유의 고갯마루를 넘어가게 하는 과정이다. 나는 주문을 넣듯이 그녀에게 나지막한 음성으로 말했다.

"치유의 방향을 척추로 옮겨 가 보세요. 하나님을 척추 쪽으로 영접하는 겁니다. 하나님의 영험한 손길이 척추를 깊숙이에서 어루만지십니다. 세게, 점점 더 깊이! 그렇게 하나님이 당신의 몸을 통해 기적을 일으키십니다!"

환자가 이렇게 기도하고 절실히 상상하면, 그의 뇌가 실제 하나님 손길의 치유 작용에 해당하는 신경펩타이드와 호르몬 등을 맞춤형으로 만들어 환부로 보내도록 몸에 명령한다. 본인의 간절한 소망이 실제 하나님의 손길 형태로 실현돼, 세포 재건 역할을 하는 줄기세포와 면역세포의 작용을 왕성히 하기도 한다. 이는 이미 서양 의학계에서 과학자들이 각종 약리실험을 통해 밝혀낸 사실이기도 하다. 가장 뛰어난 치유 기전은 이렇듯 과학적이면서도 종교적이다.

나의 예상과 컨설팅은 적중했다. 그녀는 서서히 몸 전체를 뒤틀기 시작했다. 상반신이 좌우로, 그리고 양다리가 번차례로 비틀렸다. 가슴이 들썩대더니, 이어 복부가 꿈틀거리기도 했다. 신체를 관통하는 그런 전신진동 반응은 20여 분 계속돼, 바라보는 나와 남편을 감동 속에 몰아넣었.

그런데 그게 끝이 아니었다. 그녀는 거대한 진동을 감탄스럽게 마무리하는 듯하더니 이번에는 매우 이상한 반응을 보이기 시작했다. 갑자기 눈물, 콧물을 쏟으며 큰 소리로 울고, 남이 알아들을 수 없는 언어로 소리 지르기도 하는 것이었다. 무려 다섯 차례나 그런 기괴한 동작을 반복했다.

남편은 아내가 잘못되는 것은 아닌가 해 몹시 초조한 기색을 드러냈다. 그러나 이는 걱정할 것이 못된다. 오랫동안 억눌려 있던 트라우마가 양파 껍질 벗겨지듯 벗겨지는 상황에서 발생하는 현상이다. 중증 환자들 가운데는 치료받는 동안 방언을 하거나, 하염없이 울거나, 쌍욕을 하는 등 특이 반응을 보이는 사례들이 있다. 그런 과정을 거치면 증세가 호전되므로 오히려 긍정적으로 받아들여야 한다.

나는 남편을 안심시키려고 말했다.

"지금 몸 안에 있던 탁한 기운들이 빠져나가는 중입니다. 귀신처럼 안 밀려나려고 발악하는데, 결국은 쫓겨나게 됩니다."

예상대로 그녀는 잠시 후 이상한 행동을 접고 서서히 평온을 되찾았다. 그리고는 마법 같은 진동의 세계에서 빠져나와 현실로 돌아왔다. 상체를 일으켜 앉는데, 온몸이 뻐근하다고 말했다. 통증이 빠지고 귀신이 밀려나 치유가 전격적으로 일어났음을 말해주는 명현반응이다.

그녀가 일어나 다시 상담석에 와 앉았다. **그녀의 표정은 놀랍도록 변해 있었다. 마악 만개한 백목련처럼 말갛고 환하게 피어나 있었다. 불안감, 공포심, 고통의 표정이 썰물처럼 빠지고 그 자리를 생동감과 부드러움이 대신했다. 어깨가 유연하게 펴지고 눈동자도 정상으로 돌아왔다.** 그녀가 일으킨 반전 드라마에 남편과 내 입이 저절로 약간 벌어졌다.

내가 물었다.

"그래, 어떠세요? 몸이 편해지셨나요?"

그녀는 밝게 미소 지으며 대답했다.

"네, **아주 상쾌해요. 통증이 70% 정도는 빠져나간 것 같애요. 머릿속도 맑아졌어요. 아, 이제 너무 편안해서 살 수 있을 것 같아요.**"

남편이 곁에서 감탄사를 뱉으며 기쁨 가득한 표정을 지었다.

그녀가 잇달아 말했다.

"아까 선생님이 말씀해 주신대로 따라 한 것이 주효한 것 같아요. 척추에 신경을 집중시키라 하셔서 그렇게 했더니, 몸이 뒤집어지기 시작했어요. 지진이라도 난 것처럼 강한 진동 반응이 올라왔어요. 그러고 나니까 통증이 전체적으로 많이 빠져 편안해졌어요. **심장과 위장도 편안해졌어요.**"

"치료받는 동안 실제 하나님을 맞이하셨습니까?"

"그럼요. 치유 소망을 안고 조금씩 주님을 초청했어요. 나중에는 깊이 깊이 영접했어요. 그러니까 어느 순간 하나님이 중추신경뿐 아니라 마음까지 정성껏 어루만져 주시는 것을 느낄 수 있었어요. 마지막에는 눈물과 기쁨도 샘솟게 해 주셨어요."

정녕 제대로 치유 작업을 수행한 것을 확인할 수 있었다. 환자 모범생이라 할 만했다. 내 마음 깊은 곳으로부터 뿌듯한 감격과 함께 보람이 밀려왔다. 계속해서 밝게 미소 짓는 그녀의 얼굴에서 천국의 문이 열리고 있는 것을 느낄 수 있었다.

나는 치유 컨설팅을 마무리하며 다음과 같이 말했다.

"이제 환자분은 비유하자면, 매일 달려들던 호랑이 열 마리 가운데 일곱 마리를 내쫓은 것과 같습니다. 종교적으로 말하자면 귀신 일곱 마리를 쫓아낸 것에 비유할 수 있어요. 그들이 쫓겨난 것 같지만 다시 공격해

올 수 있습니다. 그러니 집에 돌아가서도 틈날 때마다 진동요법을 계속해 주어야 합니다. 자꾸 하다 보면 호랑이, 곧 귀신이 다시는 안 나타나게 됩니다. 또 호랑이로 인해 황폐해진 숲, 곧 몸을 복구해야 합니다. 한동안 진동요법을 지속하면 숲이 원래대로 복원됩니다. 거기까지 가야 섬유근육통의 굴레에서 완전히 벗어날 수 있어요. 이제 자신감을 가지시기 바랍니다."

부부는 내게 거듭 감사의 인사를 하고 집으로 돌아갔다.

양방에서 처방하는 진통제나 신경안정제는 섬유근육통을 근원적으로 해결하지 못하는, 땜질식 처방약이다. 이를 복용하면 몸이 몽둥이로 두들겨 맞은 것처럼 멍해진다. 약발이 다하면 다시 복용해야 하는 악순환의 연속이다.

이렇게 약을 지속적으로 복용하면 몸안에 독이 쌓인다. 이를 제대로 걸러내지 못하면 통증은 점점 더 세어진다. 결국 병을 고친다는 서양의학적 방법이 환자를 점점 더 깊은 구렁텅이로 밀어 넣는 격이다. 환자는 여러 해 고통받다가 통증이 최고조에 달해, 마침내 자살 등으로 생을 마감하는 사례들도 있다.

한방의 대처법은 간장의 기능을 증진해 소설(疎泄) 역량을 강화함으로써 담음을 배출해 통증을 완화하는 효과를 가져온다. 주요 혈자리에 침을 놓아 기혈 흐름을 원활히 하는 것도 도움을 줄 수 있다.

그러나 보다 원천적으로 좋은 방법은 전신진동을 통해 치유반응이 신체를 관통하게 하는 것이다. 신체가 척추를 중심으로 좌우로 뒤틀리거나 꺾이는 등 격한 반동이 일어나게 하면 노폐물이 배출되며 통증이 썰물처럼 빠져나간다. 내면으로 욱신거리거나 묵직한 반응이 올라와 전신을 관통해도 모순들이 시정돼 조화로운 신체를 만들 수 있다.

전신이 통증으로 혼란스러운 상태, 즉 그런 혼돈을 목표로 자율적 치료를 작동시키면 된다. 중추신경을 중심으로 전신에 진동반응을 일으키고, 그 힘으로 혼란 상황을 진드근히 밀어낸다. 특히 전신의 압통점마다 묵직한 진동이나 온감을 몰고 다니며 통증을 밀어내는 데 진력하면 좋다. 오래된 통증이나 뿌리 깊은 압통은 처음에 잘 물러가지 않지만, 이런 자율치료 행위를 반복하면 마침내 해소된다. 중추신경과 자율신경의 부조화가 해결되고 면역체계가 정상을 되찾아 결국 건강이 돌아온다. 이 방법으로 섬유근육통의 옥죄임에서 벗어날 수 있다.

그녀가 단 한 번의 진동요법 실천으로 통증의 70%를 해소한 것은 의료계 종사자들 사이에 놀라운 사건으로 회자되고 있다. 일정 기간 더 노력하면 통증의 100% 해소도 불가능하지 않다. 통증으로 파생된 고혈압과 불면증, 소화 장애 등의 문제를 해결하는 것은 더욱 쉬운 일이다.

**사례7 – 건강 슈트를 걸치다**

# 십이지장암 진행 멈추고
# 30년 당뇨병 극복

• 손경식 씨(66세) : 당뇨병, 십이지장암, 간경변, 변비, 퇴행성무릎관절염, 경도인지장애, 대퇴골두괴사증, 불면증

요즘 인공지능(AI) 기술 발달로 기적 같은 일들이 벌어진다. AI 선글라스를 착용하면 상대방의 말이 화면에 문자 형태로 나타나 청각장애인도 사람들과 소통이 가능해졌다. 몸이 점점 굳어지는 파킨슨병 환자가 AI 신발을 신으면 이 신발이 환자의 원활한 보행을 돕는다. 어떤 웨어러블 장비는 하반신이 마비된 환자도 뚜벅뚜벅 걸을 수 있게 한다. 인류의 건강 난제를 풀 열쇠를 AI가 제공하는 시대가 됐다. 관련 산업이 번창할 것으로 기대된다.

신체장애 극복에 도움 주는 이들 웨어러블 장비는 건강 슈트와 다름없다. 이를 걸치면 신체 불편이 해소돼 정상인에 버금가는 생활이 가능해지기 때문이다.

진동요법을 고도화해 그 완성본을 손에 쥐면 건강보검을 지닌 것과 같은데, 이 역시 건강 슈트를 입은 것과 유사한 효과를 나타낸다. 인공지능

기반의 각종 웨어러블 슈트는 장만하는 데 돈이 들지만, 진동요법은 그렇지도 않다. 태초부터 인간의 몸안에 장착돼 있어 일정 훈련을 통해 가동하기만 하면 된다. 그러면 이명·난청이 다스려지고, 눈 장애가 개선되며, 심지어 신체 마비도 완화해 굳이 AI 웨어러블 장비의 도움을 받을 필요도 없다.

종합병원에서 첨단의료장비와 의사의 도움을 받지 않아도 된다. 시간 날 때마다 진동요법이란 비가시적(非可視的) 건강 슈트를 걸치고 다니면 웬만한 건강 문제들을 대부분 해결할 수 있다. 그것도 아무런 비용 수반 없이.

손경식 씨(66세)는 최근 그런 비가시적 건강 슈트를 온전히 걸치는 행운을 거머쥔 사람이다. 그는 백발의 신사다. 키 170cm 정도에 체중이 적당해, 평상복 차림으로 거리를 다니면 활력 있게 노년을 보내는 이로 여겨진다. 그는 얼마 전 진동요법을 전격적으로 터득한 뒤로 인생이 매우 활기차졌고, 황소라도 잡아먹을 수 있을 듯 정력이 왕성해졌다. 하지만 그전에는 체력이 맥을 못 추었다. 온갖 질병들이 달려들어 괴롭혔기 때문이다.

필자를 처음 찾아온 그 날도 그는 기운이 많이 빠져 있었다. 표정을 들여다보니 두 눈동자부터 다소 풀려 있었다. 초기 알츠하이머치매에 해당하는 경도인지장애를 겪고 있다고 고백했다. 지방에서 새벽 열차를 타고 올라오느라 잠을 거의 자지 못해 피로가 중첩된 상태였다.

"경도인지장애는 뇌 안에 적당히 자극을 부여할 줄 알면 쉽게 치료할 수 있습니다. 병원에서는 약을 수천만 원어치 먹게 하고도 치매에 빠지는 시기를 2~3년 늦추는 효과밖에 거두지 못하지요. 하늘병원 치료는 환자를, 약 안 먹고도 금세 정상으로 돌려놓을 수 있는 차이점이 있습니다."

내 설명에, 흐릿하게 힘을 잃고 있던 그의 두 눈동자가 반짝 빛났다.

"그게 어떻게 가능합니까?"

"마음 작용으로 뇌 안에 찌릿찌릿한 자극이나 묵직한 느낌을 부여할 수 있어요. 그러면 뇌 안에 정체돼 있던 염증성 물질이 뇌척수액이나 정맥혈관 등을 통해 배출됩니다. 이렇게 되면 염증에 눌려 있던 해마나 전두엽 신경이 해방돼요. 신선한 혈액이 돌며 혈액을 따라 줄기세포가 들어가 괴사한 신경세포를 대체하기도 해요. 그러면서 기억력이 돌아옵니다."

그의 눈동자는 크게 벌어졌고, 상당한 호기심과 기대감이 얼굴에 고여 드는 표정이었다.

"인지장애나 알츠하이머치매만 고칠 수 있는 게 아닙니다. 비슷한 방법으로 간질이나 뇌동맥류, 심지어 뇌종양 등도 증세를 완화하거나 치료할 수 있어요. 병원 수술대 위에서 두개골을 열고 수술받는 무지막지한 치료를 회피할 수 있어요. 거의 모든 뇌질환에 대처 가능해요."

그는 다소 벌린 입을 잘 다물지 못하는 지경이 됐다.

이런저런 대화를 더 하면서 손 씨의 다른 증상들을 함께 파악할 수 있었다. 그는 당뇨병을 30년 동안 앓았다고 했다. 그것만으로도 그의 신체가 얼마나 힘든 상태인지 가늠할 수 있었다. 주지하다시피 오래된 당뇨는 거의 필연적으로 전신의 혈관 약화를 초래한다. 췌장의 인슐린 분비 어려움으로 전신의 세포들이 포도당을 적절히 공급받지 못해 활력을 잃는다. 오랫동안 당뇨병을 앓으면 족부궤양이나 망막병증, 사구체신염 등이 초래될 수 있고, 심지어 심장질환이나 뇌혈관질환으로 위기에 처할 수도 있다. 손 씨는 다행히 아직 그런 지경으로까지 내몰린 것은 아니지만, 당뇨병 부작용으로 항상 피로에 절어 지내는 형편이라고 말했다.

그는 병원 건강검진으로 십이지장암이 확인돼 겁을 집어먹고 있었다. 또 불면증, 간경변, 변비, 퇴행성무릎관절염, 오른쪽 대퇴골두괴사증 등으로 신체가 힘들다고 하소연했다. 특히 대퇴골두괴사증은 항상 통증이 수반돼, 책상다리로 앉아 있기가 버거운 상태라고 했다. 병원을 많이 드나들었지만, 증상들이 호전되지 않고 약의 종류만 늘어났으며, 질병끼리 뒤엉키고 새로운 질병이 또 달려드는 복잡한 양상이어서 갈수록 미궁에 빠지는 기분이라며 한탄했다.

그를 세워놓고 어깨와 등판의 상태를 점검하니, 상반신의 근육과 관절, 인대 등도 상당히 많이 굳어지고 뭉쳐 있는 것을 확인할 수 있었다. 이 정도면 겉으론 잘 드러나지 않아도 전신이 만신창이가 된 것과 다름없다고 할 수 있는 지경이었다.

그는 어느 명상학회 회장을 지내며 주위 사람들에게 최면치료를 지도하는 사람이었다. 건네준 명함을 살펴보니, 상담심리를 전공한 교육학박사임을 알 수 있었다. 전국 여기저기로 강의 다니며 우울증, 불안증, 트라우마, 공황장애 등을 상담해주는 전문가로 활동하고 있었다. 이 정도 경력이면 심신치유에 대한 기본 개념을 잘 파악하고 있는 사람이라고 할 수 있다.

그러나 심신치유를 가르치거나 배우는 사람들은, 정신신경 계통 질환을 다스리거나 스트레스 완화, 피로감 해소 등을 달성하는 정도로 학문을 활용한다. 마음치유를 고도화하면 육체의 온갖 질병들을 다스리거나 치료할 수 있는데, 거기까지는 잘 나아가지 못한다. 사람으로 치면 어린애가 두 발로 아장아장 걷는 수준이다. 걷다가 뛰어가고, 나아가 마라톤 풀코스를 완주할 수 있을 정도로 능력이 향상돼야 하는데 기초 단계에 머물러 있는 것이다. 손 씨 역시 자신의 마음치유 역량이 초보 수준에 머물러 있는 한계를 절감하고, 능력 향상을 위해 나를 찾아온 것으로 여겨졌다.

전날, 그에게서 이메일이 한 통 날아왔다. 몸에 십이지장암과 당뇨병이 있는 사람인데, 내 도서를 읽고 감명받아 진심으로 배우고 싶다며 한번 만나 달라는 내용이었다. 전화를 걸어 올라오라고 했더니 다음날 득달같이 찾아왔다. 그는 지방의 어느 교도소에 강의차 들렀다가 그곳에서 내 책『난치병 치료하는 기적의 마음수술법』을 읽고, '바로 이거다' 싶은 생각이 들었다고 했다. 그는 나의 다른 책『난치병 다스리는 진동요법』도 주문해 읽었고, 자신의 살길이 여기에 있다는 결론에 이르렀다고 했다.

그는 책에 적힌 대로 진동을 유도했지만 잘되지 않았다고 했다. 며칠 동안 몰입했는데도 손과 발이 까딱거리는 정도에 머물 뿐 진도가 잘 나아가지 않았다고 했다. 그래서 전격적으로 지도받고 싶어 열 일 제쳐놓고 찾아왔다는 얘기였다.

사실 병을 고치려면 환자가 이 정도 열망은 갖고 지도자를 찾아와야 한다. 마음의 문을 활짝 열어 지도자를 받아들이고, 그의 역량을 충분히 신뢰하는 자세가 중요하다. 그는 심성이 순수하고 겸허한 자세를 지닌 것 같아 내 마음에 들었다. 이런 자세라야 결과가 긍정적으로 잘 나온다. 그렇지 않고 교만하거나 이해타산적인 사람, 지도자의 역량을 의심하는 이는 좋은 결과를 얻을 수 없다. 삐딱한 심성이 치유 효과를 불가능하게 만든다.

나는 그에게 출중한 진동반응이 올라올 것을 직감했다. 그에게 본격적으로 실기 지도를 하기에 앞서서 '하늘병원 훈련 조교를 등장시켰다. 조교가 진동을 유도하고 그의 머리와 등판이 유연하게 꺾이는 모습이 연출되자 그는 깊은 감동에 빠지는 듯했다. 10여 분 후 조교가 물러가면서 그의 차례가 됐다. 그를 바닥에 눕히고 팔다리를 축 늘어뜨리도록 했다.

그는 전신이완 후 양쪽 발에서부터 바디 스캔(body scan)을 시작했다. 이는 몽롱하게 약화한 의식을 발에 접목해 그곳에서부터 스캔하듯이 천천히 의식을 끌어 올리는 작업이다. 그러자 진동이 발에서부터 일어나기 시작했다. 그러더니 무릎과 허벅지까지 올라와 다리 전체가 사시나무 떨리듯 전율하는 반응이 지속됐다. 이는 무릎관절염과 대퇴골두괴사증을 바로잡으려는 대자연의 작용이다. 입 주위에서도 씰룩거리는 진동이 반복되는 것을 관찰할 수 있었다. 그러나 거기까지였다. 진동은 몸 전체로 확산하지 않았다.

나는 그에게 척추를 상하좌우로 벌리고 다시 진동을 유도할 것을 주문했다. 그는 나의 지시를 따르는 듯한 몸동작을 취했다. 그러자 얼마 후 이번에는 다리 진동이 잦아들더니 복부가 심하게 꺾이는 형태의 진동이 격렬하게 올라왔다. 그는 숨을 헉헉 내쉬어가며 복부가 꿈틀거리는 진동 반응에 계속 몰입했다. 이런 반응은 당뇨병을 초래한 췌장과 변비 증세의 대장, 십이지장암, 간경변 등을 바로잡으려는 자율적인 작용이다. 나는 그가 한참 동안 그런 동작을 반복하도록 내버려 두었다.

마지막으로는 머리 쪽에서 그의 양팔을 잡아당겨 사지를 평행선 형태로 만들고 그런 자세에서 다시 진동을 유도하도록 했다. 이렇게 하면 팔다리와 등판, 척추, 복부 등 전신에 텐션이 걸려 진동이 세게 올라오기 쉽다. 그의 경우 전신이 질병투성이여서 진동이 더욱 잘 올라올 것으로 기대됐다. 아니나 다를까, 몇 분 후 그의 신체는 전체가 물결 일 듯 출렁대기 시작했다. 팔다리가 후드득거리고, 고개가 좌우로 도는가 하면, 복부가 출렁이고, 엉덩이가 들썩거렸다. 엉덩이와 다리가 들어 올려졌다가 바닥을 치며 반복적으로 둔탁한 소음을 내기도 했다.

그렇게 감동적인 반응이 10여 분 계속되더니 진동이 서서히 잦아들었다. 나는 그에게 기지개를 켜 팔다리와 척추, 어깨, 목 등을 꺾어 돌리고 마지막까지 남아 있는 탁기를 마저 몰아내라고 주문했다. 그는 나의 지도를 잘 따른 뒤 상체를 일으켰다. 그는 혈색이 확 돌아 건강해 보이는 얼굴로 흰 이를 드러내어 미소지었다.

"고것 참 신기하네요. 여기 와서 지도받으니까 눕자마자 진동이 세게 올라오네요. 진동이 온몸을 뚫어버린 기분입니다. 몸이 날아갈 것처럼 가벼워졌어요."

"하하, 대박이 터졌습니다. 건강 로또에 당첨된 것과 다름없어요."

나는 반갑게 그에게 악수를 청했다. 이렇게 진동요법을 정통으로 터득하는 사람이 나타나면 당사자 못지않게 나도 매우 기쁘다. 오랫동안 만나지 못한 동지와 조우한 것 같은 반가움이 밀려온다.

그는 **책상다리로 앉아 있는데도 대퇴골두의 통증이 느껴지지 않는다고** 말했다.

"그거요, 그 부위의 염증과 석회화한 노폐물들이 확 빠져나갔기 때문이에요. 그 자리에 신선한 기혈이 왕성하게 밀려 들어가면서 통증 유발 물질이 제거된 것이지요. 한동안 이렇게 계속해주면 괴사한 부위 조직이 재생돼 대퇴골두괴사증이 원천적으로 치료됩니다. 병원에서는 괴사한 뼈를 잘라내고 인공 뼈로 대체하는 수술을 하는데, 그런 무지막지한 수술을 회피할 수 있게 되는 거예요. 대자연과 하늘의 힘이 이렇게 위대합니다. 이것만으로도 엄청난 행운을 거머쥔 것입니다."

그는 감격에 겨운 표정으로 내게 연신 고마움을 전했다.

손 씨는 그렇게 진동요법을 진지하게 체험한 뒤 집으로 돌아갔다.

그 후 **그에게서는 종합병원이던 신체가 나날이 개선되고 있다는 좋은 소식이 전해졌다.** 십이지장암은 지름 2㎜ 크기에서 더 이상 자라지 않고 얌전히 있다고 했다. 당뇨병 진단 수치인 당화혈색소는 7.6%에서 6.2%로 개선돼, 정상 수치(6% 이하)에 거의 가까워졌다고 한다.

**퇴행성무릎관절염이 개선돼 이제는 걸을 때 무릎이 아프지 않으며, 변비 증상도 사라졌다고 했다. 지방간 증세도 완화했고, 잠들기 전 진동 유도를 습관화하면서 불면증도 겪지 않게 됐다고 했다.** 이제는 경도인지장애 해결을 위해 뇌 안에 진동을 일으키는 훈련에 집중하는 중이라고 한다.

그런 생활을 지속하면 세월의 시계바늘이 반대 방향으로 돌아, 건강수명이 상당히 늘어나는 효과도 발생할 수 있다. 나는 많은 환자를 상담하고 지도해 그들의 건강을 정상화한 경험치를 바탕으로 이런 판단을 확실히 내릴 수 있다.

이제 손 씨는 마음으로 병 고치는 능력을 확실히 배양했으니 강의와 환자 지도 역량도 월등히 향상됐을 것으로 판단된다. 그가 과거보다 활기차게 사회 활동하며 주위 사람들에게 긍정적 영향을 미치고 있을 것을 상상하면 내게 엔돌핀이 돈다.

사례8 - 꽃 대궐에 찾아든 행복

# 50년 위축성위염 고통에서 해방

• 김태명 씨(68세) : 위축성위염, 하지불안증후군, 경도인지장애

   매년 봄철이면 그 집에서는 꽃잔치가 열린다. 무엇보다 송엽국과 패랭이꽃이 집 둘레를 핑크빛으로 물들인다. 송엽국은 물병 뚜껑만 한 꽃들이, 납작하고 동글동글한 얼굴을 드러내 방실방실 웃는 듯한 모습이다. 그 꽃이 집단으로 봄 분위기를 고조시키는 자리 사이사이로, 동일 색 계열이 패랭이꽃들이 수줍은 듯한 자태를 드러낸다.
   튤립은 줄기를 쭉쭉 밀어 올려 검붉은 관능미의 꽃 덩이를 올리고, 아마릴리스도 꽃대를 한껏 부풀려 생명의 숨결과 신비를 전한다. 모란과 작약꽃은 묵직한 귀태(貴態)가 시선을 사로잡는다. 이밖에 홍매화, 족두리꽃, 금송화, 과꽃, 백합, 나리꽃, 삼색버들, 꽃양귀비 등이 제 모습을 뻐기며 함초롬히 피어오른다. 그래서 아래쪽에서 언덕 위에 자리한 그 집을 올려다보면, 어느 노래 가사처럼 그야말로 '울긋불긋 꽃 대궐'을 차린 것처럼 보인다.

이 집은 나의 친구 김태명이 직장에서 은퇴해 노후를 보내려고 마련한 전원주택이다. 신축하고 '가전재(佳田齋)'란 가호를 붙여 몇 년이 지나자 모든 것이 제자리를 잡았다. 꽃들은 봄에 이어 여름에도 주택을 멋지게 장식한다. 사계장미가 흰색 철제 울타리를 붉게 감아 오르고, 나리꽃이 날아다니는 나비 떼처럼 앞마당에 지천이다. 마당 물 고인 자리에서 수선화가 노란빛을 내뿜고, 접시꽃이 안타깝고 아련한 옛일을 떠올리게 한다. 여름이 깊어가면 꽃 진 자리에 잎이 무성해 꽃처럼 예쁘기도 하고, 가을로 접어들면서 열매들이 울긋불긋 익어 또 다른 관상 가치를 선사한다. 비발디의 〈사계(四季)〉나 베토벤의 〈전원교향악〉을 연상케 하는 아름다운 공간이다.

그는 세 자녀를 모두 출가시키고 최소한의 자기자본과 은행 대출금을 이용해 경량철골 구조의 이 가전재를 올렸다. 산골 깊이 들어와 '가전(佳田)', 곧 '아름다운 전원'이란 이름의 이 매력적인 마을에서 값싼 대지를 매입했고, 본인이 집 짓는 일에 참여해 비용을 최대한 줄였다. 하지만 은행 대출금이 적잖이 남아 있어 걱정이다. 수입은 마땅찮고, 이자는 계속 들어가 앞날이 불투명하다. 꽃 대궐 속에 남모르는 '그늘'이 드리워 있다.

그러나 정작 더 큰 '그늘'은 다른 데 있다. 바로 그의 기울어진 건강이다. 친구는 50년간 위축성위염에 시달려 왔다. 선천적으로 비위(脾胃) 기능이 약해, 음식물을 소화 흡수하는 일에 어려움을 겪어 왔다. 나는 그와 대학 동창 사이다. 대학생 시절, 도서관 옆 잔디밭에서 종종 도시락으로 점심을 때웠는데, 그렇게 음식 먹으면서 위장이 불편해 어려워하던 그의 모습이 40~50년이 지난 지금도 삼삼하다. 그동안 온갖 치료를 다 받고 운동도 열심히 했지만, 질병을 근본적으로 물리치는 데 도움되지 않았다. 젊을 때부터 빼빼 마른 모습이 지속됐고, 나이 들며 더 수척해진 외모를 드러냈다. 이처럼 낙원 같은 공간에 주인의 병세로 불안의 그림자가 드리운 것은 아이러니다.

나는 친구 인생의 그늘을 없애주기 위해 적극적으로 그의 도우미가 돼주기로 했다. 이것은 야구로 치면 같은 팀이 어려운 상황에 몰렸을 때 활력 있게 등판해 공을 던지는 구원투수 역할을 하는 것과 유사하다. 어느 날 친구의 전화 부탁을 받고 그의 시골 주택으로 향했다.

봄기운이 태탕(駘蕩)하던 그날, 대중교통으로 찾아간 나를 픽업하기 위해 친구가 큰 도로까지 승용차를 몰고 마중 나왔다. 그의 집에 도착하니 벌과 나비들이 앞마당 꽃밭에서 윤무(輪舞)를 그리고 있었다. 제법 몸집이 커진 반송, 모과 등의 관상수들이 전원주택을 수문장처럼 안정적으로 지켜주는 듯했다. 그러나 정작 건강과 안정을 되찾아야 할 주인장이 오락가락하는 사정임을 생각하니 어떤 안타까움이 목울대를 적셨다.

마침 그날 친구의 집에는 다른 초청객들이 먼저 와 기다리고 있었다. 친구의 지인들로서, 그처럼 몸이 아파 헤매고 있는 이들이었다. 그들 일곱 명을 모두 진동요법(제2장에 설명)으로 치료해 줘야 할 책무가 내게 부여돼 있었다. 대학교수, 사업가, 농산물 유통업자, 주부, 농민 등 다양한 사람들이었다. 집에는 방이 4개, 그리고 거실이 하나 있었다. 그들을 오전과 오후로 나눠, 그동안 많은 환자에게 적용한 것처럼 질병 상태를 점검하고 진동요법 실천요령을 지도했다.

친구는 소화기 계통 질환뿐 아니라 하지불안증후군에도 시달린다고 했다. 이로 인해 잠을 깊게 자지 못한다고 했다. 기억력 감퇴도 진행돼, 냉장고를 세탁기라 하고 바나나를 토마토로 착각한다고 그의 아내가 볼멘

소리로 말했다. 언젠가는 함께 외출했다가 아내가 따라온 것을 망각하고 혼자 귀가한 일도 있다고 했다. 이쯤 되면 경도인지장애 상태라 할 만하다. 몸이 이렇듯 힘들다 보니 밤마다 악몽 꾸는 일이 되풀이된다고 하소연했다. 군대에 두 번 끌려가거나 취직시험에 계속 떨어지는 등의 꿈이다. 나머지 환자들도 환갑을 넘겨 이런저런 난치병과 만성 질환들에 시달리고 있었다.

이날 그들 중 4명이 이 건강법을 전격적으로 실천했고, 2명은 기초적인 체험을 했다. 나머지 한 사람은 체험에 실패했다. 실패한 이는 너무 현실적이고 심령이 가난하지 못한 사람이다. 겸허하며 내면으로 진지하게 몰입할 줄 알아야 성공하는데, 이와 반대 성향을 드러내니 실패할 수밖에 없다. 거만하거나 지나친 고정관념에서 탈피하지 못하는 사람은 결코 하늘의 선물을 받지 못한다.

반가운 것은 그날 집주인에게 강력하게 진동 반응이 올라왔다는 사실이다. 나는 친구를 안방에 뉘고 그에게 진동의 시동을 걸도록 했다. 그렇게 진동의 예열이 가해지는 동안 다른 방을 오가며 다른 환자들에게도 진동 실천을 유도했다.

그들이 전신 이완을 통해 깊은 내면으로 들어가 있는 동안 거실로 나와 시선의 낚싯대를 드리웠다. 저만큼 아래 마당의 잔디밭에서 푸르른 생기가 밀려 올라왔다. 모내기 철이 다가오는지 어디선가 개구리들이 개골개골 합창하는 소리가 은은하게 귓바퀴에 다가와 걸린다. 허공에서 새들이 포물선을 그리며 유유히 날고, 저 멀리 겹겹이 위용을 드러내는 산들의 정상에는 흰 구름 몇 장이 영겁을 넘나드는 신선처럼 걸려 있다.

그렇게 전원(田園)의 아름다운 광경을 경외감으로 바라보고 있는데, 갑자기 친구가 안방에서 신음을 냈다. 나는 그곳으로 달려가 동태를 살폈다. 어느새 그에게는 진동이 걸려 몸이 꿈틀거리고 있었다. 처음 방바닥에 누울 때는 길게 뻗었던 두 다리가 개구리의 그것처럼 접혀 안으로 오그라들고 있었다. 복부가 심하게 꺾이고, 어깨와 가슴이 앞으로 좁혀졌다 뒤로 벌어지기를 반복했다. 양팔도 위아래로 제멋대로 움직였다. 몸 깊은 곳에서 치유반응이 지진처럼 거세게 올라오고 있는 형국이었다.

친구는 그렇게 30여 분간 강력한 전신진동 반응에 젖어 있다가 서서히 현실로 돌아왔다. 전신을 스트레칭해 관절을 풀어주고 팔다리를 꺾더니 몸을 일으켜 앉았다. 강력한 치유반응이 온몸을 휘젓고 관통했으니, 놀라운 결과가 나타나지 않을 수 없었을 터. 이를 입증이라도 하듯 그의 피부에 혈색이 왕성하게 감돌며, 얼굴이 만개한 화훼처럼 훤해져 있었다.

"몸 전체가 꼭 뜨거운 온돌방에서 찜질하고 나온 것처럼 개운해졌네."

그의 입에서 튀어나온 일성이었다.

결과에 매우 만족해하는 그에게 둥근무늬 미소가 번졌다.

다른 환자들이 진동 유도에 몰두해 있는 동안 친구와 정원을 산책했다. 박새가 반송의 둥지에 새끼들을 부화했는데, 무려 7마리나 됐다. 어미 새가 벌레를 잡으러 간 사이 서로 엉켜 잠들어 있는 모습이 귀엽다. 친구는 가전이 새들의 낙원이라고 말했다.

"호랑지빠귀는 '찌익 찌익', 쏙독새는 '쏙독 쏙독' 소리 내어 울지. 부엉이 한 쌍이 '부엉 부엉' 하며 날아가는 모습은 환상적이야. 새들이 짝을 찾아 우는 소리는 안쓰럽고 서글퍼. 밤에 '소쩍 소쩍' 하는 두견이 울음소리는 영혼을 촉촉이 적시지. 아침에는 새들의 지저귐과 나뭇가지에서 날개 터는 소리가 창문으로 청아하게 쏟아져 들어온다니까."

언젠가는 꿩 한 마리가 거실 통유리를 허공으로 착각하고 날아와 부딪힌 일도 있다고 했다. 이쯤이면 솔개가 날아와 부딪혔다는, 담징의 금당벽화에 버금가는 아름다움이 가전재에 깃들여 있음을 가늠하기 어렵지 않았다. 친구는 정원 한쪽에서 청계를 기르고 있었다.

청계가 낳은 푸른색 달걀을 몇 개 주워들고 집 안으로 들어오자, 다른 환자들이 이완 상태에서 어느덧 현실로 돌아와 있었다. 그들 중 두 명이 진동을 느끼는 데 성공했다고 말했다. 나는 점심 식사를 마치고 오후에 다시 다른 환자들에게 진동의 시동을 걸도록 했다. 그들 중 세 사람이 진동 유도에 성공해, 모두 6명이 실천하는 성과를 거뒀다.

밤이 이슥해져 친구 집을 나섰다. 검은 산등성이 저 위에 초승달이 예쁘게 걸려 있었다. 달은 점점 반달, 보름달, 그믐달 등으로 모습을 바꿔 찾아올 것이다. 그리하여 가전재에 또 다른 위로와 밤의 아름다움을 선사하겠지.

그렇지만 무엇보다 큰 선물은 친구의 손아귀에 진동요법이 잡힌 것 아닐까.

친구는 그날 이후 건강이 점차 좋아지고 있다는 소식을 간간이 전해왔다. 그날 함께 지도받은 다른 환우들의 건강 상태도 많이 개선됐다고 한다.

달포쯤 지나 가전재를 다시 방문할 기회가 있었다. **당초 창백한 바탕에 거무스레한 색조 감돌던 그의 얼굴은 어느덧 건강한 구릿빛으로 바뀌어** 있었다. 이는 소화기관의 기능이 전반적으로 향상된 것을 말해주는 현상이다. 친구는 실제 그날 이후 입맛이 향상돼, 음식을 맛있게 먹을 수 있게 됐고, 병원 약을 줄일 수 있었다며 함박웃음을 지었다. 행복 에너지가 그의 주변에 맴도는 것을 느낄 수 있었다.

그 후 몇 개월이 더 지나 전화를 거니, 그는 약을 완전히 끊었는데도 아무 이상이 없다는 소식을 전했다. 하지불안증도 완화해 잠을 푹 잔다고도 했다.

가전재의 꽃 대궐에 드리워져 있던 그늘이 비로소 많이 걷힌 것을 헤아릴 수 있었다. 나는 남모르는 보람이 밀려와 입가로 미소를 빼물었다. 그 후 가전재는 필자가 간혹 방문해 환우들을 만나는, 또 하나의 '하늘병원 힐링센터가 되었다.

사례9 – 믿음이 부른 기적
# 신체 통증과 소화기질환 해소

• 최란 씨(61세) : 두통, 현기증, 어깨·허리통증, 화병, 기능성 소화불량, 복부팽만증

　최란 씨(61세)는 '하늘병원 치료법을 매우 짧은 시간 안에 정통으로 터득한 사람이다. 치료법을 실천한 지 불과 5분여 만에 강한 치유반응을 일으켰고, 그 기세대로 쭉 나아가 한 시간 만에 신체 질병들을 털어내고 건강을 되찾았다. 지도자인 나로서도 감탄할 수밖에 없었다.
　그녀는 심한 현기증, 어깨·허리통증, 화병, 기능성 소화불량, 복부팽만증 등으로 '하늘병원을 찾아왔다. 얼굴색이 거뭇거뭇한 것만으로도 그녀의 병증이 간단치 않은 것을 파악할 수 있었다. 작은 키에 복부가 올챙이의 그것처럼 볼록 튀어나와 체형이 전반적으로 불안정해 보였다.
　바닥에 누워 치유반응이 잘 올라올 수 있도록 자세를 적절히 잡아주고 기다리는데, 그녀는 이내 어깨를 꿈틀거리기 시작했다. 회전근개 염증으로 통증 있는 어깻죽지 부위에서부터 신체 자동회복 기능이 작동한 것이다. 그녀는 양팔을 번갈아 돌려 어깨의 굳은 부위를 풀어주는 동작을 취

했다. 처음에는 의도적으로 시작했으나 나중에는 양팔이 저절로 정신없이 돌아갔다고 했다. 그렇게 두 팔이 빙빙 세차게 돌아가는 동안 일정한 신음도 냈다. 아무래도 팔과 어깨가 세차게 꿈틀대는 상황에서, 숨이 차며 신체에 어떤 부하가 걸렸기 때문으로 판단됐다.

그렇게 10여 분 동안 애쓰던 그녀는 다음 순간 트림을 토해내기 시작했다. 통상적으로 화병이 깊은 이들은 가슴 속 횡경막 부근에 집적해 있던 탁기(濁氣)가 밀려 나오며 이런 현상을 보인다. 위장 등 소화기관 장애로 고생해온 이들도 이런 경향을 나타낸다. 그녀도 그런저런 이유 때문이었는지 트림이 계속 토해져 나왔다. 그러는 사이사이에 역시 신음도 함께 뱉어냈다.

점입가경인 상황은 그 후에 벌어졌다. 그녀는 두 발과 양어깨로 바닥을 딛고 공중부양하듯 몸을 허공에 띄워 올렸다. 나중에 안 사실이지만 이는 그녀가 의도적으로 취한 자세가 아니었다. 상체와 엉덩이가 그렇게 자동으로 들어 올려졌다고 한다.

전신진동이 본격화하면 이런 현상이 자연스럽게 발생한다. 남들에게는 마술에라도 걸린 것처럼 비치지만 전혀 그렇지 않다. 지극히 정상적으로 일어나는 신체 치유반응이다. 인생길을 걸어오는 동안 잘못된 방향으로 기울어진 신체를 바로잡아주려고 다가오는 육체의 회복 반응이다. 자신을 우주 대자연의 품에 깊이 맡기면 이처럼 자동복구 기능이 본격적으로 가동돼 신체의 오류가 교정된다.

그렇게 허공으로 올라간 복부와 엉덩이는 어느 순간부터 좌우로 뒤틀리기 시작했다. 마치 배배 꼬였던 거대한 꽈배기가 풀려서 그 이전의 상황으로 돌아가려고 하듯 용틀임했다. 왼쪽에서 오른쪽으로, 오른쪽에서 왼쪽으로, 그리고 위아래로 파도치듯 꾸불텅꾸불텅 움직이는 모습이 장관이었다. 거대하게 살아 움직이는 예술품을 감상하는 기분이었다.

그녀는 다시 트림도 쏟아냈다. 이번에는 소화기관 깊은 곳에 농축돼 있던 사기(邪氣)가 터져 나오는지, 어떤 썩은 기운을 입 밖으로 꾸역꾸역 발산했다. 그런 괴이한 광경과 더불어 그녀의 신음도 최고조에 달했다. 마치 몸안에 기생하던 귀신 몇 마리가 밀려 나와 주위를 난장판으로 만드는 것처럼, 기괴한 분위기와 특이한 상황이 한 시간가량 전개됐다.

그렇게 생쇼를 하던 그녀는 마침내 생경한 움직임을 멈추고 서서히 몸을 일으켜 앉았다. 잠시 진정하는 것처럼 하더니 일어서서 걸었다. 그 순간 놀라운 광경이 포착됐다. 처음 '하늘병원에 들어섰을 때와 달리, 볼록하게 나와 있던 배가 쏙 들어가 있었던 것이다. 그녀는 올챙이 같던 배가 사라진 것을 신기해하며 연신 복부를 만지작거렸다. 내게서도 감탄사가 나왔다. 체내에 들어차 상체를 고무풍선처럼 부풀게 했던 탁기가 썰물처럼 빠져나간 결과로 보였다.

"그래, 어떠세요? 몸이 상쾌해졌지요?"

내 물음에 그녀가 고개를 끄덕였다.

"참 신기하네요. 메스꺼운 느낌, 속 답답함이 사라졌어요. 이제 어지럼증도 안 느껴지네요. 허리통증도, 어깨 결림 증상도 전부 빠져나갔어요. 전신이 개운하고 가벼워졌습니다."

그녀는 얼굴색도 훤해져 있었다. 안색은 신체의 건강 상태를 그대로 반영한다. 수국처럼 두툼하고 밝아진 얼굴빛이, 그녀의 건강이 획기적으로 돌아왔음을 입증했다. 다소 과장을 보탠다면, 세월이 갑자기 10~20년 역류한 것 같은 표정이었다.

불과 한 시간여 만에 이렇게 기적에 가까운 결과가 나타난 것이다. 하지만 **이는 결코 기적이 아니다. 태초의 방식으로 돌아가는, 원천적 치료가 가져다준 단순한 결과일 뿐이다.**

최 씨는 60대 중반의 조선족 출신 여성이다. 20여 년 전 한국에 와 정착했다. 남편도 조선족 출신 한국인이다. 그녀는 식당일과 건물 청소일 등을 하며 악착같이 일했다. 남편도 공사장 인부로 일하며 부지런히 돈을 벌었다. 그런데 몇 달 전부터 부부가 둘 다 일을 계속할 수 없는 처지가 됐다. 지병이 악화했기 때문이다. 일하지 못하게 되자 살길이 아득해졌다. 병원을 전전하며 치료받았지만, 뚜렷한 효과를 보지 못해 고민의 세월을 보냈다. 그러다가 ʼ하늘병원 치료에 관한 정보를 듣고 찾아왔다고 했다.

ʼ하늘병원 치료는 일반 병원치료에 익숙한 이들에게 쉽게 적응되지 않는다. 의사와 약이 치료해주는 병원의 타율치료와 달리, 자율학습처럼 스스로 문제를 해결해야 하는 자율치료이기 때문이다. 그럼에도 불구하고 그녀는 ʼ하늘병원 치료에 곧바로 적응할 수 있었다. 이유는 무엇일까.

바로 깊은 신앙심과 하늘치료에 대한 신뢰, 그리고 간절한 마음 덕분이다. 그녀는 신앙심이 깊은 불교 신도였다. 중국에 살던 시절, 대륙 지역의 산사를 찾아다니며 도를 깨치려 노력했다고 한다. 여러 해에 걸쳐 무려 3만 리를 이동하며 고산준령의 사찰들을 방문했고, 거기서 좌선과 백일기도 등을 하며 도력 높은 고승들을 만났다. 그 과정에서 수행의 최고 경지에 이르러 깨우침을 얻지는 못했지만, 당시의 신앙심이 지금도 내면에 굳건하게 남아 있다.

두터운 신앙심은 기적과도 같은 결과를 낳는 최고 조건이다. 그녀는 하늘치료를 받는 동안 약사여래불에게 모든 것을 맡겨놓고, 순수하고 겸허한 자세로 돌아갔다고 한다. 신체의 통증과 불편감 어린 부위를 마음으로 가리키며 "여기가 아픕니다. 제발 낫게 해주세요" 하고 간절히 염원했다는 것이다. 그러자 얼마 지나지 않아 팔이 저절로 돌아가고, 몸통이 꿈틀거리기 시작했다. 나중에는 전신이 어떤 원초적 에너지 공간에 들어가 종합적인 치료를 받듯 자유자재로 꿈틀거렸고, 치유의 쾌감이 심신을 소용돌이치듯 휘감았다고 한다.

"하, 이런 경험 난생처음이에요. 이렇게 좋은 방법이 있는데 그동안 몰랐던 것이 아쉽네요. 앞으로 다시 병을 얻으면 이 방법으로 충분히 다스릴 수 있겠다는 자신감이 드네요."

그녀는 내게 허리를 굽신거리며 십분 고마움을 전했다. 그리고는 생기 넘치는 표정으로 밝게 웃으며 집으로 돌아갔다. 그 후 그녀가 과거 다닌 음식점에서 다시 일을 시작했다는 소식이 들려왔다. 돈을 벌게 되면서 가정경제가 안정을 되찾았다고 한다.

가난한 집안의 가장이나 부인이 지병을 얻어 가정경제가 무너지는 것을 종종 목격한다. 막대한 치료비와 생업전선으로부터의 이탈이 원인이다. 이와 달리 손쉬운 방법으로 건강을 회복해 생업에 복귀하고, 집안 경제를 정상화한 그녀를 생각할 때마다 어떤 안도감이 밀려온다.

그녀는 가장 짧은 시간에 질병들을 퇴치하고 인생을 바로 세운 환자로 내 기억에 생생하게 남아 있다. 믿음이 기적을 낳은 대표적 사례다.

사례10 - 건강의 천군만마

# 허약체질 90% 극복한 행운아

• 박일혁 씨(71세) : 무릎·발목·발가락관절염, 골프엘보, 오십견, 석회화건염, 경추추간판탈출증, 척추관협착증, 고지혈증, 고콜레스테롤혈증, 과민성대장증후군, 치질

박일혁 씨(71)는 얼핏 보기에도 매우 병약해 보이는 체형의 소유자였다. 몸매가 가늘었고, 어깨가 다소 굽었으며, 평소 걸음걸이에 힘이 없어 보였다. 그는 내 절친이어서 나는 그의 건강 상태를 비교적 소상히 아는 처지였다.

그는 근골격계기 전반적으로 약했디. 관절염 증세기 팔꿈치를 비롯해 무릎, 발목, 심지어 발가락에까지 나타나 있었다. 걸을 때 오른쪽 발가락부터 시작해 발목과 무릎에까지 통증이 올라와 고통받고 있었다. 더구나 골프엘보로 오른쪽 팔꿈치 통증까지 겹쳐, 좋아하던 골프마저 포기하고 지내는 형편이었다.

어깨는 왼쪽에 오십견과 석회화건염이 겹쳐 역시 생활에 큰 불편을 느끼고 있었다. 또 경추추간판탈출증과 척추관협착증 등으로 인한 통증으로 매일 고통스런 삶을 이어가야 했다. 치료를 위해 정형외과 병원을

제집 드나들 듯했으나 별달리 차도나 나타나지 않았다. 침술원도 찾아다녔으나, 침 치료로 통증이 빠지는 듯하다가 다시 생기곤 하여 고민이 깊어졌다.

게다가 약한 심장 기능으로 인한 고지혈증과 고콜레스테롤(LDL)혈증으로 약을 달고 살아야 했다. 과민성대장증후군으로 매일같이 설사 비슷한 묽은 변이 나와 몸에 살이 붙을 겨를이 없었으며, 치질이 심해 수술을 고민해야 하는 상황이었다.

그 무렵 나는 진동요법을 완전히 터득해 건강에 대해 전에 없던 자신감을 지니고 있었고, 병원에 가지 않고도 내재한 자율적 치료 프로그램으로 질병을 고칠 수 있다는 사실에 고무돼 있었다.

나는 콜럼버스의 신대륙 발견만큼이나 신선한 이 건강법을 절친에게 전수해주기로 마음먹고 그에게 접근해 대화를 시도했다. 그런데 그는 '무슨 귀신 씨 나락 까먹는 소리냐'는 듯 의심 어린 시선으로 나를 바라봤다. 나는 당황스러웠지만 침착함을 잃지 않으려 애쓰며 정성을 다해 설명을 마무리했다.

이 같은 썰렁한 반응은 환자들로서는 당연한 일이다. 어릴 적부터 '병이 나면 병원 가서 치료받아야 한다'는 말을 귀에 못 박히게 듣지 않았나. 물질인 육체의 질병은 약이나 의료도구 등을 이용하는 물리적 방법으로 고쳐야 한다는 관념이 뇌리에 박혔으니, 마음치유 어쩌고 하는 말이 제대로 이해될 리 만무하다.

그는 그래도 절친이니까 그나마 그만큼 들어준 것이다. 잘 모르는 사람들에게 이런 말을 했다간 '그래서 어쨌단 말이냐?' 하며 심드렁한 반응을 보이는 경우가 허다하다. 더구나 환자가 원해서 나를 찾아온 경우라면 몰라도, 내가 환자를 찾아가 설명할 때는 퉁명스러운 반응을 보이는 경우가 다반사다.

나는 첫 대화를 그런 모양새로 어색하게 끝냈지만 포기하지 않았다. 다음 기회에는 생각을 좀더 잘 정리해 두었다가 그를 상대해 보기로 했다.

집에 돌아와 곰곰 생각한 끝에 진동요법 소책자를 전해주며 이를 바탕으로 대화하면 좀더 효과가 날 것이란 판단을 하기에 이르렀다.

일반인들은 마음이란 비물질적 수단을 통해 치유를 달성한다는 데 대해 선뜻 동의하지 못한다. 눈으로 확인할 수 있는 물질적 수단이 없으면 아무리 훌륭한 내용이어도 통하지 않는다. 따라서 환자의 이해를 돕기 위해 이렇게 방법을 찾는 수밖에 없었다.

두 번째 대화의 자리에서 소책자를 건네주자 그는 받아들고 내용을 살피기 시작했다. 그는 그 내용에 빠져드는 모습이었다.

"이게 지난번 설명해준 그 건강법입니까? 책으로 보니까 좀 실감이 가네요."

"간단하게 정리한 거니까 집에 가져가서 자세히 읽어보세요."

"감사해요. 나를 위해 이렇게까지 해주시니…."

"별말씀을요. 아무튼 병원에서 고치지 못한 것을 이 방법으로 많이 해결할 수 있으니까 관심 가져보세요. 비용도 들지 않는 방법이에요."

"예, 실천해볼게요."

그는 책자를 가져가 거기에 적힌 대로 실행해봤다고 나중에 말했다. 그런데 웬일인지 여러 날 시도해도 아무런 느낌이 없었다고 했다. 그래서 일주일 만에 의욕을 상실한 채 포기하고 말았다고 했다.

그 후에도 그를 만날 때마다 진동요법에 대해 강조했다. 그는 자신에게는 해당하지 않는 건강법이란 생각이 들었는지 내 말을 한쪽 귀로 흘려듣는 모습이었다.

나는 다시 꾀를 냈다. 이번에는 환자의 치료 광경을 담은 동영상을 보여 줘야겠다고 생각했다. 그 무렵 여러 명의 환자가 내 지도로 진동요법을 터득해 난치병들을 통제하는 효과를 봤다. 나는 그들의 진동 시연 모습을 스마트폰 동영상으로 촬영해 두었다.

동영상 속에서 환자들은 감동적인 동작을 연출했다. 목디스크를 고치느라 머리가 들썩이는가 하면, 골다공증을 치유하는 과정에서 운동복 바지가 부르르 떨리는 장면이 연출되기도 했다. 이는 환자가 작위적으로 한 것이 아니다. 몸을 우주 대자연에 철저히 맡긴 채 이완할 때 다가오는 자율적인 떨림 현상이다. 이 같은 진동을 지속하면 웬만한 난치병은 저절로 다스려진다. 이것이야말로 내재한 자율적 치유 프로그램의 가동으로 덕을 보는 것이다.

아니나 다를까, 절친은 동영상 장면을 들여다보며 감탄했다.

"이게 저절로 일어나는 치유 현상이란 말이지요?"

"그래요. 이런 힘은 모든 인간에게 내재해 있어요. 다만 사람들이 그걸 꺼내 운용하지 못하는 것일 뿐입니다. 안타까워요."

"세상에! 기적이 따로 없네."

"기적이 아닙니다. 누구나 추구하면 이룰 수 있는 일입니다. 그런데 사람들은 이런 걸 하려고 하지 않아요. 선행 학습 때문이에요. 질병은 병원 가서 고쳐야 한다는 고정관념이 문제에요. 태초에 하느님이 병이 나면 스스로 고칠 수 있는 역량을 우리 몸 안에 넣어 주었는데, 그걸 꺼내 쓸 줄 모른다니까요?"

"놀랍네요. 이런 세계가 있었다니…."

그는 대화를 마치고 돌아간 뒤 진동요법에 깊이 빠져들었다.

안타까운 일은 그런 정성에도 불구하고 그에게 이 건강법의 물리가 쉽게 트이지 않은 것이다. 그는 날마다 잠자기 전과 잠에서 깨어났을 때 이 건강법을 시도했지만, 긴가민가하기만 할 뿐 결정적인 작동은 일어나지 않는다고 했다. 나는 다시 고민에 빠질 수밖에 없었다.

궁하면 통한다고 했던가. 고민을 덜어줄 묘책이 떠올랐다. 나는 다른 환자의 사례를 다시 한번 그에게 전해줘야겠다고 생각했다.

이 환자는 현역 피부과 병원 의사다. 나의 지도 덕분에 최근 진동요법을 비교적 빠르게 터득했다. 그 뒤 그의 건강은 눈에 띄게 달라졌다. 목과 허리 디스크 증세가 완화되고 하복부 냉증이 빠져나갔다. 어깨통증도 많이 줄어들었다. 그 의사는 그런 일이 있고 나서 내게 전화를 걸어왔다.

"이건 굉장한 건강법입니다. 치료의 종결자라고 할 수 있는 뛰어난 건강법입니다."

의사의 이 말을 그에게 그대로 전해주었다.

"현역 의사가 전해준 말입니다. 그러니 믿고 더 실천할 필요가 있지 않겠어요?"

의사 입에서 그런 말이 나왔다는 사실에 그는 고무되는 듯했다. 그래서 집에 돌아가 한 번 더 진지하게 시도해봐야겠다고 마음먹기에 이르렀다.

전에 실패한 원인이 무엇인지 곰곰 생각해본 결과 마음으로 집중하는 노력이 부족했음을 깨닫게 되었다. 그래서 잠자기 전에 편한 복장을 하고 몸을 최대한 이완한 상태에서 마음 비우는 일에만 집중했다. 이런 훈련을 지속하다 보니 사흘째 되던 날 밤 무념무상의 상태에서 오른쪽 팔꿈치

언저리에서 강한 진동이 일어났다고 했다. 그 당시 오른쪽 팔꿈치는 골프엘보로 두 달째 병원치료를 받고 있었다.

처음에는 믿기지 않아 일시적 현상 아닌가 생각하며 반신반의했다고 한다. 그런데 다음날 잠에서 깨어나자마자 전날과 같은 방법을 시도했더니 오른팔과 왼쪽 다리에서 진동이 올라왔다. 그는 너무 기쁜 나머지 내게 전화를 걸어 그와 같은 현상에 대한 내 의견을 구했다.

나는 반가움에 겨워 대답했다.

"바로 그겁니다. 드디어 성공했네요!"

"아, 그런가요? 정말요?"

"그래요. 이제 본인은 건강의 천군만마를 얻은 것과 다름없어요. 계속 그렇게 실천하시면 됩니다. 건강이 쑥쑥 증진될 거예요."

아닌 게 아니라, **그는 그 후 건강이 눈에 띄게 호전되었다.** 그가 매일같이 한 일이라고는 그렇게 잠자리에 누워 진동을 부르는 것뿐이었다. 온몸에서 덜덜 떨리는 외적 진동이 나타나 가족이 놀라곤 했다. **그는 병원에도 가지 않았고, 복용하던 약들도 대부분 끊었다.** 그런데도 증상이 점점 개선되는 것을 보고 감탄했다.

**그는 그동안 자신을 괴롭히던 골프엘보가 완치되어 다시금 골프를 치러 다닐 수 있게 되었다. 과민성대장증후군과 고콜레스테롤혈증 증세도 상당히 완화됐다.**

얼마 후 그에게서 다시 전화가 걸려왔다.

"진동이 계속되기는 하는데, 어떤 한계가 느껴지네요. 관절 깊숙한 데까지는 약발이 잘 들어가지 않는 것 같애요. 그동안 치료가 많이 이뤄졌지만, 다소 답보 상태인 것 같습니다."

환자를 상담하다 보면 이런 정황을 얘기하는 이들이 종종 나타난다. 이럴 때는 밖으로만 요란하게 표현되는 외적 진동을 내적 진동으로 전환해야 한다. 그래야 약효가 깊숙한 곳까지 전달될 수 있다.

"그렇다면 진동의 방향을 내부로 깊숙이 전환해 보세요. 뼛속이나 내장으로 깊이깊이 들어가게 하는 겁니다. 그러면 효과가 훨씬 높아질 수 있어요."

그는 나의 지적을 그대로 실천했다. 외적진동을 내적진동으로 **수렴하자 진동이 뼛속으로 쭉쭉 밀고 들어가는 현상이 나타났다.** 진동이 밀고 지나갈 때마다 시원한 느낌들이 전달되었고, 관절염으로 인한 통증이 경감되었다고 했다. 궁극에는 뼈마디에서 뼈마디로 진동이 깊숙이 전달되면서 전신의 근골격계 증상을 바로잡아주는 놀라운 현상이 일어났다.

그는 특히 척추관협착증을 해결하는 데 이 건강법을 효과적으로 활용했다. 척추관협착증은 허리와 다리 통증을 심하게 몰고 와 한때 수술을 할까 고민도 많이 했다. 요추와 엉덩이관절 부근에 거센 진동이 등장했고, 이를 더욱 깊숙한 지점으로 유도하자 묵직한 기운이 허리와 양다리를 지배하곤 했다. 이런 현상이 나타나면서 허리와 다리 통증, 당기는 증세 등이 경감됐다.

그는 그 후에도 여러 해 동안 노력을 게을리하지 않았다. 그 결과 요즘은 자신의 몸을 자율적으로 다스릴 수 있는 최고 전문가가 되었다. 그렇다고 해서 아직 질병을 100% 완치한 것은 아니다. **육체를 자유롭게 다스려 질병의 90% 정도를 완화하는 정도에 이르렀다.** 이것만 해도 어디인가.

인간은 누구나 늙어가면서 육체가 서서히 무너진다. 그 사람이라고 해서 예외는 아니었다. 하지만 그는 이러한 건강법을 터득했기에, 무너지는 건강을 그때그때 복구할 수 있는 행운아가 되었다. 그는 건강이 상당히 많이 회복돼 요즘 젊은이들처럼 이런저런 사업을 활발히 하고 다닌다. 주위로부터 날이 갈수록 젊어진다는 칭찬도 자주 듣는다.

**【제2장】**
# '하늘병원 치료법과 건강보검

'하늘병원이란
원초적 자연주의 치료법, '진동요법'
진동요법의 유래
진동요법 실천방법
인체 자동회복기능과 원시뇌
진동요법이 '잘되는 사람' vs '잘 안되는 사람'
환자 마음가짐과 지도자의 지도요령
※ 오지건강법

# '하늘병원 치료법과 건강보검

## '하늘병원이란

　독자 여러분은 앞장의 사례들을 읽는 과정에서 뛰어난 질병 치료 결과에 놀라게 되고, 과연 그런 결과가 가능할까 하는 의구심을 일으키기도 했을 것이다. '하늘병원이 도대체 어디에 있으며, 어떻게 하면 그곳을 방문해 치료받을 수 있을까 궁금증이 일기도 했을 것이다. '하늘병원의 주요 치유 수단인 진동요법이 무엇이며, 이를 통해 질병을 치료하는 과정은 어떤 것인지에 대해서도 알고자 하는 마음이 일어났을 것이다. 그런 궁금증은 이 장의 내용을 읽는 과정에 어느 정도 해소될 수 있다.
　'하늘병원은 지상의 많은 종합병원, 대학병원, 동네 병·의원 등처럼 상업 건물을 기반으로 간판을 내걸고 영업하는 곳이 아니다. '하늘병원은 모든 생명체의 심신에 내재해 있다. 이는 예수가 바리새인들에게 "천국은 너희 안에 있느니라.(The kingdom of God is within you.)"라고 말한 것과 비슷한 맥락이다. 환자들은 마음속 '하늘병원의 강력한 치료법으로 난치병, 불치병, 만성질환 들을 다스려 새 생명을 얻을 수 있다.

신약성서 누가복음 17장 20~21절에 보면 예수가 알려준 하늘나라 모습은 분명하다. 하나님 나라는 어느 때 임하느냐는 바리새인들의 물음에 예수는 "하나님 나라는 볼 수 있게 임하는 것이 아니요, 여기 있다 저기 있다고도 못한다"라고 말했다. 이는 천국은 어떤 3차원 공간에 특별하게 존재하는 것이 아니며, 일종의 의식과 영성의 세계임을 깨닫게 한다. 천국은 마음의 영역이며, 하나님도 의식 속에 거룩하게 존재함을 예수의 설교를 통해 알 수 있다. '하늘병원도 이와 유사하게 비가시적(非可視的) 영성의 영역에 존재한다고 말할 수 있다.

그렇긴 해도 일반인들은 어릴 적부터 병원에 드나든 경험을 토대로 '하늘병원도 지상에 가시적(可視的) 형태로 존재할 것으로 생각하며 그러길 바란다. 그런 사람들을 위해 기본적으로 마련한 '하늘병원 공간들이 따로 있기는 하다. 대표적인 곳이 경기도 화성의 한 전원 아파트다. 이곳은 나와 함께 건강컨설턴트인 아내가 일상생활을 영위하며 전국에서 찾아오는 환자들을 가르치는 공간이다.

이 아파트는 축복이 깃든 곳이다. 50평대여서 실내가 넉넉하고, 모두 다섯 개의 방과 거실이 어떤 힐링센터나 교회, 혹은 산속 기도처럼 평화롭고 아늑하다. 환자들은 여기 들어서는 순간 어떤 조화로운 에너지가 잔잔히 감도는 것을 육감으로 느끼곤 한다. 그래서 산란한 마음을 정돈할 수 있고, 내면의 고통을 다 드러내어 편안하게 치료에 임할 수 있게 된다.

아파트 베란다 밖에는 산들이 아름다운 동양화나 수채화 풍경처럼 겹겹이 솟아 있다. 봄이면 온갖 꽃들이 제 모습을 뻐기며 피어난다. 산발치에서부터 진달래가 분홍빛 물감을 드리우고, 백목련들이 귀태 나는 모습을 드러내며, 개나리와 산수유가 산허리를 노랗게 장식해 '빛나는 꿈의 계절'이 온 것을 실감케 한다. 여름에는 적송, 잣나무 등 침엽수와 갖가지 활엽수들이 피톤치드를 진하게 발산해, 창문 열고 그 향기를 흡입하는 행운을 누릴 수 있다. 날마다 산새들의 합창이 축복처럼 다가오고, 산 너머 저 만큼에 푸른 호수가 '대지의 눈'처럼 아름답게 박혀 있다.

가을에는 익어가는 햇살이 단풍나무 숲에 미끄러져 마치 금실, 은실을 풀어놓은 듯한 광경에 매료된다. 풀벌레들의 울음소리가 잔잔한 교향악이 되어 이를 귓바퀴로 건지며 편하게 잠들 수 있다. 겨울에 눈송이들이 배추흰나비처럼 날리는 날은 산속 오솔길이 로버트 프로스트의 시구처럼 '아름답고 어둡고 깊은' 숲길이 된다. 베토벤의 〈전원교향악〉이나 비발디의 〈사계(四季)〉 분위기 못지않은, 자연의 화음과 아름다운 정경이 일 년 내내 주위에 펼쳐지는 안식처다.

전국 각지에서 환자들이 하늘치료를 체험하기 위해 이곳을 찾는다. 그들은 대부분 이 병원, 저 병원 떠돌며 치료받다 효과를 보지 못하고 방황하던 사람들이다. 주로 중증질환자, 만성질환자, 난치병 및 불치병 환자들이다. 여러 가지 질환이 실타래처럼 엉켜 고통받는 이들도 종종 찾아온다. 병원에 다니다가 치료비로 집 한 채를 날렸는가 하면, 치료 때문에 생업을 포기해야만 했다는 가슴 아픈 사연들을 안고 온다. 그들을 맞이할 때마다 남 일 같지 않아, 가슴이 먹먹하고 눈물 돌 때도 있다.

증상이 심각하고 다급한 환자들일수록 내 건강 컨설팅 효과가 빨리,

그리고 크게 나타난다. 하늘치료의 세계를 인정하고 열린 마음으로 찾아오는 사람들에게도 긍정적인 결과가 다가온다. 하지만 필자가 아무리 정성을 다해 치료법을 이야기해도 도무지 알아듣지 못하는 이들이 있다. 그들은 대체로 물질적 치료에 경도된 이들이며, 너무 현실적이고 아집이 세다. 그들은 형식적으로 ʼ하늘병원 진료실에 들어오긴 했지만, 내용상으로는 ʼ하늘병원의 이치를 이해하지 못하는 이들이다. ʼ하늘병원은 그들과 동떨어져 존재하게 된다.

나는 아파트의 ʼ하늘병원 공간과 그 진료실이 아니더라도 여러 장소에 소박한 힐링센터들을 운영하고 있다. 서울에도 어느 상업적 공간에 아담한 형태로 갖춰 환자들을 맞이하고 있고, 지방 도시와 농촌 지역에서도 운영 중이다. 외국에도 있다. 동남아 라오스의 메콩강변에 〈자율치료수련원〉이란 작은 간판을 걸고 ʼ하늘병원 힐링센터를 운영하기도 한다. 나는 틈틈이 이들 치료 장소를 순회하며 환자들과 만난다.

이들 장소가 아니더라도 ʼ하늘병원은 도처에 있다. 나는 간헐적으로 환자들의 전화를 받고 왕진을 한다. 그들의 집이나 그들이 입원한 병원의 병실, 사회복지센터 등지에서 질병 치료법을 전수한다. 영성이 높은 이들은 내 컨설팅을 즉각 받아들여 그 자리에서 몸으로 반응한다. 이때 몸에서 진동이 거세게 일어나거나 중감, 온감 등이 그들 신체를 관통하며 치료가 이뤄진다. 그들은 가시적인 ʼ하늘병원 공간이 아니더라도, 이미 마음속 ʼ하늘병원에 들어가 치료받고 전격적으로 치료 효과를 거두고 있는 이들이다.

이처럼 ʼ하늘병원은 그때그때 곳곳에서 필요에 따라 문을 열고, 역할을 다하면 문을 닫는다. 필자가 아니더라도 필자와 유사한 방법으로 명상센터나 치유센터, 기도처 등을 운영하며 ⁹하늘병원을 드러내 보이는 전문가들이 곳곳에 많이 있다. 교회의 심령대부흥회 장소는 ⁹하늘병원이 발현돼 종종 난치병 환자들을 잘 살려내는 곳이다. 지상의 병원들과 달리, 돈 한 푼 들이지 않고도 효과를 볼 수 있도록 도와주는 ⁹하늘병원들도 적지 않다. 이들 장소야말로 중증질환과 만성질환, 난치병, 불치병 등의 실타래가 쉽게 풀리는 곳임을 인지할 필요가 있다.

# 원초적 자연주의 치료법, '진동요법'

그렇다면 ⁹하늘병원에서는 무엇으로 환자들을 진료하고 치료하나.

그것은 바로 〈진동요법〉이란 건강법을 통해서 한다. 진동요법은 인체의 생명 현상을 주관하는 원시뇌의 기능을 일깨워 건강을 도모하는 '원초적 자연주의 치료법'이다. 이 치료법을 연마시켜 환자 스스로 질병의 질곡에서 벗어날 수 있도록 돕는다.

진동요법은 환자 자신의 몸안에서 진동, 온감, 중감 등의 치유반응을 일으켜, 그 힘으로 질병을 굴복시키는 방법이다. 이를 통해 근골격계와 혈관 기능을 정상화하고, 중추신경계와 자율신경계의 조화와 균형을 달성하며, 오장육부를 튼튼히 하고, 신진대사와 면역력을 높여, 신체 건강을 전반적으로 끌어올릴 수 있도록 돕는다.

이러한 진동요법은 양방 및 한방과 다른 '제3의 치료법'이다. 이는 의료진의 도움으로 병을 고치는 기존 양·한방의 타율치료와 달리, 자신의 내적 치유 능력을 바탕으로 효과를 보는 자율치료다. 이는 각종 의료기구와 양약, 한약 등을 이용해 물리화학적, 물질적 방법으로 치료하는 기존 방법과 달리, 마음을 치료수단으로 질병을 다스리는 '마음 의술(醫術)'이다.

이 같은 진동요법을 실천할 때 나타나는 치유반응 3가지는 다음과 같다. 이들은 환자들의 증상이나 체질 등에 따라 매우 다양한 양태를 드러낸다.

• **진동(振動)** : 크고 작은 바이브레이션이다. 얼음덩이가 녹아 갈라지고 떨어지듯, 깊은 이완으로 긴장감이 밀려나고 굳어 있던 조직이 유연하게 풀리는 과정에서 느껴진다. 주로 다음과 같은 양상을 보인다.

- 뇌 근육이 숨쉬듯 꼬무락거리는 반응.
- 행복감과 함께 신체 여기저기가 조몰락거리는 현상.
- 항문이 수축과 이완을 반복한다.
- 복부가 꿈틀거리거나 크게 부풀어 오른다.
- 어깨가 뒤로 꺾이거나 들썩이고, 가슴이 시원스럽게 벌어진다.
- 목이 길게 잡아당겨지거나 좌우로 꺾인다.
- 누운 자세에서 허리가 역(逆) 브이(V)자로 꺾이기나 스트레칭하듯 쭉 펴진다.
- 척추가 활등처럼 굽어 상체가 위로 솟는다.
- 다리가 갑자기 번쩍 올라간다.
- 엉덩이가 좌우로 들썩거린다.
- 온몸이 사시나무 떨듯 한다.
- 한쪽 팔이 원을 그리며 저절로 돌아가거나, 양팔을 정신없이 턴다.
- 입은 옷이 출렁거릴 정도로 뼛속 깊은 곳에서 진동이 올라온다.

- 진동 모드의 휴대전화가 울릴 때와 유사한 반응.
- 머리에서 발까지 시냇물처럼, 혹은 파도처럼 흐르는 파동.

• **중감(重感)** : 묵직한 느낌이다. 이는 근육이 충분히 이완되고 혈액이 상당히 많은 양 이동할 때 감지되는 현상이다. 대체로 다음의 양태를 드러낸다.

- 큰 덩어리로 다가오는 압박감.
- 다리나 팔이 고무풍선처럼 빵빵하게 부풀어 오르는 느낌.
- 혈액이 무지근하게 휙휙 도는 느낌.
- 전신 혹은 부분을 육중하게 잡아주는 힘.
- 어떤 기분 좋은 에너지에 축축하게 젖어 드는 느낌.
- 복부에서 묵직하며 기분 좋게 일어나는 정장(整腸) 작용.
- 장침을 놓을 때처럼 몸속을 깊게 찌르는 작용.
- 맥이 풀린 부위를 탱탱하게 잡아주는 반응.
- 신체 여기저기에 일어나는 얼얼한 느낌.

• **온감(溫感)** : 따뜻한 느낌이다. 이는 이완이 달성되면서 막혀 있던 자리에서 무언가 소통이 일어나기 시작했다는 신호이다. 마치 겨우내 얼어 있던 얼음장이 봄 햇살에 녹아 시냇물이 명랑하게 흐르기 시작한 것에 비유할 수 있다.

- 가벼운 전류가 흐르는 느낌.
- 실지렁이나 날벌레가 기어가는 것 같음.
- 간질간질한 느낌.

- 복부에 들어차는 따뜻한 기운.
- 뜨거운 기운이 몸통을 관통하는 치유반응.
- 찌릿찌릿하지만 기분 좋은 느낌.
- 무언가가 몸 안팎을 뜨뜻하게 마사지해주는 기분.

또 **행복감, 환희심, 쾌감** 등 다양한 양상의 반응들이 올라올 수 있다. 심지어 뇌성벽력처럼 강력한 치유반응이 솟구쳐 환자가 깜짝 놀라는 때도 있다.

이들 신체 반응은 주위 사람들이 눈으로 확인할 수 있지만, 겉으로는 표현되지 않고 내면에서만 일어나는 현상들도 있다. **여기저기가 기분 좋게 아리거나, 저릿저릿하거나, 욱신거리는 느낌, 얼얼하게 마취되는 듯한 느낌** 등이 올라올 수 있다. 옛의서에서는 이를 '산창중마(痠脹重痲)', '응신(凝神)', '단성(丹成)', '득신자창(得神者昌)' 등의 표현으로 설명하고 있다.

이런 현상들은 당사자의 건강을 최적의 상태로 끌어올리기 위해 저절로 생겨나는, 매우 자율적인 치료반응들이다. 사람마다 그때그때 양상은 서로 달라도, 육체를 조화롭게 재정비하기 위해 맞춤 형태로 다가온다는 사실이 신기하다.

환자는 이들 치료반응을 질병 치료 무기로 적절히 사용하면 된다. 즉, 이들의 출현 양상이 정점에 이르렀을 때 이들의 힘으로 다음과 같은 효과를 거둘 수 있다.

♣ 체내 만성 염증과 석회성물질 등 노폐물을 밀어낼 수 있다.
♣ 탁기와 사기, 담음 등을 밀쳐낼 수 있다.

♣ 봇도랑 뚫듯 막히거나 굳어진 부위를 뚫을 수 있다.
♣ 뭉친 부위를 부드럽게 풀어줄 수 있다.
♣ 통증을 달래어 내보낼 수 있다.
♣ 피로물질도 체외로 배출할 수 있다.
♣ 냉랭한 부위에 온기가 충만하게 할 수 있다.
♣ 나사 풀린 듯 늘어지거나 흐트러진 부위를 탄력 있게 조여 줄 수 있다.
♣ 부조화와 무질서를 밀어내고 조화와 균형을 되찾을 수 있다.

몸의 병소(病所)에서 이와 같은 작업을 실천할 수 있다. 특히 질병이 위세를 부리는 부위에서 이 작업을 하면 치료 효과가 극대화할 수 있다. 몸을 적절히 스트레칭하며 작업하면 치유반응이 깊은 곳까지 스며들어 효과가 더 높아질 수 있다.

• **몸속 여러 곳에 병증이 있는 경우**

여러 군데의 병소를 한 묶음으로 묶어 동시다발적으로 대처할 수도 있다. 마음으로 여러 곳을 옮겨 다니며 같은 진동요법을 실천하면 된다. 이렇게 하면 한 가지뿐 아니라 여러 가지 질병을 한꺼번에 제어할 수 있다.

• **보이지 않는 치유의 손길**

궁극적으로는 정수리부터 목과 척추를 거쳐 오장육부와 사지, 그리고 발가락 끝까지 진동요법을 실천하게 된다. 이와 같은 과정에서 전신이 뚫려 혈행(血行)이 선순환하면서 묵은 병증이 썰물처럼 빠져나가고 환희심이 일어나기도 한다. ʼ하늘병원 치료가 정점에 도달하는 순간이다.

이 같은 일을 몇 번 체험하고 나면 이 우주 자연 속에는 유기 생명체인 우리 몸이 조화와 질서에서 이탈했을 때 이를 정상의 위치로 돌려놓는, 보이지 않는 치유의 손길(invisible healing hand)이 있음을 깨닫고 고개를 끄덕이게 된다.

## 진동요법의 유래

진동요법은 필자가 독창적으로 창안한 건강법은 아니다. 이는 종교적, 역사적, 의학적으로 인류가 환자에 적용해 온 갖가지 심리치료법들을 필자가 아울러 체계화하고, 자신의 임상 경험과 판단을 융합해 총괄적으로 정리한 치료법이다.

일반적으로 환자가 자율적인 심신 치료작업에 몰입하다 보면 진동, 온감, 중감 등을 비롯한 갖가지 치유반응이 올라온다. 이는 태초에 창조주가 인간을 설계할 때 병이 나면 스스로 고칠 수 있는 능력을 고도의 소프트웨어 형태로 몸안에 넣어주었고, 환자가 이를 가동해 나타나는 현상들로 판단된다.

예수가 앉은뱅이를 일어나 걷게 하고 소경이 눈 뜨게 한 기적은, 그의 강력한 치유 능력이 환자의 두터운 믿음과 만나 창출된 결과로 볼 수 있다. 당시 환자들의 몸에서 놀라운 진동, 중감, 혹은 온감 등의 반응이 올라왔고 이를 바탕으로 장애가 해결되는 일이 발생했을 것으로 짐작된다. 기독교도들은 예수 이후 오늘날까지 지구촌에서 난치병, 불치병 환자들을 안수기도 등의 방법으로 치료하는 사역을 지속해 왔다. 깊은 기도 과정에서 환자들이 몸을 부르르 떨며 혼절하고, 그 후 건강을 되찾는 것을 볼 때 진동요법과 기독교적 치료가 매우 큰 상관관계를 맺고 있음을 알 수 있다.

불교 등 다른 종교에서도 치유의 기적은 일어난다. 백일기도나 깊은 선정(禪定) 과정에서 이런저런 신체 진동을 경험하고 불치병, 난치병, 만성질환 들이 극복됐다는 경험담은 역사적으로 많은 불교 신도들 사이에 회자돼 왔다. 중국의 기공, 동남아의 위빠사나 명상, 인도의 차크라나 요가 명상 세계에서도 진동치료에 관한 내용이 종종 언급됐다. 또 오늘날에 이르러 종교단체와 유사한 조직이나 마음수련원, 명상센터 등을 중심으로 '진동'이나 '파동'을 기저로 한 치유가 다양하게 행해지는 것을 보면, 그들이 직접 진동요법이란 용어를 사용하진 않았을지라도 이와 관련한 치료가 유사 이래 종교 테두리 안팎에서 광범위하게 진행돼 온 것을 유추할 수 있다.

『황제내경(黃帝內經)』은 중국 한나라 때부터 2000년 이상 전해 내려오는 의서이다. 내용은 주로 전설적인 황제와 그의 신하 또는 어의(御醫)가 묻고 답하는 형식으로 구성돼 있다. 이 의서에는 '환자를 치료하는 최고 방법'에 관한 황제 물음에 어의가 답하는 다음의 내용이 나온다.

'집의 문과 창문을 닫고 환자에게 집중해 그 정황을 자세히 물은 다음, 환자로 하여금 마음을 잘 다스리게 합니다. 그리하여 신명나는 에너지를 얻으면 살고, 신명나는 에너지를 잃으면 죽습니다(閉戶塞牖 繫之病者 數問其情 以從其意 得神者昌 失神者亡).'

여기서 말하는 '신명나는 에너지'는 치유반응 곧 진동, 중감, 온감 등과 관련한 또 다른 표현으로 파악된다. 이처럼 실제 진동요법의 역사는 매우 깊다.

우리나라 《동의보감(東醫寶鑑)》에는 다음과 같은 내용도 나온다.

'몸을 건강하게 하는 묘책은 정신을 몰입〔凝神〕하는 데 있다. 주의 집중하면 기(氣)가 모이고, 기가 모이면 단(丹)이 형성되며, 단이 형성되면 몸이 튼튼해지고, 몸이 튼튼하면 정신이 건강해진다.(鍊形之妙在乎凝神 神凝則氣聚 氣聚則丹成 丹成則形固 形固則神全)'

이는 진동요법의 요체인 '이완 및 몰입'과, 이를 통해 심신 건강을 증진하는 내용과 유사성이 있는 표현임을 살펴볼 수 있다.

이밖에도 한방에서는 예부터 '허심합도(虛心合道)'란 말이 회자됐는데, 이는 요즘 말로 해석하면 '이완을 통해 심신을 충분히 내려놓으면 그때부터 내면의 치료가 시작된다'는 표현이다. 또 '득기(得氣)는 산창중마(痠脹重痲)'란 말도 전해진다. 이는 기치료가 달성될 때는 '몸이 저릿하거나, 팽창하거나, 묵직한 느낌이 들거나, 얼얼하게 마비된다'는 내용이다. 이 역시 진동요법의 내적진동과 유사성이 있는 표현이다. 이처럼 고래로 아시아권에서 진동을 수단으로 한 치료가 다양하게 행해져 온 것을 파악할 수 있다.

서양의 경우 오래전부터 실시된 최면치료와 이미지요법(심상법), 점진적 이완요법 등이 진동요법과 유사성을 보인다. 최면치료는 치료사가 환자를 최면 상태로 만들어놓고 질병 치료를 돕는 것이다. 이미지요법은 어떤 긍정적 이미지를 육체에 적용해 치유를 촉진하는 방법이다. 점진적 이완요법은 말 그대로 이완을 통해 치료목표에 도달하는 방법을 안내하는 내용이다. 이들은 진동(vibration)이란 수단을 전면에 내세우지 않지만, 심신 이완을 통해 치유를 이루는 것을 기본으로 하고 있어 진동요법의 '사촌'쯤에 해당하는 심리요법이라 할 만하다.

약 100년 전 독일 의사, 요하네스 슐츠(Johannes H. Schultz) 박사는 '자율훈련법'이란 독특한 건강법을 개발했다. 이는 이완을 바탕으로 주의집중해 신체에 무거운 느낌과 따뜻한 느낌을 유도함으로써, 높은 각성의 교감신경 반응을 낮은 각성의 부교감신경 반응으로 대체되게 하는 심리치료법이다. 이를 통해 주로 정신신경과적 질병을 중심으로 다양한 증상이 다스려지도록 한다. 슐츠 박사 이후 서양에서는 긍정적 마음을 치료에 이용하는 심신통합의학이 발전했고, 오늘날에도 제도권 의학 범주에서 환자들에게 적용되고 있다.

필자는 이처럼 오랜 연원을 가진 심신의학을 좀더 실용적인 형태로 다듬어내기 위해 고심했다. 그 결과 지난 20년간의 임상 경험을 반영해 소셜 네트워크 서비스(SNS)와 저서 등을 통해 '마음수술법', '태초건강법', '진동요법', '자율치료법' 등의 명칭으로 홍보하는 데 노력해 왔다. 이들 가운데 환자들은 '진동요법'이란 용어를 가장 선호함을 알 수 있었다. 이는 '진동'이란 단어가 명확하게 어필되며, '요법'이란 단어는 치료되는 방법임을 분명히 알 수 있도록 하기 때문인 듯하다. 그러므로 이번 책에서는 하늘병원 치료법의 최고 수단으로서 '진동요법'이란 용어를 전면에 드러내 강조하게 됐음을 밝힌다.

진동요법(Vibration Therapy)은 요즘 지구촌에서 기계장치를 이용한 진동치료법으로 많이 알려져 있다. 진동기계는 환자가 질병에 따라 각기 다른 주파수를 부여하는 진동판 위에 올라가 기계의 진동을 흡수함으로써 병을 완화할 수 있게 돕는다. 이처럼 기계의 도움을 받는 진동요법은 아무래도 심신에 전인적 조화를 가져오는 데 일정 한계를 보일 수밖에 없다.

이 책 전편에서 다뤄지는 진동요법은 환자가 심신의 작업을 통해 자연의 조화로움과 합일하게 하고 이를 통해 온전한 치유에 이르도록 돕는 방법이므로 기계적 진동치료와 차원이 다르다. 이는 의사나 약의 도움으로 병을 고치는 타율치료와도 완전 차이 난다. 겸허한 마음으로 진정성 있게 깊이 내면으로 침잠해 신체의 자동회복기능이 100% 가동되게 함으로써 완전한 치유에 이르게 하는 최고 건강법이라고 자신 있게 말할 수 있다.

## 진동요법 실천방법

질병 치료를 위해 진동요법을 실천하기 위해서는 다음과 같은 과정을 거쳐야 한다. 이는 필자가 환자들에게 심도 있게 숙지시켜 실천을 끌어내는 방법이다.

**1. 조용하고 아늑한 장소를 택한다.**
심신이 편안함을 느낄 수 있는 공간에 든다. 주위에 사람이나 소음 등 마음의 심연(深淵) 여행에 방해되는 요소가 없도록 한다.

### 2. 신체를 가볍게 한다.

배가 약간 고플 정도로 위장을 비우고 소변도 충분히 배출한다. 이렇게 가볍게 해야 기혈이 잘 순환하는 몸이 돼 진동을 유도하기에 좋다.

### 3. 평평한 바닥에 바른 자세로 눕는다.

푹신한 소파나 침대보다 딱딱한 바닥에 홑이불 등을 깔고 눕는 것이 좋다. 자세를 바르게 하기 좋기 때문이다.

어깨나 등판이 굳어 있지 않은 이는 '차렷' 자세가 좋고, 굳거나 굽어 있는 사람은 '큰 대(大)'자나 '만세' 자세가 도움된다.

### 4. 전신을 유연하게 한다.

척추와 등판을 스트레칭해 위아래로, 그리고 좌우로 적당히 벌려 준다. 또 팔다리와 어깨, 고개 등을 축 늘어뜨린다. 이렇게 하면 기혈이 잘 돌 수 있는, 유연한 신체 상태가 된다.

### 5. 신체의 병변 부위(치료목표 부위)를 찾아낸다.

통증 있는 곳이나 경직된 자리, 뭉친 부위, 뒤틀린 곳, 축 처진 부위, 불편감 있는 자리 등을 확인한다. 이들이 진동요법의 치료목표 지점이다.

양팔을 들어 '큰 대'자나 '만세' 자세를 취하면 전신이 스트레칭되면서 이들 병변 부위를 지각하기 쉽다. 때로는 사전에 팔을 뒤로 꺾어 올려보기도 한다. 상체를 꺾거나 허리춤을 들어 올려보는 것도 요령이다. 오지건강법으로 오장육부의 문제점도 파악할 수 있다. 이를 통해 타깃 지점을 어렵지 않게 찾아낼 수 있다.

### 6. 전신을 이완한다.

온몸을 커다란 고무풍선이라 여기고 풍선의 바람을 빼듯 신체의 기운을 뺀다(이를 위해 숨을 크게 들이마셨다가 천천히 내뱉는 과정을 10회 정도 반복한다).

달리던 자동차를 세워 시동을 끄듯 몸에 걸린 긴장감을 완화하고 잡생각도 홀연히 내려놓는다.

잠자리에서 잠을 청할 때처럼 전신을 풀어헤친다. 물 밑바닥에 가라앉았을 때처럼 몸을 묵직하고 몽롱하게 만든다.

전신마취제를 맞은 것처럼 한다. 성스럽고 넉넉한 하늘의 품에 나를 온전히 맡긴 것 같은 마음을 갖는다.

**7. 치료목표 부위도 이완한다.**

치료목표 부위(병증 있는 부위)를 다시 부분적으로 이완한다. 이는 치료지점을 공략해 긴장감을 몰아내고 힘을 약화하기 위함이다. 이렇게 부분을 충분히 이완한 다음에는 전신과 부분을 오가며 이완에 몰입한다. 전신 이완 → 부분 이완 → 전신 이완 → 부분 이완 순으로 되풀이한다.

이완은 어떤 고갯마루를 넘어갈 때까지 심도 있게 해줘야 한다. 의식의 70~80% 정도가 빠져나가 정신이 몽롱하고 팔다리가 축 늘어질 때까지 해준다. 전신이 낙지처럼 축 늘어지게 해야 한다. 이렇게 하지 않으면 하늘치료를 만나기 어렵다.

**8. 치료목표 부위에 '마음의 눈(eye of mind)'을 접목한다.**

이는 이완으로 흐릿하게 약화한 의식을 병증 부위에 갖다 붙이는 것을 의미한다. 이는 치유 타깃을 정확히 드러내 보이는 것과도 같다. 마치 마음의 탐조등을 비추듯 문제 부위를 드러내 밝히는 것이다. 이완을 충분히 유지하면서 이 작업에 몰입한다.

**9. 치료목표 부위에 좋은 생각을 부여한다.**

긍정적 생각, 기쁜 마음을 접목한다. 사랑과 자비와 감사의 마음을 갖다 붙인다. 질병이 치료되는 소망을 한껏 키워 이를 목표 부위에 진정성 있게 부여한다.

마음으로 하늘의 '좋은 기운'을 불러들여 이를 치료목표 부위에 접목시킨다. 창조주의 영험한 치유의 손길이 도착하기를 기원하면서 모든 것을 맡긴 채 증상이 물러가기를 간절히, 진정성 있게 기원한다.

• 'ᄒ하늘병원과 치료병실

내 안의 'ᄒ하늘병원 치료병실에서 위와 같은 행위에 지극정성으로 몰입하면, 시간이 지나면서 병증 부위에 치유반응이 일어난다. 진동이나 증감, 온감 등과 관련한 어떤 반응이다. 신체가 부르르 떨리기도 하고, 꺾이거나 뒤틀리기도 하며, 때론 몸안으로 묵직한 기운이나 뜨뜻한 느낌이 훅 지나가기도 한다.

초보자는 난생처음 올라오는 치유반응들에 놀라고 감탄하게 된다. 치유의 처녀지를 걷는 기쁨이 이루 말할 수 없이 크다. 환자는 그런 반응들을 점점 더 온양(溫養)해 기세를 키워야 한다. 그리고는 치유반응이 절정에 달했을 때 그 힘으로 병증을 밀어낸다. 신체를 적절히 스트레칭하며 이 작업을 하면 효과가 배가된다.

이렇게 하면 몸을 괴롭히던 탁기와 나쁜 물질들이 빠져나가고, 신선한 기혈이 왕성하게 돌게 된다. 그 과정에서 질병 증상이 완화하며 신체가 시나브로 신생(新生)한다. 전신이 병마를 완전히 털어낼 때까지 이 작업을 정성껏 반복해줘야 한다.

나는 이 같은 마음치료, 곧 하늘치료 작업을 지도하고, 환자는 실천하는 과정이 'ᄒ하늘병원에서 연중 실행되고 있다. 환자들은 집에 돌아가서도 병세가 물러갈 때까지 하늘치료를 지속하게 된다. 이렇게 되면 그들의 집 자체가 또한 '하늘병원이요, 치료병실이 된다.

• **자세를 바꿔준다**

진동요법을 반복하다 보면 이 기술이 체내에서 진화하지 못하고 정체된 것 같은 느낌이 들 때가 있다. 이런 경우 시시때때로 자세를 바꿔주며 시도하면 색다르고 육중한 진동이 유도돼 치유 효과가 배가될 수 있다.

습관적으로 바닥에 반듯하게 누운 자세로만 진동을 유도했다면, 옆으로 눕거나 베개를 턱에 괴고 엎드린 자세로 시도해보는 것도 권할 만하다. 이렇게 하면 진동 유도 과정에서 기혈이 색다른 방향으로 이동해 독특한 치유반응을 끌어낼 수 있다.

반듯하게 누운 자세에서도 변화를 도모할 수 있다. 즉, 한쪽 팔을 올리고 다른 팔은 내려놓거나, 양다리를 적당히 벌리거나, 허리춤에 키 낮은 베개를 괴거나, 몸 전체를 초승달처럼 둥글게 구부려놓고 작업하는 것이다. 오른쪽 가슴을 우상향(右上向)으로 내밀거나, 반대로 왼쪽 가슴을 좌상향(左上向)으로 내밀고 실친하는 등 변화를 도모하는 것도 좋다. 이 경우 진동 현상이 극대화하면서 기혈이 잘 닿지 못하던 곳까지 속속들이 도달해 치료 효과가 배가될 수 있다.

• **내 안의 '천연 약' 쓰임새 높이기**

우리 몸에는 다양한 영양소와 산소, 호르몬, 신경전달물질, 면역세포, 줄기세포, 자연살상세포, 적혈구, 백혈구, 혈소판, 전해질, 유익균, 글로불린, 좋은 콜레스테롤(HDL), 항산화물질, 효소, 글리코겐 등이 준비돼 있다.

이들은 주로 음식이 소화 흡수된 뒤 체내에서 자동으로 생성되는 것들로, 인체를 지켜주는 최고 치료 약이자 보약이다. 화학 약이나 한약 못지않게 성능 우수한 '천연 약'들로, 창조주가 언제든 사용할 수 있도록 육체에 장착시킨 '하늘 약'이라고도 할 수 있다

진동요법을 통해 진정성 있게 '이완'과 '몰입'에 들어가면, 대뇌 기능이 약화하고 우리 몸의 생명을 양육하는 원시뇌 기능이 활성화한다. 그 과정에서 진동, 중감, 온감 등의 현상이 일어나며 천연 약의 쓰임새가 극대화한다. 즉, 영양소와 산소가 원활히 공급돼 세포가 활력을 얻고, 체내 침범한 세균이 왕성한 백혈구 활동으로 힘을 잃는다. 유익한 호르몬과 신경전달물질들이 자동차의 윤활유처럼 전신에 적절히 이동해 수용되고, 줄기세포가 괴사한 조직의 재건축을 촉진한다. 이런 방식으로 천연 약의 사용을 고도화하면, 병원 수술이나 화학 합성 약의 효과를 훨씬 뛰어넘는 효능이 나타나곤 한다. 오랫동안 치료되지 않던 고질병이 다스려지기도 하고, 여러 가지 만성질환과 난치병이 한꺼번에 해결되기도 한다. 우리가 진동요법 실천에 관심을 가져야 하는 이유다.

- **새벽 시간대가 좋다**

사람들이 진동요법의 효과를 극대화하기 좋은 시간대는 새벽녘 잠에서 막 깨어났을 때이다. 그때는 전신이 아직 노곤하게 잠결에 취해 있기 마련이다. 따라서 전신 이완이 저절로 아주 잘 돼 있는 순간이기도 하다. 그때 진동을 유도하면 묵직하거나 힘센 치료반응이 쉽게 올라온다. 따라서 낮에 심신 이완이 잘되지 않고 몰입에 실패하는 사람은 이렇게 새벽 시간대

에 진동요법을 실천할 것을 권하고 있다.

• **중추신경을 특별히 다스린다**

　진동요법 실천 과정에서 특히 염두에 둬야 할 곳은 중추신경이다. 이는 뇌신경과 척추뼈를 따라 이어진 척수신경으로, 인체의 지휘부에 해당한다. 따라서 이곳을 잘 다스리는 일이 전반적인 건강 증진을 위해 매우 중요하다.

　중추신경계는 하부에 말초신경계를 거느리는데, 이를 통해 신체 안팎의 정보가 중추신경계에 전달되고 중추신경의 명령이 오장육부와 골격, 근육 등에 전해진다. 인간 활동의 최고 주체라 할 수 있는 80여 종의 신경전달물질들이 그 메신저 역할을 한다.

　중추신경에 묵직하거나 뜨뜻한 반응을 일으켜 운용하면 우선 그곳의 제반 문제점들이 다스려진다. 그런 치유반응을 말초신경들을 따라 확산하면 전신의 장기, 근육, 인대, 뼈, 관절 등의 무질서가 밀려나고 조화가 회복된다. 나는 이 같은 방법으로 환자의 신체가 신생을 거듭해 최적의 건강을 유지할 수 있도록 돕고 있다.

• **진동요법 완성본과 건강보검**

　초보자 상태에서는 진동요법으로 질병을 충분히 물리칠 수 없다. 전문가 지도로 이를 첫 경험 했더라도 추후 일정 기간 그의 지도를 받으며 실력을 향상시켜야 한다. 집에서도 수시로 진동을 유도하는 등 노력과 정성을 쏟아야 한다. 고수가 되기까지는 불가피하게 많은 시행착오를 거쳐야 한다. 비교적 차원 높은 진동요법의 경지에 올라설 때까지는 뜻밖의 심적

장애물을 넘고 미로(迷路)도 지나가야 한다.

 그런 과정을 디테일하게 설명하기란 인간의 언어로 한계가 있다. 질병을 극복하려는 강한 의지와 하늘을 감동시킬 만한 정성이 전제될 때 진동요법의 정상에 다다를 수 있고, 이 치료법의 완성본을 손에 잡을 수 있다.

 진동요법 완성본은 사람마다 다르다. 그 사람의 체질과 성격, 질병 상태 등에 따라 맞춤형으로 만들어진다. 살다가 다시 병이 생기면 각자가 이를 펼쳐 건강보검으로 활용하면 된다. 이 건강보검을 무기로 신체 병반 부위에 깊이 들어가 수술 이상의 강도로 치료할 수 있다.

 건강보검은 센 강도로 신체를 파고들어도 대체로 아프지 않고 기분이 좋다. 이렇게 치료하면 웬만한 질병들은 적절히 제어되고 신체가 조화와 활력을 회복한다. ❜하늘병원 치료를 받는 것이므로 비용이 한 푼도 들지 않는 이점도 있다. ❜하늘병원 치료는 인종이나 국가, 사회계급, 빈부, 이데올로기, 종교 등의 차이에 상관없이 만인에게 공평하게 적용된다.

• **외적진동과 내적진동**

 진동은 흔히 외적으로 표현되는 경향이다. 내적으로 묵직하게, 혹은 잔잔하거나 따스하게 일어나기도 하지만, 전신이 밖으로 부르르 떨리거나 팔다리가 흔들리는 등 주위 사람들이 확인하기 쉽게 나타나곤 한다.

 이런 외적진동은 그 치료 효과를 강화하기 위해 내적진동으로 변화시킬 필요가 있다. 즉, 외적진동이 시작됐을 때 이를 충분히 고양되게 놓아두었다가 일정 시점에 내적진동으로 방향 전환시킨다. '마음의 눈'을 몸 속 깊은 곳으로 향하게 하여 몰입하면 그런 방향 전환이 가능해진다. 가슴이나 복부 깊숙한 곳, 뇌 속, 척추, 사타구니 등으로 진동이 스며들 수 있다.

내적진동은 겉으로 아무 표현이 없어 주위 사람들이 진동을 실천하는 것을 알지 못한다. 그러나 몸속 여기저기가 욱신거리거나, 저릿저릿하거나, 꼼지락거리거나, 얼얼하게 마비되는 등 당사자는 분명한 변화를 느낀다. 이렇게 내적진동을 전격적으로 일으킬 때 치유 효과가 극대화된다.

• **골수진동과 세포진동**

진동을 골수 깊숙한 곳에서 일으키는 것도 신체 치료 효과를 배가하는 방법이다. 신체에서 일어난 이런저런 진동을 골수로 향하게 한다. 특히 외적진동을 척추뼈, 어깨뼈, 허벅지나 종아리뼈, 사진 관절 등으로 깊숙이 유도하면 골수가 자극돼 치료 효과가 높아진다. 골수는 혈액과 중간엽 줄기세포 등이 만들어지는 곳이어서 이를 자극함으로써 신체 활력과 재생 효과를 향상시킬 수 있다. 골수 깊은 곳에서 매우 기분 좋게 일어나는 반응은 진동요법의 완성본이 거의 다 만들어지고 건강보검이 제 역할을 하고 있음을 나타낸다.

세포진동은 전신진동으로 온몸의 60조 개 세포들이 일제히 **활력**을 얻을 때를 일컫는 반응이다. 마치 가물던 대지에 봄비가 내려 수목의 잎들이 일제히 환호작약하듯, 전신의 세포가 기지개를 켜는 것과 같다. 이때 당사자는 유열(愉悅)의 감정이 전신을 관통해 마치 천국에 이른 것 같은 기쁨을 누릴 수 있다. 진동요법이 정점에 달한 순간이다. 이런 상황에서는 모든 부조화가 해소되고 무질서가 바로잡혀, 질병들이 일소되고 건강이 성큼 다가선다.

# 인체 자동회복기능과 원시뇌

인체는 무언가가 잘못됐을 때 이를 정상 상태로 되돌려 놓으려 하는 자동회복기능을 지니고 있다. 이 기능은 태초에 인류가 탄생할 때부터 몸에 내장돼 있었던 것으로 보인다. 따라서 인간은 병이 나면 이 기능을 가동해 적절히 대처하면 된다.

이 자동회복기능을 담당하는 주요 신체 영역은 '원시뇌'이다. 원시뇌는 인체의 생명을 주관해 생명뇌로도 불린다. 이 뇌는 조화로운 우주와의 연결고리 역할을 한다.

대뇌와 척수를 연결하는 간뇌(시상 및 시상하부), 뇌간(중간뇌, 다리뇌, 숨뇌) 그리고 뇌하수체 등의 부위가 바로 원시뇌이다. 이는 수억 년 전 원시인류부터 현대인에 이르기까지 원초적 생명 현상을 주관하는 역할을 해왔다. 심신 이완을 충분히 해주면 이 부분이 부스스 깨어나 제 역할을 충분히 수행한다.

원시뇌는 인체의 갖가지 생명 현상, 즉 혈액 이동, 호르몬 및 신경전달물질 분비, 소화, 호흡, 체온 등 모든 것을 조절하는 역할을 한다. 본능대로 움직이는 건강의 파수꾼이다.

인간은 일상적으로 대뇌를 과도하게 사용하는 탓에 온갖 질병의 노예가 된다. 날마다 신경 쓰고, 논리적으로 사고하고, 스트레스 받는 등 부대끼는 생활을 계속하면 대뇌 기능이 지나치게 발달해 상대적으로 원시뇌의 입지가 위축된다. 이로 인해 조화로운 우주와의 연결고리 역할이 차단돼 우리 몸에 각종 중증질환과 난치병이 덮치게 된다.

그러므로 신체 활력과 건강 증진을 위해서는 원시뇌를 억압으로부터 해방시켜, 이 뇌가 제 기능을 충분히 하도록 배려해야 한다. 진동요법은 바로 이를 촉진하는 방법이다.

진동요법의 효과는 광범위하다. 스트레스 해소와 피로회복 등의 일반 효과 외에 혈행 개선, 호르몬 및 신경전달물질의 균형 달성, 염증 및 활성산소 배출, 통증 완화, 강직 및 경색 증상 해소, 석회화 및 골화(骨化) 증상 완화, 바른 체형 복구, 원인 불명 증상 개선 등의 효과를 가져온다. 이를 통해 질병들을 전격적으로, 그리고 총괄적으로 다스릴 수 있다. 또한 항노화 및 회춘 효과와 미용 증진 효과도 가져다준다.

### • 우주의 태(胎)로 회귀하는 징검다리

이 치료법이 절정에 달하면 당사자는 만물을 양생하는 우주 대자연의 태(胎) 속으로 아늑하게 들어가 따뜻한 양수에 몸을 푹 담근 것 같이 된다. 하늘의 약손이 내 영육에 깊이 들어와 구석구석을 어루만진다. 몸 안팎에 조화의 에너지가 넘쳐 환희심마저 느껴진다. 이런 방법으로 자율치료를 마친 사람들은 신체에서 현격한 치료 효과가 나타난 것을 깨닫고 입가로 미소를 빼어 물게 된다.

결국 진동요법이란 '자율치료'는 조화로운 우주 대자연 속에 조화롭지 못한 자신의 몸뚱이를 편입시켜 질병을 다스리고 잘못을 수정하는 것이다. 또 인체의 무질서를 바로잡고 모순을 완화하는 것이다. 이런 일을 수행하는 것은 자연이며, 나는 잘난 의식을 죽여 그 넉넉한 품에 평화롭고 안정적으로 들어가기만 하면 된다.

우주 대자연은 매우 질서정연하고 조화로운 세계이다. 무수한 별들이 쉭쉭 소리 내며 신비스럽고 질서 있게 운행하는 밤하늘만 봐도 이를 충분히 알 수 있다. 인간의 몸도 미세한 별 같은 우주의 작은 부분이다. 우리 몸에 병이 났다는 것은 육체가 질서 있는 우주의 운행으로부터 비켜났다는 것과 같다. 따라서 그 품으로 되돌아 들어가면 육체의 문제가 우주의 큰 조화 속에 융합돼, 모순이 시정되고 무질서가 바로잡힌다.

그러면 어떻게 이를 해낼 수 있는가. 그것은 나 자신을 철저히 내려놓고 하늘에 모든 것을 맡기는 자세를 취하면 된다. 이렇게 하면 우주와의 연결고리 역할을 하는 '원시뇌'의 기능이 향상돼 몸에서 진동, 중감, 온감 등의 치료반응들이 일어나고 이들 반응을 수단으로 삼아 치료 목적을 달성할 수 있다.

결국 진동요법은 내 안에 잠들어 불용화(不用化)된 기능을 일깨워 신체 자동치유 능력을 극대화함으로써 양한방의 물리화학적 치료법에 기대지 않고 자율적으로 질병을 물리칠 수 있게 하는 '제3의 치료법'이다. 이를 통해 단순한 방법으로 다양한 질병을 다스려 건강을 회복할 수 있다. 그런 능력이 모든 생명체의 심신에 내재해 있다.

## 진동요법이 '잘 되는 사람' vs '잘 안 되는 사람'

하늘병원 방문객들에게 진동요법을 가르치다 보면 잘 터득하는 사람이 있는가 하면, 반대로 제대로 실천하지 못하는 사람도 있음을 알 수 있다. 두 부류의 특징은 다음과 같다.

• 잘 되는 사람

1. 병세가 중한 사람

마음이 다급해 비교적 쉽게 터득한다. 병원들을 전전하다가 돈 잃고 병을 못 고쳐 심적 고통이 큰 사람일수록 빨리 이치를 알아차려 실천한다. 병세가 깊은 만큼 진동도 세게 다가서는 특징이 있다.

2. 신앙심 깊은 사람

기도를 깊이 하는 습관이 몸에 배어 있다. 기도는 진동요법 실천의 필수조건인 충분한 신체 이완과 상통하는 측면이 있다. 간절히 기도하는 마음으로 창조주의 품에 깊이 들어가면 진동이 유도되기 쉽다.

3. 명상에 익숙한 사람

일상적으로 명상을 잘 실천하는 이들이 진동요법을 잘 달성한다. 진동요법과 명상은 본질적으로 상관관계가 높다.

4. 겸손하고 순수한 사람

자신을 낮추고 한없이 겸허한 사람에게 진동이 잘 발현된다. 맑은 물에 물감이 선명하게 번지듯 영혼이 순수하고 안팎이 명철(明徹)한 이에게 진동이 잘 올라온다. 자신을 내려놓고 또 내려놓는 노력을 하다 보면 그 너머에서 진동이 기지개를 켠다.

### 5. 성정이 바른 사람

타고난 본성이 단정하고 차분하며 안정감 있어 밖으로 잘 나대지 않는 사람이 이 건강법을 쉽게 터득하는 경향이다.

### 6. 내면으로 몰입할 줄 아는 사람

몰입은 진동을 유도하는 데 가장 중요한 조건이다. 깊이 몰입할수록 진동은 점점 더 강하게 올라온다.

### 7. 전신이완을 잘 달성하는 사람

신체 이완에 능숙하면 진동 유도가 그다지 어렵지 않다. 마음이 몸을 붙들지 않고 놓아버리는 훈련이 잘된 사람에게 이 건강법이 잘 듣는다.

### 8. 이 건강법을 배우려는 열망이 있는 사람

이 건강법이야말로 좋은 건강법이란 판단 아래 전문가를 찾아가 배우려는 열의가 있는 사람이 쉽게 체득한다. 마음을 열고 긍정적인 자세로 다가가야 하며, 열망이 있어야 한다. 그런 이에게 진동의 물결이 기세 좋게 일어난다.

• 잘 안 되는 사람

### 1. 건강한 사람

진동은 부조화와 무질서가 조화와 질서로 전환되는 과정에서 나타나는 에너지 현상이다. 건강한 이는 신체가 조화롭고 오장육부와 사지, 관절 등이 질서 있게 기능한다. 따라서 진동을 유도하면 전혀 나타나지 않거나, 아주 가녀리고 부드럽게 다가온다.

### 2. 신앙심이 없는 사람

신앙심이 없거나 부족한 이들은 기도하는 습관이 배어 있지 못해 진동요법 실천이 쉽지 않다. 신앙심이 없다면 내면을 관조하는 자세와 습관이라도 지녀야 한다.

### 3. 영특하고 교만한 사람

제 머리가 제일 좋다는 생각으로 교만과 아집에 빠져 지내면 상대방을 무시하기 쉽다. 세상살이를 이렇게 하면 자신에게 철학적 덫을 놓는 격이다. 헛똑똑이에게는 최고 건강으로 안내하는 진실의 문이 열리지 않는다.

### 4. 고정관념이 강한 사람

자신이 기존에 갖고 있던 건강정보와 건강법이 최선이란 생각으로 무장한 사람은 진동요법을 잘 받아들이지 못한다. 고정관념이 철벽이 돼 앞으로 나아가지 못한다.

### 5. 지나치게 현실적인 사람

일상적으로 너무 바쁜 사람, 항상 현실 걱정을 내려놓지 못하는 사람, 대뇌가 과도하게 항진돼 늘 세상사에 지나치게 관여하는 사람 등은 조용히 내면을 관조할 줄 몰라 진동을 일으키지 못한다.

### 6. 물질적인 사람

세상사를 물질의 잣대로만 재단하는 사람, 마음이 육체에 크게 작용한다는 사실을 잘 받아들이지 못하는 사람 등도 이 건강법의 실천이 어렵다.

### 7. 병원치료에 경도된 사람

질병은 병원에서 의학적 처치를 받거나 약을 먹어야만 낫는다는 생각에 갇힌 사람은 진동요법을 실천하기 어렵다. 그런 고정관념에서 벗어나야 한다.

### 8. 타고난 밑바탕이 약한 사람

아무리 설명해도 이해하지 못하고 공회전하는 사람, 가르치는 이의 말을 생소한 외국어처럼 잘 알아듣지 못하는 이는 근본 바탕이 없거나 약해 이 건강법을 배우는 데 한계가 있다.

근본 바탕이 약한 사람이 진동요법을 배우고자 하면 각고의 노력을 배가해야 한다. 근기(根機)가 부족해도 병이 중해 마음이 다급할 때 정성을 크게 들이면 하늘이 도울 수 있다.

진동요법이 잘 실천되지 않는 이들은 자신의 부족한 점이 무엇인지 자성하는 일이 선행돼야 한다. 거만하거나 교만한 사람은 겸손해져야 하며, 너무 현실적이고 물질적인 사람은 믿음이 깊고 내면으로 몰입할 줄 아는 상태로 거듭나야 한다. 지상의 병원치료가 최고라고만 여기는 사람은 그런 고정관념의 각질을 깨고 나와야 한다.

그동안 나는 '하늘병원 진료실을 찾아온 전국의 환자들을 상대로 하늘치료인 진동요법을 전수하면서 많은 우여곡절과 어려움을 겪었다. 한 사람에게 이 치료법을 이해시켜 치료를 달성케 하는 데 수년이 걸린 사례가 있는가 하면, 아무리 가르쳐도 따라오지 못해 환자와 함께 좌절한 경험들도 있다. 제 몸에 대해 가르치는 선생만큼의 정성도 기울이지 못하고 방황하던 사람, 내면에서 스스로 변혁을 일으키는 대신 의지가 약해 자꾸만 타인에게 기대려 한 사람 등 각양각색의 환자들이 나를 힘들게 했다.

그러나 보람과 자부심도 상당히 느낀다. 나를 찾아와 상담한 당일 이 치료법을 전격적으로 터득한 이들도 그 숫자가 적지 않다. 물론 한 번의 실천으로 진동요법의 고수가 되기는 불가능하다. 그들은 후에도 여러 차례 나의 지도를 받아 점점 더 높은 기술을 연마해야 한다. 집에서도 일정 기간 여러 가지 시행착오를 거치며 노력하게 된다. 그렇게 하여 원숙한 경지에 도달한 이들이 적지 않다.

개중에는 내게서 배운 방법으로 건강을 회복하고 전문가가 돼 남을 열심히 가르치는 이들도 상당수에 이른다. 국내는 물론 해외로도 나가 종교 전도하듯이 건강법을 전파하고 있다. 그들이 나를 기쁘게 하고, 한없는 행복감에 잠기게 한다.

## 환자 마음가짐과 지도자의 지도요령

'하늘병원 치료가 효과를 제대로 나타내게 하기란 쉬운 일이 아니다. 막상 진동요법을 체험하고 나면 그것이 '콜럼버스의 달걀'처럼 단순한 방법임을 알게 되지만, 처음 입문하는 이들은 종종 헛물을 켠다. 물질적, 타율적 치료에 경도돼 있어 마음의 작용으로 해내는 자율치료의 세계로 건너가기가 어렵다. 그러므로 목표를 효율적으로 달성하기 위해 환자와 진동요법 지도자는 다음과 같은 방식으로 대처할 것을 권하고자 한다.

• 환자 마음가짐

1. 환자는 지도자의 역량을 신뢰하고 그에게 열린 마음으로 다가가야 한다.
2. 환자가 가져야 할 제1의 마음가짐은 겸손이다. 심령이 가난하지 않고 교만하거나 자만심이 지나친 사람은 결코 '하늘병원 치료법을 만날 수 없다.
3. 이번 기회에 조물주가 시행하는 내 안의 물리치료 프로그램을 확실히 가동해보겠다는 의지를 다져야 한다.
4. '하늘병원 치료법을 접하면 질병을 고칠 수 있다는 강한 자기 확신을 지녀야 한다.

이는 '강화 사이클(reinforcing cycle)' 이론처럼 '전문가를 만나면 좋은 결과가 있을 것'이라는 자기충족적 기대와 희망을 품고, 이런 기대감이 결국 긍정적 효과를 낳는 토대가 되는 것과 같은 이치이다.

• 지도자의 지도요령

1. 인체 질병에 관한 기초지식을 두루 갖춘다.

2. 환자가 믿고 치료를 맡길 수 있을 정도로 SNS나 저서 등을 통해 능력을 홍보한다.

3. '하늘병원 치유 공간의 분위기를 최대한 아늑하고 편안하게 조성한다.

4. 환자를 안심시키기 위해 한동안 편안한 내용의 대화를 주고받는다.

5. 문진(問診)을 통해 환자에게 어떤 질병이 있으며, 병세가 어떠한지를 자세히 살핀다.

6. 시진(視診)과 촉진(觸診) 그리고 오지건강법(五指健康法) 등을 통해 환자의 신체 균형 여부와 타고난 오장육부의 상태를 파악한다.

7. '치료목표 부위'를 설정한다. 이는 5와 6의 방법으로 질병 부위를 파악하고 그와 유기적으로 연계된 중추신경 등을 찾아 이들을 뭉뚱그려 연계하는 방법으로 확보한다.

8. 환자에게 '이완과 몰입' 요령을 지도한다.

- 이를 위해 평평한 바닥에 편안하게 눕게 한다.

- 척추를 쭉 뻗고, 어깨·목·사지 등의 관절을 풀어주며, 경우에 따라 양팔을 만세 자세로 올려 등판이 시원하게 스트레칭 되도록 한다.

- 신체 이완 방법을 자세히 지도해, 환자가 이완의 고갯마루를 충분히 넘어가도록 돕는다.

- 마음으로 '치료목표 부위'를 하늘에 충분히 드러내 보이도록 환자를 지도한다.

- 종교가 무엇인지 물어, 그의 종교적 믿음을 바탕으로 '몰입'에 들어갈 것을 주문한다. 기독교인에게는 주기도문의 내용, 천주교인에게는 천주경과 치유의 능력 지닌 라파엘 천사 이미지, 불교도에게는 역시 치유에

도움 되는 약사여래부처의 손길 등을 받아들일 것을 요청한다. 종교가 없는 사람에게는 '하늘의 좋은 기운'을 간절한 마음으로, 진정성 있게 받아들일 것을 주문한다.

9. 환자에게서 진동, 중감, 온감 등의 치유반응이 일어날 때까지 그의 주위를 맴돌며 독려한다. 경우에 따라 한두 시간씩 인내심을 갖고 기다린다. 치유반응이 팔다리에 머물면 그것이 몸통을 관통해 전신으로 뻗어 나가도록 이런저런 격려의 말을 낮은 어조로 보태 준다.

10. 때로는 진동요법에 숙달된 조교를 투입해 환자 앞에 실천방법을 생동감 있게 보여줌으로써 감동을 끌어내는 것도 진동요법 실천을 담보하는 요령이다.


다음 〈제3장〉과 〈제4장〉의 사례들 역시 〈제1장〉에 이어 '하늘병원 치료로 건강을 획기적으로 증진한 이들의 이야기이다. 〈제3장〉은 필자를 찾아와 효과 본 이들에 관한 치병 기록이고, 〈제4장〉은 필자의 '하늘병원이 아닌, 다른 '하늘병원을 통해 건강을 회복한 이들에 관한 내용이다.

주지하다시피 '하늘병원은 일반인들이 잘 모르는 곳에서 비가시적 형태로 기능한다. 그러므로 독자 여러분의 이해 폭을 넓히기 위해 〈제4장〉의 사례들도 별도로 취재해 책에 담았다. 부디 독자 여러분이 〈제1장〉, 〈제3장〉 및 〈제4장〉을 잇따라 읽어 내어 그 흥미진진한 내용 속에서 '하늘병원에 대한 이해도를 높이고, 자신의 건강을 획기적으로 증진하는 계기로 삼을 수 있게 되기를 소망한다.

※ **오지건강법**

오지건강법은 다섯 손가락의 형태로 그 사람의 건강 상태를 감별하는 방법이다. 엄지는 간과 쓸개, 검지는 심장과 소장, 중지는 비장과 위장, 약지는 폐와 대장, 그리고 새끼손가락은 신장 및 방광과 관련 있다.

오장육부가 건강한 사람은 이 다섯 손가락이 모두 반듯하게 뻗어 있고, 예쁘며 힘 있어 보인다. 그러나 손가락이 한쪽으로 휘어져 있거나, 마디마디가 가늘어 약해 보이는 사람은 관련 장기의 건강에 문제가 드러나기 쉽다.

• **엄지**의 첫째와 둘째 마디 부위가 초승달 형태로 다소 굽은 경우 간이나 쓸개에 병변이 있을 수 있다. 종종 간경화나 간염, 담낭용종, 담석증 등의 원인이 된다.

• **검지**의 첫째와 둘째 마디가 왼쪽이나 오른쪽으로 휘었을 경우 심뇌혈관질환 가능성이 있다. 이런 사람은 심근경색증이나 협심증, 고혈압, 심장판막증, 뇌경색 등에 시달릴 수 있다.

• **중지**의 첫째와 둘째 마디가 가늘거나 휜 사람은 당뇨병이나 소화기질환의 덫에 걸리기 쉽다. 이 손가락이 전체적으로 삐뚤빼뚤해도 소화기질환으로 고생할 수 있다.

• **약지**의 첫째와 둘째 마디가 가늘거나 굽은 경우 폐나 기관지 등 호흡

기 질환에 노출되기 쉽다. 폐결절, 천식, 비염, 기관지확장증 등이 이런 약지 모양과 상당 부분 관련 있다. 약지가 전체적으로 연약하면 대장 기능이 취약할 수 있다.

• **새끼손가락**이 비뚤어진 상태이면 사구체신염, 신우신염, 방광염 등 신장, 방광 관련 질환의 덫에 걸릴 수 있다. 나아가 신장의 하부기관인 요도, 전립샘, 음경, 고환, 질 등에서도 병변이 드러나게 된다.

손가락이 반듯하지 못하고 어긋난 각도를 보이면 그와 관련된 장기의 기 흐름이 정상적으로 이뤄지지 않는다. 선천적으로 그런 한계를 지니고 태어나 관련 장기에서 병변이 생기는 것이다. 이렇게 손가락 상태만으로도 장기를 지배하는 유전자의 건강성을 대체로 확인할 수 있다.

손가락 방향이 반듯하지 않다고 해서 100% 관련 장기에 문제가 초래되는 것은 아니다. 운동이나 섭생 등을 통해 장기를 잘 관리하는 이들은 한평생 별 탈 없이 지낼 수도 있다. 하지만 손가락 모양이 왜곡되면 그렇게 왜곡된 만큼 관련 장기의 기능도 엇나가고, 그에 따라 크고 작은 질환에 시달리는 경향만큼은 분명히 있다.

오지건강법은 사람들에게 많이 알려지지 않은 건강법이다. 서울약령시의 숨은 명의들이 이 건강법으로 환자들의 건강을 진단하고 병 치료 근거로 활용한다.

# 【제3장】 치료 혁명 2 :
# 마음 의술(醫術)의 기적

사례11 - 암흑 터널에서 백색 세상으로
### 난치병 집합소 탈출기

사례12 - 의학의 이정표를 새로 세우다
### 지동설 같은 '제3 치료법'으로 난치병 퇴치

사례13 - 자율치료의 위대한 힘
### 척추관협착증 수술 않고 고치다

사례14 - 진동요법으로 체력 다진 오누이
### 동맥경화증 & 위암 다스리다

사례15 - 생명의 동아줄 잡다
### 몸에 반전 일으켜 만성질환 뒤집기

사례16 - 마음 가난한 사람에게 찾아온 복
### 전신진동 생활화해 신체 조화 회복

사례17 - 자가 안수기도 실천가
### 허리통증 & 만성기관지염 다스린 축복

사례18 - 부활의 노래
### 공황장애 & 섬유근육통 감옥 벗어나다

사례19 - 슈퍼맨이 된 사나이
### 전면적 신체 조정으로 최적 건강 달성

사례20 - 요양원 자매의 생존법
### 복합 질환 성공적으로 다스리다

사례21 - 자연특별시의 원초적 치료
### 강직성척추염 쇠사슬 풀리다

사례22 - 천하 잃었지만 건강 얻었다
### 오십견 & 만성요통 & 퇴행성무릎관절염 완화

사례23 - 백세 인생
### 역류성식도염 & 어깨질환 & 하지방사통 완화

사례24 - 두 길 마라톤 즐기는 건각(健脚)
### '마음 길'도 완주해 만성호흡기질환 해결

## 사례11 – 암흑 터널에서 백색 세상으로
# 난치병 집합소 탈출기

• **필자(67세)** : 심근경색증, 심부전, 중증천식, 기관지확장증, 폐결절, 만성비염, 뇌전증, 경도인지장애, 석회화건염, 오십견, 경추추간판탈출증, 섬유근육통, 강직인간증후군, 사구체신염, 발기부전, 전립샘비대증, 베체트병, 피부기묘증, 하지 편측마비, 무릎·발목관절염

필자는 매우 허약한 체질을 갖고 태어났다. 선천적으로 간담(肝膽)과 심장, 폐, 신장과 방광 등이 약하다. 소화기관은 전반적으로 튼튼한데, 나머지는 대체로 기능이 떨어진다. 타고난 장기의 상태를 나타내는 오행(五行)과 오지(五指) 건강법을 통해 이를 유추할 수 있다.

우선 간담의 기능은 거의 바닥 수준이다. 간의 주요 임무는 해독기능이다. 그런데 사정이 이러니 몸안에 염증이 많이 쌓인다. 심장 기능은 보통 사람의 절반 이하다. 그래서 대중 앞에 담대하게 행동하지 못하고, 혈액 순환이 원활치 않은 문제점이 있다. 폐는 담배도 피우지 않는데 종합적으로 부실해 50대 초반까지 가래, 기침을 달고 살았다. 신장 기능 역시 허약해 젊을 때부터 선천지기(先天之氣)가 바닥났고, 역동적이어야 할 삶이 많이 꺾였다.

이런 타고난 한계는 어릴 적 걸린 치명적인 병과 만나 신체 건강을 나락

으로 떨어지게 하는 원인이 됐다. 기억에도 없지만, 3살 무렵 일이라고 어머니에게 들었다. 폴리오(polio) 바이러스가 침범해 몸이 40도 이상 고열에 시달렸고, 사지가 마비됐다. 다행히 대학병원의 응급조치 덕분에 목숨을 건졌지만, 내게는 왼쪽 다리 일부가 영구 마비되는 장애가 남았다.

하지 편측마비는 그 자체의 장애에만 그치지 않았다. 마치 평화롭던 지구에 거대한 운석이 떨어져 동식물이 큰 피해를 보듯 인생 전반에 부정적 영향을 끼쳤다. 먼저 불편한 다리는 신체 균형 상실의 원인이 돼, 성장 과정에서 좌우 비대칭과 척추 불균형을 초래했다. 왼쪽 다리의 부진한 성장 발육이, 골격과 근육을 중심으로 신체 왼편의 전반적인 부실화를 초래한 꼴이다.

이렇게 운석 하나가 인생을 기울게 하면서 허약한 장기 기능을 더욱 어려운 지경으로 내몰았다. 신체 불균형으로 인한 지속적 스트레스가 장기를 점점 더 깊은 감옥으로 몰아넣은 형국이다. 즉, 집적된 스트레스로 간이 제 기능을 더욱 상실했고, 전신에 염증이 쌓여 신체 경직과 만성 통증의 원인이 되었다. 섬유근육통과 강직인간증후군이란 난치병이 나를 괴롭힌 기전이다. 스트레스는 신근경새증과 심부전의 원인이 돼 나를 저승 문턱까지 내몬 원인이 됐다. 또 호흡기에 부정적 영향을 미쳐 폐결절, 기관지천식, 비염 등을 초래했고 폐의 가래가 위로 올라가 오십견과 석회화건염의 원인이 되기도 했다. 이밖에 뇌전증, 경도인지장애, 신장결석, 요로결석, 베체트병 그리고 전립샘비대증 등이 유발되는 고통이 이어졌다.

그동안 내 몸을 거쳐 간 난치병과 중증질환은 무려 35가지에 이른다. 이 몸은 그야말로 난치병 집합소였다. 이들 질병이 모두 스트레스 때문만은 아니었을 테고, 식사나 운동 부족 등 다른 데서도 원인을 찾을 수 있을 것이다. 그러나 분명한 것은 타고난 유전적 열세와 신체 균형 상실로 인한 스트레스가 주원인이었음을 부인할 수 없다.

난치병은 현대의학으로 고치기 어려워 그런 명칭이 붙었다. 그런 난치병과 중증질환을 35가지나 앓았다면 그를 살아 있는 인간이라 할 수 있겠는가. 만일 다른 누군가가 나와 같은 처지였다면 그는 진작 저승으로 건너갔을 것이다. 35가지는커녕 10여 가지만 앓아도 버티기 힘들다. 물론 나도 고통스럽게 이어지는 투병 과정에서 죽음의 문턱까지 여러 차례 떠밀려 갔다가 돌아왔다. 지금은 질병들을 거의 극복하고 신체를 전반적으로 스마트하게 다스리고 있지만, 고통으로 점철된 지난 인생길을 돌아보면 몸서리가 난다.

나의 치병 성공 사례는 지구촌에서 과거 역사에 없었고, 오늘날에도 잘 들어보지 못한 것일 게다. 내가 아는 의대 교수, 약사, 한의사들도 이 말에 동의한다. 그러면서 그들은 내가 일궈낸 결과에 한결같이 놀란다. 또 내가 현대의학으로 못 고치는 난치병 환자들을 완치시키는 능력에 한 번 더 놀란다. 무엇이 이런 결과를 도출하게 하는가.

그것은 이 책의 전편에 걸쳐 소개된 사례들에서도 알 수 있듯 '하늘병원 치료법'을 따르기 때문이다. 다시 말해 진동요법, 혹은 자율치료법을 일상적으로 실천하기 때문이다. 태초에 창조주가 인간을 설계할 때 병이 나면 스스로 고칠 수 있는 능력을 고도의 소프트웨어 형태로 몸안에 넣어주셨다. 대부분의 질병은 이 프로그램만 적절히 가동하면 고칠 수 있다. 병원에 갈 것도 없이, 집안이나 어떤 편안한 장소에서 이를 실천하면 된다.

이것은 필자가 독창적으로 알아낸 방법도 아니다. 예부터 동서양에서 명의들이 알고 실천했다. 이 방법을 잘 연마하면 몸안에서 치유 에너지가 올라온다. 찌릿찌릿하거나 뻐근하거거나 욱신거리는 느낌이다. 뜨겁기도 하고, 팽창하는 듯하며, 시원하기도 하고, 때로는 마취된 듯 얼얼하기도 하다. 또 부르르 떨리는 등 다양한 진동 현상으로 올라오기도 한다.

옛 의서에서는 이를 가리켜 '기(氣)를 얻었다(得氣)'라고 하고 '산창중마(痠脹重痲)'라 표현하기도 했다. 산창중마란 '저릿저릿하거나 부풀어 오르고, 묵직하거나 얼얼하다'란 뜻이다. 몸안에서 이런 느낌을 충분히 길어 올려 그 힘으로 병을 물리칠 수 있다. 나는 이들 치유반응을 간편하게 진동, 중감, 온감 등으로 요약했다. 깊은 '이완'과 '몰입'을 통해 자율적으로 올라오는 이들 치유반응으로 몸을 치유하노라면 굉장한 쾌감과 희열이 함께하기도 한다.

중국의 한의서 『황제내경』에서는 이를 '신명나는 에너지'라 기록하고 '득신자창(得神者昌)'이라 해, '병자에게 신명나는 에너지가 올라오면 살 수 있다'고 강조하고 있다. 내가 하는 작업도 이렇게 신명나는 치유 에너지를 길어 올리는 것이다.

나는 과거에 질병으로 양·한방병원을 무수히 들락거렸고, 약도 많이 먹었다. 몸에 좋다는 음식과 건강식품들을 찾아다녔고, 운동도 게을리하지 않았다. 심지어 침술과 쑥뜸기술을 배워 몸에 적용했고, 산천으로 좋은 약초를 캐러 다니며 채취한 약초로 몸을 돌보는 데 정성 들였다. 서양 약초인 허브와 스파이스에 대해 연구했으며, 에센셜 오일을 흡입하거나 몸에 발라 병을 치료하는 아로마테라피를 실천하기도 했다. 이런 물질적 치료 방법들은 난치병 완화에 어느 정도 도움 됐지만, 결정적으로 치료하는 데는 한계를 보였다.

그러던 어느 날 우연한 기회에 '물질적 치료'가 아닌 '마음의 작용'으로 질병을 퇴치할 수 있다는 사실을 알게 되었다. 처음에는 '마음이 물질적 방법보다 위대한 치료 효과를 가져올 수 있다'는 데 대해 동의하기 어려웠지만, 꾸준한 시도를 통해 치유반응을 일으켜 운용하는 데 성공하면서 마음치유의 세계에 흠씬 빠져들었다. 나는 마침내 마음치유로 35가지 질병을 대부분 다스리는 기적 같은 결과를 이끌어냈다. 그리고 스스로 이 같은 기술을 '진동요법'과 '자율치료법'으로 정리했으며, 이를 환자들에게 전수해 탁월한 효과를 올리고 있다.

그동안 필자가 스스로 신체에 실천해 뚜렷한 효과를 얻은 난치병 퇴치 사례들을 몇 가지 소개하면 다음과 같다.

### ▲심근경색증과 심부전

어느 날, 폭풍처럼 몰아닥친 심근경색증과 그로 인한 심부전으로 저승 입구까지 떠밀려 갔다. 대학병원에서 응급수술을 받아 간신히 위기를 넘겼지만, 그 뒤부터가 문제였다. 바닥으로 떨어진 심장 기능을 끌어올리기가 현대의학으로는 거의 불가능했기 때문이다.

주치의는 수술을 받아도 심장 기능이 제대로 올라오기 힘들다고 했다. 하기야 심장근육 세포 괴사로 경색된 심장을 정상화하기가 쉬운 일이겠는가. 심장 정상화를 위해서는 괴사한 심장근육 세포를 상당 부분 살려내야 하는데, 현대의학으로는 마땅한 방법이 없다.

심근경색은 오랫동안 심장이 허혈(虛血), 곧 피가 잘 통하지 않는 상태가 지속될 때 발생한다. 관상동맥의 폐색 등으로 피가 잘 공급되지 않으면 피를 먹이로 활력을 얻는 심장세포가 죽어 나갈 수밖에 없다. 세포들이 많이 괴사하면 심장이 경색되고, 경색이 심화하면 심정지로 사망하게 된다.

신기한 일이지만 진동요법으로는 경색을 완화해 심장 기능을 업그레이드할 수 있다. 줄기세포를 심장 쪽으로 정성껏 이동시켜 심장근육 세포로 자리잡게 하면 된다. 체내 성체 줄기세포는 원시세포로서 인체의 근육, 인대, 힘줄, 신경, 혈관, 뼈 등의 죽은 세포를 대체해 새로운 세포로 자리잡을 수 있는 원시세포다. 줄기세포는 심장 외막과 하복부, 통뼈 내부 등에 많이 존재한다. 이 가운데 중간엽줄기세포가 심장 재건에 중요한 역할을 한다.

전신진동을 유도해 온몸이 한의서의 표현 그대로 '산창중마' 상태가 되게 한다. 그런 다음 심장과 그 주변부 곧 경추, 흉추, 뒷덜미, 왼쪽 어깻죽지 깊은 곳, 왼쪽 어깨, 왼쪽 갈비뼈 안쪽 등의 부위에 주의집중 한다. 이들 부위를 뭉뚱그려 목표부위로 설정하고 그 부위에 정성 들여 부분진동을 유도한다. 일정 시간이 흐르면 심장에 혈액이 묵직하게 밀려드는 것을 느낄 수 있다. 점점 더 몰입하면 혈액이 점점 더 세게 밀려든다. 옥시토신 등의 주요 호르몬이 혈액 이동을 촉진하는 것으로 보인다.

이때 혈액을 따라 중간엽줄기세포가 심장으로 밀려든다. 중간엽줄기세포는 괴사한 심장근육 세포를 시나브로 대체해 새로운 세포로 자리잡는다. 또 손상된 관상동맥과 미세혈관, 신경 등의 세포로도 분화해 심근경색증 재발을 막는 등 심장 기능을 전반적으로 향상시킨다.

나는 이같은 방법으로 죽어가던 심장을 상당 부분 살려내고 정상적인 생활을 영위할 수 있게 됐다. 물리, 화학적 방법에 경도된 의사들은 이해하지 못하겠지만, '하늘병원 치료법으로는 별반 어려운 일이 아니다.

### ▲중증천식, 기관지확장증, 폐결절, 비염

천식과 기관지확장증, 비염 등은 대표적인 호흡기질환이다. 여기에 더해 지름 1cm가 넘는 폐결절까지 생겨났으니 가히 폐가 초토화됐다고 봐도 무리가 아니었다. 특히 오른쪽 폐가 심하게 말썽을 부렸다. 양친이 폐병으로 시달리다 폐암으로 돌아가신 점으로 미뤄볼 때, 선천적으로 물려받은 유전자가 원인인 것으로 짐작됐다.

나는 오른쪽 견갑골 깊은 부위에서 항상 불편감을 느꼈다. 이곳은 폐로 연결되는 경혈이 자리한 곳이다. 또 호흡기를 주관하는 중추신경의 흉추 부위에 야구공만 한 얼음덩이가 박혀 있는 듯한 느낌도 들었다. 그래서 여름에도 흉추 부위에 옷을 돌돌 말아 넣거나 이불로 감싸고 잠을 자는 버릇이 있었다.

그렇다 보니 평생에 걸쳐 호흡기에서 부정적인 현상이 일어났다. 가래가 끓어 올라 깊은 기침과 천명음이 유발됐고, 심각한 비염으로 수면 중 콧물이 줄줄 흘러내리기도 했다. 기관지확장증으로 숨이 막혀 위기에 빠진 일도 여러 차례. 특히 가래는 마치 폐부 깊은 곳에 어떤 원천이라도 있는 듯 누렇거나 거뭇거뭇한 빛깔로 올라와 나를 당황하게 했다. 폐암 유전자가 '뱀'처럼 똬리를 틀고 앉아 고개를 쳐들곤 하는 것으로 생각됐다.

진동요법 실천에 익숙해지니 흉추 얼음덩이 부위와 가래의 원천 자리에 묵직하며 뜨끈뜨끈한 기운이 올라왔다. 어떤 날은 흉추와 양쪽 폐에 뜨거운 기운이 빵빵하게 올라오기도 했다. 이런 작업을 반복하자 썩은 가래가 꾸역꾸역 올라왔다. 가래는 특히 오른쪽 폐에서 많은 양이 올라왔다. 이런 생활을 지속하자 흉추의 얼음덩이가 사라졌는지 흉추에서 냉기도 느껴지지 않았다. 지독하게 올라오던 천명음과 기침, 가래가 거의 멎었고, 콧물도 사라졌다. 마침내 '뱀'이 내 손아귀에 잡힌 것을 알 수 있었다.

이렇게 해서 호흡기와 관련한 여러 가지 부정적 증상들을 근본적으로 다스릴 수 있었다.

### ▲석회화건염, 오십견, 경추추간판탈출증

석회화건염 병반은 엑스레이 촬영 결과 오른쪽 어깨와 팔이 만나는 회전근개 부위에서 왕밤만 한 덩어리 형태로 발견됐다. 가장자리가 뾰족하게 돌출해 통증을 초래했다. 폐에서 지속적으로 올라온 염증이 그곳에 축적돼 악화하며 석회처럼 변질됐고, 날이 갈수록 커져 큰 덩어리를 형성한 것으로 유추됐다.

오십견은 어깨를 감돌던 염증이나 신체 불균형으로 인한 자세 불량 등이 원인이었던 것으로 보인다. 경추추간판탈출증은 경추 뼈와 뼈 사이의 물렁뼈인 디스크가 노화되고 돌출해 신경을 압박하면서 통증을 일으켜 알게 됐다.

이들 질병은 원인과 증상이 서로 다르지만, 진동요법의 대처방법은 대동소이하다. 이들은 인생살이 과정에서 서로 시차를 두고 발생했지만, 그때마다 비슷한 방법으로 잘 대처해 만족스러운 결과를 얻을 수 있었다.

석회화건염은 오른쪽 폐 속과 어깨, 팔, 그리고 경추 부위를 보쌈하듯 싸잡아 진동을 거는 생활을 여러 달 반복했다. 팔을 90도, 120도, 150도, 180도 각도로 점점 올려 어깻죽지를 벌리고, 그 사이사이로 치유반응을 일으키자, 찌릿찌릿한 느낌과 더불어 상처가 치유되는 듯한 유쾌한 느낌이 올라왔다. 어느 때는 팔을 무려 360도 각도로 비틀어 놓고 작업해 치유 에너지가 환부에 깊이 스며들도록 했다. 이 같은 생활을 몇 달간 지속하자 왕밤만 하던 덩어리가 완전 자취를 감췄고 통증도 사라졌다. 엑스레이 영상을 들여다본 정형외과 의사가 의아해했음은 물론이다. 오십견도 비슷한 방식으로 통증을 몰아내는 데 성공했다.

경추추간판탈출증은 경추 부위를 묵직하게 잡아준 것이 치료의 결정타가 되었다. 이 방법은 튀어나온 디스크가 우두둑 소리 내며 제자리로 들어가게 하는 위력도 발휘했다. 덕분에 눌려 있던 신경이 압박에서 벗어나 통증이 감소했다. 치유 에너지를 계속 묵직하게 길어 올려 경추 주변부에 부여하는 방법으로, 손상된 신경과 디스크를 다스려 문제를 원천적으로 해소할 수 있었다.

### ▲뇌전증, 경도인지장애

언젠가 심한 구역질과 현기증이 겹쳐 일어나 의식을 잃고 쓰러졌다. 주위 사람들에게 들은 바에 의하면 당시 나는 전신이 뻣뻣하게 굳어지면서 고개와 눈동자가 돌아갔고, 얼굴색이 파래졌다고 한다. 대학병원에서 검진받은 결과, 전신 발작성 뇌전증으로 밝혀졌다.

뇌전증은 '간질'로 불리는 난치병으로 뇌신경 체계에 교란이 일어나 신체가 발작을 일으키는 질환이다. 주로 유전이 원인이지만, 뇌 손상 병력으로 발생하기도 한다. 나는 조상이나 주위 친인척 중에 누군가 간질을 앓았다는 얘기를 들은 적 없다. 그렇다면 내 경우 각고의 인생살이로 인해 중첩된 스트레스가 뇌 병변을 일으켜 사태를 촉발한 것으로 짐작됐다.

전신발작 이후 의사의 권유에도 불구하고 약을 먹지 않았고, 심신을 안정시키는 생활에 주력했다. 다행히 그 후 다시 전신발작이 나타나진 않았지만, 어지럼증과 구역질 등 부분적 증상이 따라다녔다. 길을 가다가 부분발작이 일어나면 나무줄기나 담벼락을 붙잡고 숨을 고르는 등 불안하게 버텼다. 남모르는 고통이 젊은 시절 내내 나를 불행에 빠뜨렸다.

그렇게 오랜 세월 어둠 속에 방황하던 나는, 쉰 살을 전후해 진동요법을 터득하면서 불행에서 벗어날 수 있었다. 진동요법을 뇌에 적용하니 뇌근육이 꼼지락거리기도 하고, 찌릿찌릿한 자극이 일어나기도 한다. 백회를 통해 시원한 느낌이 들어오기도 한다. 이런 방법으로 무질서하게 흐트러져 있던 뇌신경 세포들을 정상화해 병마를 떨칠 수 있었다.

나는 또 나이 들며 기억력을 담당하는 해마신경이 서서히 사멸하는 것을 느꼈다. 직장 생활할 때 직원들의 이름이 잘 떠오르지 않았고, 심지어 자식들의 이름마저 기억에서 지워졌다. 방금 올라왔던 생각이 사라졌고, 오랫동안 암기하고 있던 외국어 단어들이 한꺼번에 기억의 저장소에서 밀려났다. 외출했다가 돌아오면 아파트 현관문의 비밀번호가 생각나지 않아 당황한 적도 여러 차례다. 그런데 이런 증상들도 뇌 안에 진동을 몇 번 유도하는 것으로 어렵지 않게 완화할 수 있었다. 진동요법을 모르는 이들에게는 말장난으로 비칠 수 있으나, 이를 경험하면 실제 그렇게 될 수 있다는 확신이 든다.

뇌 안에서 진동을 일으키면 그 영향으로 노폐물이 빠져나간다. 그러면 노폐물에 눌려 있던 신경세포들이 일제히 활력을 얻는다. 또 진동의 위력으로 신선한 기혈이 뇌 안에 선순환해 신경을 비롯한 근육, 혈관 등의 세포를 먹여 살린다. 그런가 하면 혈액을 따라 줄기세포가 들어가 사멸한 신경, 근육, 혈관 등의 세포를 재생시킨다. 진동요법을 실천하는 동안 세로토닌, 도파민 등 행복 호르몬의 분비와 수용이 활성화해 생기를 분출시킨다. 이런 과정을 거쳐 뇌 신경체계가 정상화하고 경도인지장애와 뇌전증이 물러간 것으로 판단된다.

**▲섬유근육통, 강직인간증후군**

섬유근육통은 저주에 가까운 질병이다. 칼로 찌르듯 온몸이 아프다. 어떤 이는 몸에 기름을 붓고 불을 붙인 듯 화끈거려 괴롭다고 한다. 이마에 대못을 박듯 동통이 따른다고 호소하는 사람도 있다. 대학병원 마취통증의학과에서는 진통제 등을 처방하지만 잣 낫지 않고 악화하는 경우가 많다. 그렇다 보니 자살로 생을 마감하는 환자들이 적지 않다.

나는 칼끝이 어깨와 목, 등판 등 몸 여기저기를 찌르는 고통으로 오랜 세월 신음해야 했다. 자살 유혹도 많이 받았으나 생을 마감하지는 않았고, 이제는 반전이 일어나 인생을 그런대로 잘 영위하고 있다.

강직인간증후군도 섬유근육통 못지않게 환자를 고통의 구렁텅이로 몰아넣는다. 이는 근육이 강직되는 것이 큰 문제다. 주로 경추와 요추 근육으로부터 시작돼 척추 변형까지 초래한다. 더 진행하면 사지 근육이 강직되며 등판과 어깨, 목 등도 굳어져 유연성을 상실한다. 운동과 거동이 불편해 누워 지내는 시간이 많으며, 통증으로 괴로운 날들을 보내게 된다. 장기간 움직이지 못하면 고관절 등 곳곳의 관절도 뻣뻣해져 일상생활이 어려워진다. 나는 이런 험악한 질병도 보기 좋게 다스려, 비교적 건강하게 지내고 있다.

이들 두 질환은 내 경우 선천적으로 기능이 약한 간 때문에 생겨난 것으로 짐작된다. 간은 해독을 관장하는 기관이다. 몸안에 들어온 독은 간이 걸러낸다. 해독을 못하면 몸안에 염증이 쌓인다. 간 기능 부진은 근육과 림프 기능에 부정적 영향을 미친다. 결국 혈액이 선순환하지 못하며 근육에 정체해 염증을 일으키고, 림프구를 통해 배설되지 못하며 전신이 나쁜 영향을 입는다. 이런 세월이 계속되면 섬유근육통 같은 만성 통증이 촉발되고, 강직인간증후군 같은 경직 증상이 초래돼 인체를 맞이 가게 한다. 그러므로 간의 해독기능을 증진하고 몸에 축적된 만성 염증을 내보내는 게 치료 핵심이다.

나는 이들 난치병에 대응하기 위해 아침저녁으로 전신을 나른하게 이완하고 부분적으로 간이 위치한 오른쪽 갈비뼈 아래 복부, 그리고 간을 지배하는 중추신경이 자리한 흉추 부위에 주의집중했다. 간이 위치한 곳과 흉추에서 뜨거운 느낌과 욱신거리는 치유반응을 일으켰고, 이런 반응이 전신의 통증 부위와 경직이 초래된 자리로 확산되게 했다.

이런 방법으로 전신의 염증을 해소하고 통증과 강직 현상을 물리쳤으며, 간의 기능을 끌어올리는 데 성공했다. 의사가 처방하는 진통제나 근육이완제, 신경안정제 등은 결코 조화로운 치료를 유도하는 진동요법의 효과를 따라올 수 없다.

### ▲사구체신염, 발기부전, 전립샘비대증

이들 질환은 근본적으로 부실하게 타고난 신장 기능과 관련 있다. 한의학적으로 신장은 정력의 본산이다. 신장 기능이 세면 스태미나가 강하고 섹스 능력이 뛰어나다. 자연히 자손을 번창시킬 수 있고, 장수하는 경향이다. 반면 신장이 약하면 신장과 그 하부 기관이 좋지 않은 영향을 입기 쉽다. 각종 신장 질환과 방광, 전립샘, 요도 질환에 노출될 수 있다. 정력이 떨어져 이른 나이에 발기부전이 올 수 있고, 신허요통(腎虛腰痛)이란 말도 있듯 요추 질환과 그로 인한 하지방사통에 시달릴 수도 있다. 신장이 약하면 그만큼 수명이 짧아질 수 있다.

나는 선천적으로 신장에 기혈이 원활히 돌지 못하는 체질을 타고났으니 사구체신염, 발기부전, 전립샘비대증 등에 시달린 것도 어쩌면 자연스러운 결과라 할 수 있다.

사구체신염은 신장에서 피를 걸러내는 사구체가 염증 발생으로 손상을 입어 제 기능을 하지 못하는 질환이다. 이로 인해 혈뇨나 거품뇨가 발생한다. 나는 여러 차례 콜라 빛 소변을 쏟았고, 힘이 빠지는 것을 느꼈다. 때로는 거품뇨도 발생해 긴장의 나날을 보내야 했다.

발기부전은 무려 30대 후반에 초래됐다. 어처구니가 없어 정력제 등을 복용했지만 근본적인 해결책이 되지 못했고, 발기력은 점점 더 약화돼 갔다. 전립샘비대증은 야간에 수시로 화장실을 드나들게 해 숙면을 방해했으며, 낮에도 급박뇨와 절박뇨를 몰고 와 나를 괴롭혔다.

이 같은 질병들은 콩팥과 요추, 하복부, 회음부 등에 강한 진동을 일으켜 운용하는 것이 치료의 첩경이다. 평평한 바닥에 누워 콩팥과 요추 부위에 묵직한 진동을 일으키는 데 성공하자 상황이 달라지기 시작했다. 때로는 허리가 꺾이기도 했고, 뜨거운 느낌이 그곳을 뚫고 지나가기도 했다. 연일 이런 작업을 되풀이하자 항상 시들시들하던 페니스가 어느 날부터인가 고개를 굳세게 들었다. 전립샘비대증으로 인한 야간뇨, 급박뇨, 절박뇨 등도 사라졌으며 소변 줄기가 시원하게 내려왔다. 사구체신염으로 인한 거품뇨와 혈뇨도 자취를 감춰, 10여 년째 아무 탈 없는 삶을 이어가고 있다.

### ▲베체트병, 피부기묘증

베체트병과 피부기묘증은 자가면역질환들이다. 내 경우 이들 역시 체내에 만연한 염증으로 인해 촉발된 것으로 추측된다. 이들 질환은 병원에서 면역억제제와 항염증제 등으로 치료하지만, 끊임없이 재발해 환자를 고통에 빠트린다.

어느 날 페니스 귀두 아래에 면도날로 그은 것 같은 상처가 났고, 상처에서 진물도 올라왔다. 며칠 후에는 그 부근에 궤양이 생겼고, 진물도 감돌아 불편했다. 전문의와 상담해 약을 복용했으나 치료와 재발이 반복됐다. 나중에 치료에 실패하고 나서야 나는 그것이 현대의학으로 해결 불가능한 베체트병임을 알 수 있었다.

피부기묘증은 양쪽 다리 피부에 가려운 느낌으로 나타났다. 허벅지, 종아리, 발등 등을 가리지 않고 가려워 긁어댔으며, 밤중에는 가려움증으로 잠을 잘 이룰 수 없었다. 심하게 긁고 나면 마치 고양이가 발톱으로 긁은 것처럼 상처가 났고, 검붉은 피가 삐져 나왔다. 등판과 팔에서도 비슷한 증상이 반복됐다. 피부과 진찰을 통해 약을 처방받았지만 잘 낫지 않았으며, 몇 년간 증상이 이어졌다.

이 두 질환은 시차를 두고 발생했다. 베체트병이 먼저 찾아들었고, 몇 해 뒤 피부기묘증이 달라붙었다. 나는 현대의학적 조치가 통하지 않자 깊은 고민에 빠졌다.

궁하면 통한다고 했던가. 그 무렵 진동요법을 배우기 시작한 나는 이 방법을 베체트병과 피부기묘증 치료에 적용해보기로 하고 곰곰 생각해보았다. 자가면역질환이란 몸이 주인에게 더 이상 버티지 못하겠다며 만세를 부른 형국과 다름없다. 이런 경우는 근원적인 해결책을 찾아내지 않으면 안된다.

인체의 근간을 이루는 곳은 척추와 뇌이다. 그곳에 자리잡은 신경이 중추신경이다. 중추신경이란 말 그대로 신경의 중추란 뜻이며, 여기서부터 말초신경이 장기와 근육, 인대, 뼈 등으로 연결돼 전신을 지배한다. 자가면역질환은 중추신경의 어느 관련 부위가 근본적으로 맛이 간 것과 관련되며, 그 맛이 돌아오게 하는 게 치료의 첩경일 수 있다. 그러므로 중추신경에 묵직한 치유반응을 일으켜 운용할 필요가 있다는 판단이 들었다.

또 베체트병은 페니스에 발생했으므로 정력을 주관하는 신장과 사타구니 및 요추에 치유반응을 함께 유도하고, 피부기묘증은 피부와 호흡기가 상관관계에 있으므로 폐 안에 역시 치유반응을 일으키는 것이 치료의 진도를 내는 데 유익하겠다는 판단이 들었다. 피부기묘증은 또 해독기관인 간 기능 약화로 독소가 피부로 배출되는 것이 원인일 수 있으며, 대장의 면역력 약화와도 관련돼 이들 장기의 기능 증진이 중요하다는 데 생각이 미쳤다.

나는 중추신경이 지나는 척추와 뇌 안에 뻐근할 정도로 강한 진동 반응을 일으키는 데 성공했다. 처음에는 잘되지 않았지만 지속적으로 정성을 들이자 경추, 흉추, 요추 등에서 욱신거리는 반응이 올라왔고, 이런 반응은 목덜미를 거쳐 뇌 안으로도 밀려 들어갔다. 이와 함께 척추의 치유반응을 폐와 신장, 간장, 대장, 사타구니 등으로 확산해, 거기서 뜨겁거나 뻐근한 느낌이 올라오게 했다. 이 같은 치유반응 유도를 며칠간 심도 있게 되풀이하자 페니스의 상처가 잦아들고 진물이 사라졌으며, 다리 등의 가려움증도 썰물처럼 빠져나갔다.

### ▲하지 편측마비, 무릎 및 발목관절염

앞에서도 설명했듯 폴리오 바이러스 침범으로 촉발된 왼쪽 다리의 일부 마비는 근육과 골격의 발육에 부정적 영향을 미쳤고, 신체가 전반적으로 균형을 상실하는 원인을 제공했다. 그렇지만 나는 등산과 아파트 계단 오르기 등으로 왼쪽 다리에 힘이 들어가는 운동을 지속해, 다행히 걷거나 뛰는 데 별 지장 없는 인생길을 걸어올 수 있었다.

그런데 나이 들면서 부작용이 생겨났다. 평생 과부하가 걸린 탓인지 왼쪽 발목에 일찍 퇴행성관절염이 찾아왔다. 그뿐 아니라 왼쪽 다리의 불완전성을 커버하느라 오른쪽 다리가 좀 더 많이 사용되다 보니, 50대 중반부터 오른쪽 무릎관절에도 퇴행성변화가 덮쳤다.

무엇보다 왼쪽 발목은 고난을 많이 겪었다. 어릴 적 마비 후유증으로 발바닥이 약간 왼쪽으로 기운 탓에, 걷거나 등산할 때 간혹 발목이 왼쪽으로 꺾여 접질리는 사고를 당했다. 발목이 접질리면 이는 발목관절염을 부르는 원인이 된다. 나는 인생살이 동안 다섯 번이나 접질리는 불행을 겪었다. 발목관절염은 이래저래 피할 수 없는 운명이었던 갖다.

엎친 데 덮친 격으로, 몇 해 전 심장질환을 겪으면서 그것이 또한 발목에 부정적 영향을 끼쳤다. 심장질환은 부작용으로 발목 부종을 초래하는 경향이 있다. 발목이 퉁퉁 붓는 것은 염증이 빠져나가지 않는다는 뜻이다. 게다가 나는 오토바이 교통사고로 왼쪽 발목의 복숭아뼈 일부가 패여 나가는 불행도 겪었다.

이렇듯 여러 가지 불행이 잇달아 깃들었으니 발목의 통증이 오죽했겠는가. 그런 상황에서 왼쪽 다리의 문제를 커버해주어야 할 오른쪽 다리마저 무릎 통증으로 움직이기 힘들었으니, 나는 그야말로 사면초가 상황에

던져진 형국이었다.

　보통 사람이라면 휠체어에 앉아 이동하거나 아예 자리를 펴고 누워야 할 절체절명의 상황에서 진동요법이 내게 다시 한번 구세주 역할을 했다. 나는 연일 척추를 중심으로 전신진동을 일으켰고, 그 여세를 몰아 양쪽 다리로 치유 에너지가 몰려가게 했다. 특히 발목에 묵직하거나, 욱신거리거나, 뜨끈뜨끈한 치유반응이 집중되도록 했다. 오른쪽 무릎에도 마치 장침으로 찌르는 것 같은 강한 반응을 유도했고, 쿡쿡 쑤시거나 뜨끈뜨끈한 느낌이 달라붙게 했다. 때로는 척추를 쭉 펴주어 스트레칭 효과가 극대화하게 했고, 그런 자세에서 척추에 치유 에너지를 일으켜 그 에너지가 다리의 환부에까지 충분히 도달하도록 정성을 기울였다.

　이 같은 작업이 가져온 결과는 기적과도 같다. 왼쪽 발목은 염증이 빠져나가며 통증과 부기가 완화했고, 오른쪽 무릎은 통증과 서걱거리는 느낌이 사라져 거의 정상으로 돌아왔다. 병원에서 수술이나 시술을 하지 않고도 관절질환을 다스린 것에 대해 주위 사람들이 신기해한다. 무엇보다 불행이 겹친 왼쪽 발목을 보행에 지장 없을 정도로 회복한 것을 기적이라고 말한다.

　이상의 질병들 외에도 견갑골이상운동증, 이명, 악성 발톱무좀, 요로결석, 공황장애, 과민성대장증후군 등 갖가지 질병들이 공격해왔지만 나는 진동요법을 주축으로 한 하늘병원 치료법으로 이들을 차례대로 굴복시킬 수 있었다.

　고희(古稀)가 머지않은 나이에 지난 세월을 돌아보면 내 인생은 난치병 및 중증질환들과 씨름하는 간난신고의 연속이었다고 말할 수밖에 없다.

고통으로 몸부림친 하고많은 날들을 떠올리노라면 길게 한숨이 나오고, '하늘도 무심하시지!' 하는 한탄이 이어진다. 하늘은 내 몸을 난치병 집합소로 운용했고, 또 그 많은 질병을 물리치는 실험도구로 사용했다는 느낌을 지울 수 없다.

그러나 어찌 됐든 이제는 가와바타 야스나리(川端康成)의 소설『설국(雪國)』의 첫머리 글귀처럼 어둠의 '긴 터널'을 빠져나와 백설 덮인 밝은 세상을 맞은 기분이어서 위안이 된다.

질병을 극복하는 동안 내게는 굉장한 치료 무기가 생겼다. 바로 진동요법의 완성본을 손에 거머쥔 것이다. 이는 하늘이 온갖 시험을 통해 질병 없는 세상을 구현해보라고 전해준 '건강 보검'이란 생각이 든다. 하늘이 난치병을 견뎌낸 대가로 전해준 건강 보검이 ʼ하늘병원 치료실에서 많은 환자를 살려내는 최고의 도구로 사용되는 것을 보면서 그동안의 모든 인생사가 하느님의 섭리대로 진행된 것 같다는 생각도 고개를 든다.

예수는 가시면류관을 쓰고 십자가에 못 박힌 채 골고다 언덕을 비틀거리며 걸어 올라갔다. 로마군이 채찍을 휘둘러 예수의 발걸음을 재촉했다. 예수는 지친 몸을 어쩌지 못하고 골고디 언덕길의 어느 집 담벼락에 손을 짚었다. 그곳에 팬 손바닥 자리에 순례객들이 손을 넣어 사진 찍으며 예수의 고행을 상상한다. 언젠가 예루살렘 관광길에 나도 그 자리에 손바닥을 대어보며 예수의 고통을 생각했다. 그는 언덕마루에서 십자가 처형을 받았고, 사흘 후 부활했다.

석가는 그 옛날 견성성불(見性成佛)을 하기 위해 극도의 고행을 했다. 오랫동안 먹지 않고 자지도 않으며 도를 닦아 갈비뼈가 앙상하게 드러난 그의 고행상(苦行像)을 조각품 형태로 본 적이 있다. 그는 고통을 극단으로 이겨내고 마침내 생사의 문제를 해결했다.

석가와 예수가 겪어낸 엄청난 고통이 나의 고통에 비견될 수는 없을 것이다. 두 성인은 영성이 출중해 죽음도 초월했지만, 나는 종교적인 접근을 한 것도 아니다. 나는 다만 의학적 치료를 통해 육체의 질병을 타파하려 몸부림쳤을 뿐이다. 나는 내가 겪은 고통이야말로 두 성인의 고통에 버금가는 수준이 될만하다고 여긴다.

그런 고통을 이겨낸 덕분에 육체를 재건할 수 있었고, 요즘 지상의 병원에서 치료하지 못해 고통받는 환자들을 받아들여 그들의 절망을 희망으로 바꾸는 능력을 실천하고 있다. 이런 능력을 지닐 수 있도록 배려한 하늘에 감사하는 마음이다.

요즘도 나는 매일같이 진동요법 실천을 생활화하고 있다. 난치병들을 물리쳤다고는 해도 유전적 바탕이 취약해, 그들이 언제 다시 마각을 드러내 달려들지 모르기 때문이다. 성주괴공(成住壞空)의 자연계 이치에 따라 '괴(壞)' 즉, 육체가 점점 무너지는 나이에 접어들었으므로 각종 퇴행성질환들이 엄습할 수도 있다. 그러므로 육체 다스리는 일을 게을리하지 말아야 한다.

나는 조석으로 진동을 부른다. 잠자리에 들기 전에 30분, 그리고 잠에서 깨어난 뒤 1시간 정도 진동에 몸을 맡기는 것이 정해진 일과처럼 되었다.

요즘은 아침에 하는 진동에 더욱 신경을 쏟고 있다. 진동을 유도할 때는 척추에서부터 묵직하게 시작한다. 경추, 흉추, 요추 곳곳에서 욱신거리는 반응이 올라오게 하고 이를 뇌로 옮겨 뇌 안이 꿈틀거리게 만든다. 이렇게 해서 인체의 대들보에 해당하는 중추신경 전체에 무겁고 뜨끈뜨끈한 반응이 충실히 올라오도록 주의집중 한다.

그런 다음 중추신경의 치유반응을 전신으로 확산시킨다. 이때 유전적으로 취약한 부위나 과거 질병이 머물렀던 자리에 치유반응이 우선적으로 옮겨가도록 배려한다. 이를테면 심근경색증으로 기능이 내려앉았던 심장이나, 각종 질환으로 혼란이 컸던 폐 등에 치유 에너지가 전해지게 한다. 선천적으로 취약해 갖가지 질병의 원인을 제공한 간과 신장 등에도 정성을 기울인다. 그들 부위에 주의집중 하는 동안 그곳에서 진동, 온감, 중감 등이 자율적으로 올라오기도 한다.

각종 사고와 질병이 겹쳐 평생 통증이 끊이지 않았던 왼쪽 발목에도 각별한 정성을 기울여 진동을 유도한다. 그런 다음 사지 전체와 사타구니 등에도 골고루 진동요법의 반응이 일어나도록 유도한다. 최종적으로는 팔다리를 평행선으로 만들고 척추를 쭉 편 상태에서 전신에 치유반응을 유도한다. 그러는 동안 전신에서 '산창중마' 반응이 활발히 일어나며 쾌감과 활력이 솟구친다. 진동요법을 끝낼 때는 전신의 관절을 꺾어, 마지막까지 남아 있던 탁기를 내보낸 뒤 기지개를 켜고 상체를 일으킨다. 이때 선신이 새털처럼 가벼워진 것을 느껴 하루를 활기차게 시작할 수 있다. 그러노라면 매일같이 하늘치료법에 감사하며 겸손해지게 된다.

**사례12 – 의학의 이정표를 새로 세우다**

# 지동설 같은 '제3치료법'으로 난치병 퇴치

- ○○한방병원 환자들 : 화병, 신내림, 불면증, 소화장애, 만성피로, 전신통증, 수족 냉증, 어지럼증, 만성두통, 폐암

어느 한방병원 원장이 필자에게 이메일을 보내왔다.

'안녕하세요?

최근 선생님의 책을 읽어 나가면서 제가 평소 지향했던 철학을 고스란히 겪고 실천하시며 치유의 길을 걸어가신 선생님의 이야기가 참 깊이 전해져 와, 그 감동과 감사를 전하고자 메일을 보내게 되었습니다.

혹여 시간이 되신다면 선생님을 찾아뵙고 싶습니다만, 그럴 사정이 못 된다면 선생님과 통화라도 나눌 수 있기를 조심스럽게 기대해봅니다.

저도 마음치유를 중시하는 한의사로서 선생님의 주옥같은 치유 경험과 철학을 잘 공유하고 싶습니다. 연락을 주신다면 더할 나위 없는 영광으로 여기겠습니다…'

이메일에 적힌 연락처로 전화하자 스마트폰 너머에서 매우 반가워하는 목소리가 전해져왔다. 우리는 며칠 후 '하늘병원 진료실에서 만나 장장 6시간에 걸쳐 인체와 질병 치료에 관한 대화를 폭넓게 나눴다.

알고 보니 그는 심의(心醫)를 자처하는 인물이었다. 일반 한의사와 달리 다양한 심리 상담으로 환자의 마음을 안정시켜 병이 물러가게 하는 데 관심이 높았다. 임상에서 정신적으로 고통받는 환자들을 치유로 이끈 사례들이 많다고 자랑했다. 가져온 자료들을 일별하니, 실제 그는 오랫동안 별의별 환자들을 다 상담해 한방 심리치료 분야에서 괄목할만한 성과를 거둔 주인공임을 알 수 있었다.

게다가 그는 사서(四書)와 노장(老壯)사상, 명리학, 심지어 역경에도 달통해 있었다. 퇴계와 율곡의 사상에도 심취해 있었고, 불교의 금강경과 반야심경도 달달 욀 정도로 철학적, 종교적 기반이 단단했다. 참선(參禪) 경험도 풍부하고, 화두를 잡아 깨치는 능력도 수준급임을 대강 헤아릴 수 있었다. 게다가 명문 한의대를 나와 수십 개 병상을 갖춘 병원을 운영하는 원장이니, 그의 역량을 한눈에 가늠할만했다.

'햐, 이 사람 봐라?'

나는 내심 감탄하며 다른 한 편으로는 그런 그가 왜 나를 찾아왔는지 의아해 했다.

그는 내 의문을 풀어주려고 무거운 톤으로 말문을 열었다.

"그런데 말씀입니다. 환자를 치료할 때마다 뭔가 결정적 방법이 빠져 있다는 느낌이어서 항상 마음 한구석이 허전했습니다. 그런데 인터넷에서 정보를 조회하다가 선생님의 책자와 치료 정보를 접하고 놀랐습니다. 이곳에 오면 오랫동안 가슴에 얹혀 있던 최고 치료법에 대한 갈증을 해소할 수 있겠단 판단이 들었습니다."

그는 진동요법이야말로 현대의학이 봉착한 난관을 뚫어줄 '치료의 종결자'란 판단이 스쳤다며, 쇠뿔도 단김에 빼는 게 좋겠다는 심정으로 한걸음에 달려왔다고 말했다. 결론적으로 하늘병원 치료법을 전수해주면 감사하겠다는 요청이었다.

그의 자세가 진지하고 소망이 간절해 흔쾌히 수락했다. 이 정도로 긍정적이며 열망하는 마음으로 찾아온 사람에게는 진동요법 기술이 오히려 쉽게 전달되는 경향이다. 나는 즉시 팔을 걷어붙이고 나섰다.

우선 그의 몸 상태를 파악했다. 한방병원 원장이라고는 해도 나를 찾아온 이상 그 역시 한 명의 환자다. 문진(問診)하니, 현재로선 아픈 데가 거의 없다고 했다. 평소 조깅과 맨발 걷기, 턱걸이 등을 즐기고 그 외에도 각종 섭생에 관심을 기울인 결과라고 했다. 하기야 현역 한의사이니 스스로 보약을 처방해 복용하고 필요에 따라 침을 맞는 등 건강을 챙기는 노력을 많이 해 왔을 터. 그렇다 보니 그가 대체로 건강할 수밖에 없겠단 판단이 들었다.

그렇긴 해도 그의 몸에는 몇 군데 문제가 있었다. 오지건강법(제2장 참고)으로 따져 보니 신장과 허리, 폐 등에서 취약점이 발견됐다. 그는 발목 주변에 원인을 알 수 없는 가려움증이 따라다닌다고도 했다. 이는 자가면역질환의 일종인 피부기묘증(皮膚記猫症)일 가능성이 높다. 이 질병은 고양이가 긁은 것 같은 자국이 남는 피부병이란 뜻이다. 이는 일부 장기 및 중추신경계의 기능 저하 문제와 연관돼 있을 수 있다. 양팔을 뒤로 꺾어 올려보라고 하자 잘 올라가지 않는다. 특히 오른팔이 잘 돌아가지 않는다. 어깨와 어깻죽지가 많이 굳어져 있다는 얘기다. 이 부위를 풀어주는 것이 매우 중요하다는 판단이 들었다. 이 부위가 주요 치료 목표 지점이다.

그를 진료실 바닥에 뉘고 진동요법 실천방법을 지도해 나갔다. 우선 잠을 청할 때처럼 의식을 몽롱하게 만들고 마음도 차분히 가라앉히라고 주문했다. 사지 관절도 충분히 풀어주고, 교감신경을 약화하며, 반대로 부교감신경은 최대한 항진시킬 것을 요구했다. 육체에 대한 마음의 간섭을 최소화하고 어머니와 같은 대자연의 넉넉한 품에 전신을 온전히 맡기듯 이완하라고 안내했다.

그런 다음 어깨와 어깻죽지 부위를 부분적으로 더 이완하라고 주문했다. 그렇게 부분과 전신을 오가며 이완을 충분히 달성하라고 했다. 다음 차례로, 마음으로 치료 목표 지점에 다가가 그곳을 서치라이트 비추듯 훤히 비추라고 했다. 이는 생명의 모체이자 조화의 실체인 우주 대자연, 혹은 신에게 나의 조화롭지 못한 부위를 고스란히 드러내 보이는 행위이다.

그와 같은 행위의 한가운데서 문제 부위가 치료되는 염원을 강력하게 갖는 일이 중요하다. 어떤 영험한 치유의 손길이 들어와 아픈 곳을 어루만지는 상상에 몰입하는 것도 좋다. 이런 상상은 뇌에 그대로 반영되고, 뇌는 주인의 간절한 희망을 실천한다.

뇌는 일종의 천연약제실이다. 뇌는 뛰어난 치유 화학물질을 지닌 약 조제실의 비밀을 갖고 있어, 주인의 간절한 소망에 따라 맞춤 형태로 다양한 천연 약을 만들어낸다. 예를 들어 뇌하수체가 다양한 호르몬을 생성하거나 몸 곳곳에 명령해 생성하도록 하고, 이들이 필요 부위에 적절히 수용돼 천연 약 기능을 하도록 돕는다. 뇌 안의 무수한 뉴런들은 다양한 신경펩타이드를 만들어 인체의 모든 부위와 연결, 인체 치유를 돕는다.

하느님이나 부처님의 영험한 치유 손길을 상상하면 그러한 치유의 손길과 작용에 부합한 천연약을 맞춤형으로 만들어 작동시킨다. 이렇게 해서 기적에 가까운 치료 효과를 일으킨다. 뇌의 이같은 놀라운 작용은 일찍이 서구 의학자 도슨 처치가 그의 명저 『당신 유전자 속 지니(The Genie in Your Genes)』에 소상히 밝혀 놓기도 했다.

문제는 당사자의 실천 여부이다. 심신 이완과 몰입을 얼마나 진지하게 달성하느냐가 치료의 성패를 가름한다. 한방병원 원장은 실천력이 뛰어난 사람이었다. 나는 이완과 몰입을 간절히 반복할 것을 주문하고 뒤로 조용히 물러나 있었다. 그리고는 중간중간에 "깊이, 점점 더 깊이" 아픈 부위에 몰입할 것을 주문했다.

그렇게 시간이 30분쯤 흘렀을 때일 것이다. 그가 몰입해 있던 정황에서 서서히 빠져나오며 말했다.

"팔과 어깨에서 찌릿찌릿한 느낌이 느껴집니다. 손바닥, 발바닥에서도 그런 느낌이 올라왔어요. 침을 맞는 기분 같은데, 침 자극처럼 아프지 않고 아주 기분 좋은 게 신기합니다."

내가 맞장구쳤다.
"바로 그겁니다. 첫 체험을 확실히 했네요. 뇌의 천연약제실 기능이 가동돼 치유가 진척된 것입니다. 문제 있는 부위에서 치유반응이 집중적으로 올라왔어요. 성공을 축하드립니다."

환자의 그런 반응은 우주 대자연의 조화로운 주파수에 병들어 고장 난 육체의 주파수가 일치해, 잘못이 수정되고 혼란이 정돈되는 과정에서 나타나는 현상이다. 우리 뇌 안의 원시뇌가 생명의 징검다리 역할을 해, 고장 난 육체를 하늘의 섭리로 충만한 거대한 세계에 편입시킴으로써 조화가 밀려와 건강이 돌아오는 원리로 해석할 수 있다.

나는 그에게 누운 상태에서 양팔을 90도 각도로 올려보라고 했다. 그렇게 팔을 올리자 어깻죽지 부위에서 어떤 긴장감이 걸려 올라왔다고 그가 반응했다. 그 상태에서 긴장감 걸린 부위에 다시 진동을 유도하게 했더니 좀더 강한 치유반응이 올라왔다고 그가 말했다. 나는 집에 돌아가서도 비슷한 방법으로 진동 유도 생활을 지속해 보라고 코치했다.

그는 학생으로 치면 자율학습 능력이 뛰어난 사람이라고 할 만했다. 귀가해서도 날마다 진동 유도 생활에 몰입한 모양이다. 그에게서 진동요법이 진화하고 있는 모습이 간간이 휴대폰 통화를 통해 전해졌다.

"부교감신경 우위 상태에서 편안한 마음으로 집중하면 몸 여기저기서 뜨거운 느낌이 훅 지나갑니다. 찌릿찌릿한 반응이 올라오기도 해요. 손바닥, 발바닥에서 백만 볼트 전류가 흐르듯 강력한 열감이 느껴지기도 해요. 그럴 때마다 짜릿한 쾌감이 잇따라요."

이런 반응은 진동요법을 실천하는 환자들에게 흔히 나타나는 현상이다. 소위 '온감(溫感)'에 해당하는 것으로, 가장 기본적이며 자율적인 치유반응이다.

"진동 모드의 휴대폰이 울리듯 '드르륵 드르륵' 하는 반응이 올라왔다가 사라지기도 해요. 팔다리가 꿈틀거리기도 하고, 근육이 우둘투둘 올록볼록 움직이는 느낌이 들기도 해요. 얼굴과 머리에 벌레가 기어가거나 줄이 죽죽 그어지는 듯한 특이한 느낌이 올라오기도 해요."

이는 일종의 진동(振動) 현상이다. 진동 현상은 사람에 따라 매우 다양한 양태로 나타난다. 지진이라도 난 것처럼 격렬하게 올라오기도 하고, 잔잔한 물결처럼 곱게 일어나기도 한다.

"하체가 뜨뜻하며 묵직해지기도 해요. 무릎과 발에 힘이 많이 들어갑니다. 오른쪽과 왼쪽 다리를 오가며 치유반응이 듬직하게 올라오는 경우도 있어요. 그럴 때는 기분이 너무 좋아 '앗싸!' 하는 감탄사가 저절로 튀어나오기도 합니다."

이는 일종의 중감(重感)으로, 역시 대표적인 치유반응 가운데 한 종류이다.

"주로 손바닥 노궁혈(勞宮穴)에서 작업을 시작합니다. 손바닥에 단단한 기운이 모아져요. 손바닥을 접었다 폈다 하면 그 기운이 짜내지듯 터지고 이번에는 발끝으로 옮겨집니다. 발끝 기운을 짜버리면 다시 손으로, 또 배로 옮겨 가 그 자리가 팽팽해집니다. 사지로 옮겨가면 그곳에서 단단해져 터집니다. 그럴 때마다 기분 좋은 느낌이 올라와요. 욱신거리고, 따갑고, 아린 이 느낌은 최고 치료약입니다. 어떤 때는 얼얼하게 마비된 듯한 자리를 메스로 툭 찢는 것 같은 느낌이 들어 깜짝 놀란 적도 있어요. 막혀 있던 혈자리가 하나 뚫린 거예요. 이렇게 하면 병이 안 나을 수 없는 거지요."

그의 진동요법 역량이 상당한 수준에 올라 있음을 엿볼 수 있게 하는 대목이다.

나를 만나기 전까지만 해도 건강을 자신했던 그는 진동요법을 배우고 난 뒤 생각이 많이 달라졌다. 몸에서 이런저런 치유반응들이 올라오는 것은 그만큼 신체 곳곳에서 조화와 항상성이 깨져 있었다는 방증이다. 치유반응들이 올라오면서 조화와 질서가 회복돼 건강이 돌아오는 것을 경험하고는 진동요법의 독특한 치료 효과에 고개를 끄덕이지 않을 수 없었다고 한다.

어느 때는 진동요법을 한 차례 실천하고 나면 **팔다리가 가벼워져 몸이 붕붕 뜨는 듯한 기분이 들기도 했다고 했다. 이 치료법으로 노폐물이 원활히 배출되고 탁기가 일소되며 반대로 신선한 기혈이 왕성하게 돌게 되면 누구나 그렇게 심신이 가벼워진다. 마치 신선이라도 된 것처럼. 그래서 발걸음이 힘차고 몸이 날렵해지며, 산등성이나 지하철 계단을 날 듯이 오를 수도 있게 된다.** 최적의 건강을 달성할 수 있게 되는 것이다. 이는 양·한방의 물질적, 물리적 치료만으로는 도달할 수 없는 영역이다.

한방병원 원장은 진동요법이 상당한 수준에 올라 건강을 최대한 증진한 뒤, 자신의 경험을 바탕으로 병원에 입원한 환자들에게도 이 치료법을 적용해 나갔다. 그러자 환자들에게서 놀라운 치료 효과가 나타나기 시작했다. 그동안 어느 의료계에서도 거두지 못한 성과들이다.

A 환자는 화병과 신내림, 불면증, 식사 어려움, 만성피로, 전신 통증, 수족 냉증, 어지럼증 등으로 입원해 있었다. 기존의 침술과 한약 처방만으로는 치료가 한계에 부딪혔다. 한 시간 동안 심리 상담을 통해 편안한 마음을 갖게 한 뒤 그에게 진동의 시동을 걸게 했더니 사정이 달라졌다. **항상 꽉 막혀 답답하던 가슴이 뻥 뚫려 숨쉬기 수월해졌고 만성피로와 전**

신 통증도 시원스럽게 빠져나갔다. 기혈이 활발히 돌아 손발이 따뜻해졌고, 현기증이 완화했으며, 식욕도 거의 정상으로 돌아왔다.

K 환자는 만성두통을 비롯한 전신 통증으로 고통받았으며, 날마다 불면증에 시달렸다. 눈도 항상 충혈됐다. 그에게 손바닥 노궁혈(勞宮穴) 자리에서 치유 에너지를 일으켜 전신으로 퍼지게 하도록 유도했다. 그는 치료받는 동안 상반신과 팔다리를 활어처럼 퍼덕거렸다. 그러자 **막힌 혈이 뚫리며 치료 효과가 극대화해 두통 등 전신 통증이 썰물처럼 빠져나갔다.** 몸이 날아갈 것처럼 가벼워졌고, 마치 구름 속을 거니는 듯한 느낌이 들었다. 불면증이 사라져 잠을 너무 많이 자는 상황이다. 수면의 질이 좋아져 꿈도 거의 꾸지 않으며, 자는 동안 화장실을 한 번도 안 간다. 눈도 맑아졌다.

P 환자는 폐암을 말기에 발견했고 암세포가 골반, 척추, 늑간에까지 전이돼 수술로 치료할 수 없었다. 방사선 치료를 12번, 항암 치료를 22번 받고는 반년 이상 생존할 확률이 6%라는 주치의 소견을 들었다. 집에 와 불안감을 느끼고 있다가 한방병원에 입원했다. 천연 광석 등 자연의 물질에서 추출한 약 성분의 약침과 양자 온열치료 등을 꾸준히 받았다. 진동요법도 배워 전신을 치유 에너지로 다스리는 생활도 지속했다. 이같은 노력이 효과를 보여 **암의 진행이 정지됐고, 손발 저림이 개선됐다.** 걸음걸이에 힘이 들어갔으며 건강한 혈색을 되찾았다. 맥(脈)도 힘있게 뛰어 머잖아 암 완치가 가능할 것으로 의료진이 판단하고 있다.

S 환자는 우울증과 하지불안증으로 10년째 정신신경과 약을 먹으며 방황했다. 우울증이 심한 날은 출근도 미룬 채 방에서 나오지 못했으며, 밤중에 하지불안증이 나타나 숙면을 하지 못했다. 그러다가 몸에서 진동을 일으키는 수련법을 터득한 뒤 상황이 달라졌다. 그는 몸이 깊은 곳에서부터 열려 팔다리와 어깨 등이 강하게 푸드덕거리는 진동 현상을 체험했다. 이렇게 육중한 진동을 여러 날 반복적으로 경험한 결과 **신체가 거뜬해져 가벼운 걸음으로 퇴원할 수 있었다.** 진동요법 실천 과정에서 세로토닌 등의 행복 호르몬이 충분히 분비돼 자동차 윤활유처럼 전신에 퍼지며 긍정적 효과가 나타났을 것으로 보고 있다.

한방병원 원장은 진동요법의 위력에 매우 고무됐다. 그가 여러 차례 전화하며 쏟아낸 경험담들은 다음과 같다.

"이것은 '**치료의 종결자**'입니다. 한방에서는 환자를 치료하기 위해 침, 지압, 뜸, 보약 등을 사용하고 첨단 의료장비도 동원하지만, 뭔가 확실한 방법이 하나 빠져 있다는 느낌을 지울 수 없었습니다. 치료에 실패하는 사례들이 뒤따랐기 때문입니다. 이 치료법이 그런 문제점을 상당 부분 해소해 주어 놀라지 않을 수 없었습니다."

"이것은 의학의 이정표를 새로 설정해야 할 중대 사건입니다. 천동설이 지배하던 세상에 지동설을 들고나온 것과 같습니다."

"이것은 야구에 비교한다면 9회 말 2아웃 만루 상황에서 타자가 강력한 홈런볼 한 방으로 팀의 승리를 이끄는 것입니다."

"심신이 연주하는 치유 오케스트라입니다. 마음이 일으키는 에너지 교향곡으로 몸을 살리는 과정입니다. 감동스러운 치유의 향연입니다."

"가장 단순한 방법이지만 결과는 기적에 가깝습니다. 주식시장에서 블루칩으로 평가돼야 할 우량주가 저평가돼 아무도 관심을 보이지 않는 형국과 같습니다."

"환자들을 고쳐주려고 명문 한의대를 나와 한의사가 됐습니다. 다양한 치료기술을 터득하고 임상 경험도 많이 쌓았지만, 뭔가 해결되지 않는 것이 있었습니다. **용의 그림을 그렸지만, 눈동자를 그려 넣지 못한 것과 같았습니다. 이제 비로소 화룡점정(畵龍點睛)해 하늘로 날아오를 수 있게 됐습니다.**"

"비유하자면 이렇습니다. 부처를 만나려고 산사에 들어가 반야심경과 금강경 등을 달달 외우고 거꾸로 암송할 정도의 능력도 갖췄지만, 부처를 보지 못했습니다. 그러다가 민가에 내려와 선생님을 만났고, 비로소 의학계의 부처님을 볼 수 있었습니다."

한방병원 원장은 나의 현재 상황을 빗대어 "호날두가 메이저 구단에 들어가지 않고 동네에서 조기축구를 가르치고 있는 격"이라고 말했다. 적절한 비유란 생각이 들어 마음속으로 웃지 않을 수 없었다. 다행히 그가 나의 셀프 심리치료법을 한방병원이란 제도권에 끌어들여 환자들을 상대로 뛰어난 효과를 거두기 시작했으니, 그나마 위안이 되고 보람이 남는다.

최근 그는 나의 진동요법과 별개로 '경락파동명상'이란 치료법을 체계화해 환자 치료에 부지런히 적용하기 시작했다. 이는 진동요법과 대동소이한 내용이지만, 한의학의 고전인 『황제내경(黃帝內經)』의 지혜와 연결해 새로운 해석을 곁들인 점이 참신하다.

『황제내경』 소문(素問) 제13편은 〈이정변기론(移精變氣論)〉이다. 이는 '정신을 집중해 기(氣)를 변용한다'는 의미다. 여기에는 전설적인 황제와 어의(御醫) 기백(岐伯)이 나눈 다음과 같은 대화 내용이 전해진다.

〈기백이 말합니다.
'치료의 극치는 그 하나에 있습니다'(岐伯曰 : 治之極於一)
황제가 말합니다.
'그 하나는 무엇이오?'(帝曰 : 何謂一)
기백이 말합니다.
'하나라는 것은 원인을 해소하는 것입니다.'(岐伯曰 : 一者因得之)
황제가 묻습니다.
'무엇이오?'(帝曰 : 奈何)
기백이 이야기합니다.
'집의 문과 창을 닫고 환자에게 집중해 그 정황을 자세히 물은 다음 환자로 하여금 마음을 잘 다스리게 합니다. 그리하여 신명나는 에너지를 얻으면 살고, 신명나는 에너지를 잃으면 죽습니다.'(岐伯曰 : 閉戶塞牖 繫之病者 數問其情 以從其意 得神者昌 失神者亡)

황제가 말합니다.

'훌륭하군요.'(帝曰 : 善)〉

결국 경락파동명상이나 진동요법은 이 이정변기론에 그 시원(始原)을 두고 있다고도 평가할 수 있다. 이정변기론은 지극히 두루뭉술하고 추상적이어서, 과학적이고 합리적이며 구체적인 현대인의 사고 및 학문체계와 동떨어져 있다는 비판을 면치 못한다. 그러나 진동요법과 경락파동명상법은 현대인의 다양한 질병에 종합적이며 세부적으로 대응하는 방법들을 제시해 실용성과 합리성을 높였다는 평가를 받는다. 진동, 온감, 중감 등의 반응들을 다양한 양태로 드러내 질병 치료에 이용할 수 있도록 안내한 점은 『황제내경』의 내용이 범접하지 못한 영역이다.

서양의 심신통합의학이 진동요법 및 경락파동명상법과 유사성이 있다. 그러나 심신통합의학은 주로 이완 및 심상법으로 심신의 질병 치료방법을 안내할 뿐, 육체에 진동을 일으켜 그 힘으로 질병을 적극적으로 다스리는 방법까지는 안내하지 못한다. 따라서 치료 결과가 진동요법에 못 미친다고 자신 있게 말할 수 있다.

한방병원 원장은 요즘 신이 났다. 기존의 한의학적 방법에 더해 경락파동명상으로 치료 효과를 월등히 높이고 있기 때문이다. 치료 효과를 톡톡히 본 사례들이 소문나 전국에서 환자들이 몰려든다고 한다.

그는 전국의 한의원에 이 새로운 치료법을 보급하기 위해 발 벗고 나서고 있다. 그 덕에 많은 난치병, 만성 및 중증질환 환자들이 고통에서 해방될 것을 상상하니 기쁘기 그지없다.

### 사례13 - 자율치료의 위대한 힘
# 척추관협착증 수술 않고 고치다

• 손치훈 씨(72세) : 척추관협착증, 하지방사통

　손치훈 씨(72세)는 질병 치료에 대한 자기 확신이 뚜렷했다. 몸이 아프거나 불편하면 병원에 찾아가 의사를 만나야 한다는 것이다. 약을 처방받으면 꼬박꼬박 복용해야 하며 다른 판단을 할 필요가 없다고도 했다. 많은 과학자와 의사들이 체계화한 치료법을 따르지 않는 것은 미련한 짓이라고 했다. 그의 이런 생각은 젊던 시절부터 어떤 신념으로 자리잡았다.

　그는 나와 함께 어느 사적 모임의 회원으로 활동하고 있다. 언젠가 모임에서 그와 식사하다가 화제가 좋은 질병 치료방법으로 모아졌다. 내가 병원치료인 타율치료보다 자율치료에 관심을 가져야 한다는 의견을 피력하자 그가 대뜸 물었다.

　"자율치료라구요? 그게 뭔데요?"

　"내면에서 자동회복기능을 극대화해서 병을 물리치는 거예요. 이 방법을 쓰면 고질병도 고치기 어렵지 않아요."

"무슨 소리예요? 병 걸리면 의사 선생 만나서 약 타 먹어야지…. 이상한 얘기 하지 마세요!"

확신에 찬 그의 언사가 좌중의 공기를 갈랐고, 나는 의견이 무시당해 무안한 표정을 지을 수밖에 없었다. 그 후에도 모임에서 자율치료의 세계와 진동요법에 대한 의견을 피력할 때마다 그는 부정적 반응을 쏟아냈고, 나를 업신여기는 듯한 태도를 보였다.

보통 자율치료, 곧 하늘치료에 대한 사전지식이나 경험이 없는 사람은 그와 같은 반응을 보인다. 얼토당토않은 얘기로 받아들인다. 그러니까 이런 사람에게 하늘치료를 이해시키기란 매우 어렵다. 이치를 깨닫게 하기까지 시간이 걸린다. 고정관념을 거둬내고 질병 치료에 대한 관점과 방식을 180도 바꿔 놓아야 하기 때문이다.

손 씨는 보통 때 가끔 허리가 뻐근하다는 말을 했다. 심한 상태는 아니어서 피로 때문일 것으로 생각했다고 한다. 그러다가 증세가 다소 심해져 병원을 찾았고, 의사 처방대로 약을 먹었다. 그는 몇 년 동안 그렇게 허리통증을 달고 살았다. 지하철 계단을 오르내릴 때마다 불편을 겪었다. 약을 꼬박꼬박 먹고 생활하는데도 통증이 가시지 않았다.

나는 진동을 유도해 운용하면 좋을 것이란 조언을 여러 차례 했으나, 그는 흘려들었다. 그러다가 어느 날부터 병세가 더 깊어지기 시작했다. 허리통증이 엉덩이로 내려가, 움직일 때마다 양쪽 엉덩이가 당기는 증세가 나타났다. 사타구니도 시큰거리며 아팠다. 시간이 더 흐르면서 증세는 더 아래로 내려가 허벅지, 종아리를 거쳐 마침내 발끝까지 통증이 뻗쳤다.

그 와중에 중국으로 골프 여행을 떠났다가 좌절했다. 허리, 양쪽 엉덩이, 양쪽 다리 등으로 통증이 옮겨 다녀 다리가 멋대로 흔들거리는 등 힘이 빠진 것이다. 그는 필드에서 5m도 걷지 못하는 신세가 돼, 여행을 대충 마치고 돌아오는 비행기에 몸을 실어야 했다.

이튿날 병원을 찾아 정밀검사를 받은 결과 척추관협착증이란 진단이 나왔다. 의사는 척추에서 양다리로 내려가는 말초신경이 눌려 납작해진 상태라며, 수술해야 통증을 줄일 수 있다고 말했다. 그는 수술만큼은 부담스러워 피하고 싶은 마음이 컸다. 집에 돌아와 며칠 고민하다가 규칙적인 운동으로 증세를 완화해보기로 했다.

그는 걷기 운동을 시작했다. 몇 미터 걸은 뒤, 길가에 앉아 쉬었다가, 다시 걷곤 했다. 날마다 계속 실천하자 보행 거리가 점점 확대됐다. 학교 운동장을 몇 바퀴씩 돌 수 있게 됐다. 단번에 1~2㎞를 보행할 수 있을 정도로 다리에 힘이 들어갔다. 그런데 통증은 가시지 않았다. 약을 꼬박꼬박 먹고, 운동을 착실히 했는데도 그런 상황이니 머릿속이 복잡해졌다.

그 무렵 그의 뇌리에 내가 스쳐 지나갔다고 한다. 자율치료법? 진동요법? 하늘치료법?

그는 의문부호를 그리며 평소 내가 강조한 이야기를 곰곰 새김질해 봤지만, 감이 잘 잡히지 않았다고 한다. 그러던 어느 날, 언론 보도를 통해 내가 『기적의 마음 의술(醫術) 자율치료법』이란 책을 출판한 것을 알고 생각을 바꿔 보기로 했다고 한다.

'그래? 이 사람이 자꾸 특이한 얘기를 하는데, 한번 알아볼까? 뭔가 확실한 것이 있으니까 계속 같은 주장을 하고 책도 펴내는 것 아닐까?'

그는 고정관념을 내려놓고 나를 향해 마음을 열었다. 어차피 현실적으로는 수술 외에 달리 답이 없었기에, 밑져야 본전이란 생각으로. 더욱이 이 치료법은 치료비가 전혀 들지 않는 방법이라고 하니, 실패해도 손해날 것 없겠다는 판단이 들었다.

그는 택배로 책을 주문해 통독했다. 병원치료와 완전히 다른 치료법에 고개가 갸웃거려졌지만, 몇 번 반복해 읽자 조금씩 이해가 가더라고 했다. 책에 자세히 적힌 대로 거실 바닥에 홑이불을 깔고 반듯이 누웠다. 나름대로 의식을 이완하고 허리에 주의 집중해 진동을 유도했으나, 잘 실천되지 않았다.

여러 날에 걸쳐 여러 번 시도한 끝에 어느 날 드디어 허리에 반응이 걸렸다. 어떤 묵직한 느낌이 요추를 감아 돌더니 강도가 점점 더 세졌다. 그 힘은 한동안 요추를 세게 잡아주더니 스트레칭할 때처럼 그 부위를 쭉쭉 펴주었다고 한다. 그러자 **허리가 시원해지며 통증이 빠졌다**고 한다.

'햐, 고것 참 신기하네! 안에서 자율적인 치료가 일어나는구먼.'

그는 감탄하며 무르팍을 쳤다.

그는 다음 날도 진동을 유도했고, 허리에 비슷한 반응이 일어나며 시원하고 기분 좋은 느낌이 지나다녔다고 했다.

그는 날마다 진동을 유도하는 재미에 빠졌다. **진동요법의 역량이 조금씩 향상되면서 엉덩이와 사타구니, 그리고 다리로도 긍정적인 영향이 미쳤다.** 이렇게 몇 달간 진동요법에 푹 빠져 지내다 보니 어느새 이 건강법의 고수가 돼 있었다고 한다.

요즘 그는 아침, 저녁으로 진동요법을 즐긴다. 그에겐 최고의 취미활동이자 내적 생활 스포츠다. 진동을 유도하기에 앞서 누워 차렷 자세를 하며 몸을 쭉 편다. 그런 상태로 전신이완을 하고, 척추관협착증이 있던 천추 부위에 주의 집중한다. 잠시 후 그곳에 묵직한 반응이 올라온다. 그런 다음엔 한의원에서 침 맞을 때처럼 무언가가 콕콕 찌르고, 툭툭 치며,

가려운 데를 살살 긁어주는 것 같은 현상도 일어난다. 누군가가 넉넉한 손길로 어루만져 주는 듯한 느낌도 올라온다. 시원하며 매우 기분이 좋아진다.

좀더 진동 유도에 집중하면 엉덩이가 흔들리기도 한다. 양쪽 엉덩이가 신들린 듯 좌우로 움직인다. 그러다가 진동은 좌골과 사타구니를 거쳐 양쪽 허벅지, 무릎, 종아리, 그리고 마침내 발목과 발바닥까지 내려가며 시원한 느낌을 선사한다.

때로는 자세를 바꿔가며 진동을 유도하기도 한다. 간혹 그는 누운 자세로 두 팔을 치켜 올려 전신을 두 젓가락 같은 양태로 만든다. 이렇게 하면 양쪽의 어깨와 어깻죽지, 팔뚝, 등판 등이 당겨지듯 텐션이 부여되는 것이 느껴진다. 그런 자세에서 진동을 유도하면 어깨, 어깻죽지, 팔뚝 등에 묵직한 느낌이 올라오며, 그런 반응이 척추에 오르내리다가 양쪽 다리까지 확산된다. 그 과정에서 양쪽 무릎과 발목에 푸드덕거리며 진동이 올라오기도 한다. 이 같은 **작업을 한바탕하고 일어나면 양다리가 훨씬 더 가벼워지고, 척추가 시원하게 뚫린다**고 한다.

이렇게 날마다 진동요법에 젖어 지내다 보니 **이제는 예전처럼 허리가 시큰거리며 아프거나 다리가 불쾌하게 힘 빠질 일이 없다.** 항상 몸이 상쾌하며 불편한 데가 없다. 그는 농사일로 몸을 많이 쓰는 생활을 한다. 하루에 채소 모종을 수백 개씩 옮겨심기도 하고, 무거운 비료 포대들을 짊어지고 나르기도 한다. 저녁이면 피곤이 엄습한다. 그때 진동을 걸어주면 몸은 언제 그랬냐는 듯 편안해지면서 행복한 잠 속으로 빠져든다.

손 씨는 나에게 항상 미안함과 고마움을 느낀다고 말했다. "최고의 건강비법을 전해준 데 대해 감사함을 잊지 않고 있다"며 "언제 신세를 갚아야 할지 모르겠다"는 웃음 섞인 말과 함께 밝은 표정을 보인다.

그의 허리와 하체로는 날마다 '하늘 약' 기운이 소리 없이 흘러다니는 것과 같다. 의학적으로는 혈액이 잘 돌고, 그 혈액을 따라 영양소와 산소, 줄기세포 등이 활발히 이동해 세포에 활력을 주며 근육, 인대, 힘줄, 연골, 혈관, 신경 등이 강화돼 병반 부위가 원천적으로 재생되는 것으로 설명할 수 있다. 그 과정에서 각종 호르몬과 신경전달물질의 작용이 균형을 이루며 면역기능이 강화되는 등의 효과가 나타나는 것으로 보인다. 진동이란 위대한 자율치료 반응이 이 모든 것을 가능케 한다.

그는 최근에는 진동의 힘이 약화했다고 말한다. 이는 치료가 웬만큼 진행돼 신체가 치유반응을 더 이상 필요로 하지 않는다는 것을 의미한다. 그럼에도 불구하고 그는 시간 날 때마다 몸을 쭉 뻗고 마음을 내려놓는 습관을 잊지 않는다. **혈압과 혈당이 정상이고 기타 몸에 아픈 데가 없어 날마다 편안한 마음으로 자율적 치료를 즐기고 있다.**

사례14 - 진동요법으로 체력 다진 오누이

# 동맥경화증 & 위암 다스리다

• 김명현 씨(67세) : 동맥경화증, 고지혈증
• 김윤희 씨(76세) : 위암

　김명현 씨(67세)는 비교적 건강한 사람이다. 부모에게서 대체로 좋은 유전자를 물려받은 덕분인지 평생 질병으로 병원 찾은 일이 별로 없다. 젊을 때 몇 개월 동안 결핵 치료를 받았고 최근 동맥경화와 고지혈증 등으로 잠시 병원 신세를 졌지만, 그 외엔 큰 탈이 없었다. 필자가 오지건강법으로 관찰한 결과 심장과 폐 기능이 다소 약할 뿐, 오장육부가 대체로 건강하게 기능하는 것을 알 수 있었다.

　관상동맥의 동맥경화 진행으로 심장 기능이 다소 약해져 왼쪽 팔과 손가락이 간혹 저린 경우가 있으나 무시해도 좋을 정도였다. 만보 걷기 운동과 아파트 계단 오르기 등을 실천하고 탁구도 즐기는 등 운동도 적절히 하는 사람이다. 일상적으로 무리하지 않고 명상을 즐기는 등 매우 건전한 생활을 영위해온 장본인이다.

　그는 필자에게서 진동요법을 배워 효과적으로 실천하고 있는 대표적인 사람이다. 처음에는 상반신이 좌우로 꺾이는 형태의 진동이 나타나곤 했다. 이는 체질적으로 심장이나 폐가 허약한 이들에게서 흔히 생겨나는 자율적 반응이다. 일정 기간 이런 현상이 반복되더니 **가슴 안쪽이 시원하며 든든해져, 동맥경화와 고지혈증 증상 완화에 상당히 도움 됐다.**

그 후로도 진동요법을 매일같이 실천해 늘 좋은 컨디션을 유지했다. 그는 여행업과 보험업으로 일상이 매우 바쁘다. 영업활동을 하다 보니 고객을 대하고 해외를 오가느라 쉴 겨를이 없다. 그렇지만 집에서든, 출장지 호텔에서든 잠들기 전후에 꼭 진동요법을 실천한다.

잠자리에 들면 하루 일을 마감하고 정리하듯 내면으로 침잠한다. 낮에 말똥말똥하던 의식이 한없이 약화한 순간, 몸에서 진동이 기지개를 켠다. 진동은 신체 여기저기서 꼼지락거리며 일어난다. 어깨, 가슴, 어깻죽지, 허리, 사타구니, 아랫배 등 의식을 옮겨가는 부위마다 꼬물거린다. 때로는 육체 깊은 부위에서 일어나기도 하고, 전신에서 동시다발적으로 나타나기도 한다. 피로감이 몰려 있는 부위에서는 육중한 느낌으로 다가오고, 그렇지 않은 부위에는 여리게 지나간다. 어떤 치유의 손길이 신기에 가까운 재주로 마사지를 해주는 것 같다. 이렇게 **한두 차례 진동요법을 실천하고 나면 피로감이 완화되고 전신이 나른해져 자신도 모르게 깊은 잠의 나락으로 떨어진다.**

새벽에 잠에서 깨어나면 다시 진동을 건다. 그 시간대는 전신이 저절로 충분히 이완돼 있고, 아직 잠에 취해 있는 상태여서 생각만 일으키면 진동이 쉽게 올라온다. 자신의 '마음의 눈'은 잠시 몸밖 허공에 머물며 몸을 지그시 내려다보고 있는 듯하다. **마음의 눈이 옮겨가는 부위마다 진동이 따라다닌다.** 뇌, 목덜미, 어깨, 등판, 상체, 사타구니, 하체 등을 훑어 내려

**간다. 이렇게 몇 바탕 하고 나면 전신이 개운해진다.**

그는 이런 방식으로 날마다 상쾌한 하루를 시작한다. 진종일 일하고 다니다 저녁에 피로감이 몰려들면 이와 같은 방법으로 신체를 다스려 언제나 활력 있는 인생길을 오간다.

김 씨는 심신 건강을 위해 종종 차크라 체조도 실천하고 있다. 이를 위해 우선 두 발을 다소 벌리고 바닥에 똑바로 서서 상체를 앞뒤로 굽혀준다. 앞으로 굽힐 때는 손바닥이 바닥에 닿을 때까지 허리를 꺾고 그 자세로 5분 정도 버틴다. 그런 다음 상체를 서서히 일으켜 잠깐 숨을 고른다. 그런 다음 상체를 뒤로 젖힌다. 즉, 머리와 윗몸이 뒤로 넘어가 활처럼 휘게 만든다. 이 자세로 역시 5분 정도 버틴다. 그런 다음 다시 상체를 직각이 되게 일으키고 숨 고르기를 한다. 이런 차크라 체조를 한 시간 정도 반복한다.

차크라 체조는 초보자에게는 숨이 차지만 익숙해지면 별로 힘들지 않다고 한다. 고도로 숙달되면 상체를 뒤로 젖힐 때 머리가 바닥에 닿을 정도로 몸이 유연해진다고도 한다. 이 체조는 백회부터 엉덩이에 이르기까지 차크라가 활성화되도록 하는 데 도움 준다. 그래서 체조를 마치면 뜨거운 기운이 머릿속과 가슴, 허리 등으로 옮겨 다닌다.

이렇게 체조로 몸에서 온기가 돌게 한 다음 요가 자세로 앉아 복식호흡을 하며 명상에 들어간다. 이때 진동이 몸을 타기 시작한다. 우선 머리가 좌우로 돌아가거나 이리저리 꺾인다. 이는 자기 의지와 상관없이 자율적으로 돌고 꺾이는 현상이다. 목 주위의 막힌 것을 풀어줘 혈액과 호르몬 등의 흐름을 원활히 하기 위한 인체의 자동 반응이다. 다음으로 어깨와 팔이 흔들리고, 엉덩이가 좌우로 들썩거린다. 이 역시 신체의 각종 흐름을 선순환시키기 위한 자율적인 반응이다. 이 같은 치유반응이 일어나도록 그가 하는 마음의 작업은, 온몸을 우주 대자연의 품에 맡기는 것이다. 자신을 온전히 놓아버리는 것이다. 그러면 우주의 조화로운 세계와 연결돼 신체의 부조화와 무질서가 바로잡힌다.

그에게는 이렇듯 진동요법이 생활화돼 있다. 진동 부르기를 일상화하며 틈틈이 운동도 병행하니 질병이 침노할 틈이 없다. 지상의 병원들은 그가 찾을 일이 거의 없다. 고작해야 몇 년에 한 번 정도 건강검진을 위해 들르는 정도다.

김 씨에게는 하늘치료와 관련한 최고의 순간들이 있다. 간혹 심신이 편안하고 여유로울 때 진동 유도를 통해 혼자만의 환희심에 잠긴다. 방법은 이렇다. 방에 누워 전신을 늘어뜨리고 생각도 내려놓는다. 심신을 온전히 놓아버린다. 마치 우주의 아늑한 자궁 속으로 회귀한 듯 몽롱하고 노곤한 신체를 만든다. 그런 상태에서 머리부터 발끝까지 진동이 흐르게 한다. 이때는 신체가 건강한 상태이므로 강한 진동은 일어나지 않는다. 다만 **부드럽고 여린 진동이 마치 비단결처럼 전신을 행복하게 휘감는다.** 또는 시냇물이 봄 햇살 아래 명랑하게 흐르며 대지를 적시듯 진동 에너지가 전신을 부드럽게 마사지하며 오르내린다. 그는 평화롭고 황홀하게 다가와 환희심이 솟구치게 만드는 이런 진동이야말로 최고의 것이라고 생각한다.

이렇게 김 씨에게는 나름대로 독특하게 '하늘병원이 열리고 닫힌다. 매일같이 최고의 건강과 행복을 일궈낼 수 있는 비가시적(非可視的)인 장소와 수단이 비용 수반 없이 제공된다.

김 씨는 누이(김윤희, 76세)와 관련한 애환이 있다. 미국 시민권자로 살던 그녀는 7년 전 영구 귀국했다. 위암이 악화해 고국에 돌아가 고향 산천에서 마지막 생을 보낼 수 있기를 원했다. 의사는 말기 위암이어서 수술이 곤란하며 수명이 2개월 정도밖에 남지 않았을 것으로 추측했다. 그런 그녀를 저세상 가는 길목에서 돌려세운 것이 바로 그다.

　김 씨는 진동요법과 그 실천방법을 누이에게 가르쳤고, 그녀는 조용히 실천했다. 여러 날 동안 수시로 복부 깊은 곳에서 진동이 격렬하게 올라왔다. 때로는 어떤 묵직한 기운이 위장을 주무르는 반응이 일어났고, 욱신거리는 느낌이 위장을 관통하기도 했다. 매우 기분 좋은 자극이 위장을 따뜻하게 감싸는 때도 있었다. 이들 진동 현상을 체험할 때마다 암 덩어리의 기세가 약화하고 몸에서 활력이 솟는 것을 느꼈다. 진동요법을 실천하고 두어 달 지나 병원에서 검사를 받았을 때, **암 종괴의 크기가 4분의 1로 줄어든 것으로 나타나 담당 주치의는 고개를 갸웃거렸다.**

　**그 후 암 덩어리는 7년 동안 매우 기세가 꺾인 채 몸 주인과 동거하고 있다.** 그녀가 이렇게 되기까지는 성능 우수한 양약 등의 도움도 있었겠지만, 마음약인 진동의 힘 또한 무시할 수 없었을 것이라는 데 본인과 가족이 공감하고 있다.

　그들 오누이는 옹이처럼 박혀 있던 질병의 어려움을 뒤로하고 이제 긍정의 인생길을 가벼운 기분으로 걸어가고 있다. 그 인생길은 비록 장미꽃 깔린 탄탄대로는 아니지만, 사랑과 감사로 가득해 만족스럽다고 김 씨는 말한다.

**사례15 – 생명의 동아줄 잡다**

# 몸에 반전 일으켜
# 만성질환 뒤집기

• 오병직 씨(62세) : 중풍, 전립샘비대증, 과민성대장증후군, 고혈압, 고지혈증, 요통, 무릎관절염, 오십견, 기관지확장증, 성대결절

    환자에게 하늘치료를 달성시키기란 결코 간단한 일이 아니다. 병원치료에 익숙한 이에게 내면에서 변화를 일으켜 스스로 몸을 다스리게 하는 자율치료는 엉뚱한 얘기로 들리기 쉽다.
    그래서 나는 그동안 많은 환자에 대한 치료 달성에 실패했다. 특히 초기에는 스무 명 정도 가르치면 그중 한 명이 알아듣고 따라올 정도로 성공 비율이 낮았다.
    그렇지만 오랫동안 환자들을 대하며 시행착오를 되풀이하다 보니 내게도 요령과 비법이 생겼다. 요즘 나를 찾는 환자들은 거의 다 이 건강법을 터득한다. 내 앞에서 치료 효과가 폭발적으로 올라와 전신이 뒤집어지곤 한다. 이렇게 하고 나면 환자는 스스로 감동해 내 손을 덥석 잡으며 종종 "살려주셔서 감사합니다." 라고 말하기도 한다.
    환자에게 치유반응이 제대로 일어나게 하는 지름길은 자세를 잘 잡아

주는 것이다. 척추를 상하좌우로 적절히 벌려주고 사지 관절과 어깨, 목 등을 풀어준다. 이렇게 준비 자세를 갖추면 벌어진 육체의 틈으로 기혈이 잘 돌 수 있게 되고, 그 상태에서 정성을 기울이면 진동이 무리 없이 올라오게 된다.

이에 앞서 자세한 문진(問診)을 통해 질병의 종류와 통증의 위치를 파악하고, 그곳을 진동요법 목표 부위로 삼게 한다. 진동요법을 제대로 실천하는 동영상이나 전문가의 실기(實技)를 보여주는 것도 감동을 이끌어 실천을 유도하는 데 도움 된다. 그리고 환자의 심리적 안정을 위해 고요하고 안락한 장소를 제공하는 일도 중요하다. 지금의 '하늘병원 진료실은 고도의 심리치료가 필요한 환자의 마음 안정에 매우 적합한 공간이다.

과거 이 같은 점들을 소홀히 해 환자 치료에 진척을 잘 나타내지 못했던 일들이 후회로 남는다. 지금도 기공이나 마음치유 등을 가르치는 곳에서 이 같은 중요한 사항들을 간과해 환자를 여러 달, 혹은 여러 해 동안 공회전하게 하는 경우들이 적지 않아 안타까움을 남긴다.

오병직 씨(62세)는 나의 직장 후배다. 과거 샐러리맨 시절 나와 같은 부서에서 오랫동안 동고동락하며 지낸 사이다. 그 당시 회사에서 전체 직원들이 모인 가운데 어느 대학 운동장을 빌려 체육행사를 가진 적 있다. 오 씨는 그날 몇몇이 조를 짜 함께 축구 시합을 했다.

경기가 한창 무르익어 갈 무렵, 돌발 상황이 벌어졌다. 오 씨가 공을 몰다가 상대편 선수와 충돌해 바닥에 쓰러진 것이다. 그는 정신 줄을 놓았고, 경기가 중단됐다. 직원들이 웅성거리며 고꾸라진 그 주위에 몰려들었다.

그때 한 직원이 팔을 걷어붙이고 나섰다. 그는 평소 침술 공부를 많이 해 침 치료에 능한 사람이었다. 그가 휴대하고 있던 침을 꺼내 급히 주요 경혈 부위를 찌르자 얼마 후 오 씨는 의식을 되찾았다. 걱정하던 직원들이 우와! 하며 박수를 쳤다.

그렇게 해서 다행히 위기를 모면했지만, 그 사건 이후 그는 한동안 다소 풀죽은 모습으로 지내는 것을 종종 관찰할 수 있었다. 그는 사고 당시 돌발적으로 뇌경색에 빠졌던 것 같다고 말했다. 그러면서 선친 얘기를 덧붙였다. 그의 선친도 뇌경색으로 여러 해 병석에서 지내다 몇 해 전 유명을 달리했다. 그는 집안에 뇌중풍 내력이 있어 자신의 앞날도 불안하다고 했다.

그는 중풍의 덫에 걸리지 않기 위해 가능하면 스트레스를 덜 받으려 노력하는 모습을 보였다. 근무 중 의자에서 일어나 어깨와 목이 뭉치지 않도록 자주 풀어주는 동작을 취했다. 속보와 조깅 등 유산소 운동도 생활화했다. 지나친 음주를 피했고, 성당에 다니며 마음의 평화를 찾는 삶을 지속했다.

나는 그 무렵부터 그에게 진동요법을 권유했다. 이 건강법의 원리를 설명하자 그는 호기심 어린 표정을 지었다. 나는 점심 식사 자리나 커피숍 등에서 반복적으로 원리를 이해시키고 실천방법을 교육했다. 그는 집에 돌아가 조석으로 실천을 시도했지만, 이 건강법을 달성하지는 못했다. 종내에는 자신은 진동요법과 인연이 없는 것 같다고 말하며 관심을 건강식품 등 다른 데로 돌렸다.

그 후 직장에서 퇴직한 나는 여러 해가 흐른 뒤 그를 다시 만날 수 있었다. 그 사이 그는 세월의 강이 거세게 흘렀는지 얼굴에 노화가 진행된 모습을 확인할 수 있었다. ﾞ하늘병원을 드나들며 진동요법을 실천하는 이들은 몇 년 만에 만나도 노화가 진행된 표정을 찾아보기 힘들다. 오히려 역노화 현상이 일어나, 더 싱그럽고 젊어진 모습을 발견하게 된다. 반면 머리숱이 더 빠지고 이마에 주름살이 늘어난 그가 가슴을 저미게 했다.

나는 그에게 다시금 진동요법을 적극적으로 배워 볼 것을 권했다. 분위기 좋은 호숫가 레스토랑에서 식사한 후 커피숍에 들어가 열성을 다해 이 건강법의 이치를 설명해주었다. 그 후에도 두 차례 더 만나 공원 등지에서 진동요법에 대해 개인 교습을 했다. 그렇지만 역시 그는 공회전을 반복했다.

그러다가 얼마 전 다른 용무로 오 씨를 다시 만났다. 여전히 그는 세월의 갈기에 얻어맞은 표정이 역력했다. 볼일을 끝내고 차를 마시는 자리에서 그의 건강 상태를 살펴보았다. 누구나 환갑이 넘으면 세월의 더께에 눌려 육체가 무너지는 것을 피할 수 없는 것인가. 퇴행성 변화를 방어하고 질병을 내쫓기 위해 하늘치료를 받아들이는 것이지만, 이를 실천하지 못하면 육체는 버텨낼 수 없다. 그는 말문을 열고 천천히 고백하듯 내게 말했다.

"오줌과 대변이 참기 어려울만큼 급박해지는 때가 있어요. 허리도 무지근하고, 양쪽 무릎도 불편해요. 가래도 자주 올라오고, 고혈압약과 고지혈증약을 복용하고 있어요. 발기력도 많이 떨어졌지요. 어깨와 등판도 뭉치고 굳어져, 양팔이 뒤로 잘 올라가지 않습니다. 기침, 가래도 많이 올라옵니다. 성대결절도 있고요."

환자의 이러한 신체 콤플레인만 들어도 나는 그의 장기가 어떤 상태인지 대충 가늠할 수 있다. 급박뇨와 발기력 약화는 정력이 약화했음을 말해주는 신호다. 정력 약화는 신장 기능 저하와 연관된다. 또 신허요통(腎虛腰痛)이란 옛말도 있듯이 신장이 허하기 때문에 요통이 따른다고 볼 수 있다. 대변이 급박한 것은 대장 기능의 무력화를, 가래가 끓는 것은 폐 기능의 약화를 의미한다. 또 고혈압약과 고지혈증약을 복용하는 것은 심혈관계 기능이 약화했기 때문이다. 이는 그의 집안의 중풍 내력이 현재진행형인 것을 의미한다.

뇌혈관, 심장, 폐, 콩팥, 대장, 그리고 어깨 및 무릎관절, 성대 등 수리해야 할 부분이 많은 신체임을 한눈에 파악할 수 있었다. 병명으로 친다면 중풍, 전립샘비대증, 과민성대장증후군, 고혈압, 고지혈증, 요통, 무릎관절염, 오십견, 기관지확장증, 성대결절 등이 뒤엉켜 있는 신체로 판단됐다. 오 씨는 병을 고치려고 병원을 여러 곳 드나들었지만, 대부분 만성질환이어서 치료하지 못하고 계속 약만 먹어야 했다고 한숨 섞어가며 말했다.

그날 그를 '하늘병원 진료실로 데리고 왔다. 스마트폰을 열어, 그동안 이곳에 찾아와 진동 현상이 전격적으로 일어난 환자들의 동영상을 몇 건 보여주자 그는 상당히 감동하는 듯했다. 다음 차례로 바닥의 카펫 깔린 자리에서 훈련 조교가 실제로 진동을 유도해 실천하는 장면을 연출했다. 조교의 척추가 활처럼 구부러져 상체가 허공에 치솟고, 고개가 들렸다 내려갔다 하는 동작이 오토매틱으로 연출되자 그의 시선은 그 광경에 한없이 빨려 들어갔다.

조교가 연출을 마치고 물러난 카펫 위에 그를 눕혔다. 그는 팔다리를 늘어뜨린 채 거의 차렷 자세로 누웠다. 그에게 척추를 상하좌우로 스트레칭하고 어깨와 목, 그리고 사지의 관절을 적절히 풀어줄 것을 주문했다.

전신을 충분히 이완할 것도 요구했다. 마치 커다란 고무풍선의 바람을 빼
듯 온몸의 힘과 헛김을 충분히 빼주라고 했다. 그리고는 콩팥, 대장, 허리,
사타구니 등의 부위를 마음으로 보쌈하듯 싸잡아 의식을 거기에 접목하
라고 했다. 그곳이 주요 치료 부위이기 때문이다. 의식은 한없이 약화해
몽롱한 상태로 갖다 붙일 것을 주문했다. 치료가 진행되는 동안 내내 그
렇게 해야 하며, 그 의식이 다른 곳으로 흩어져서는 안 된다고 설명했다.
이와 더불어 치료 부위도 부분적으로 한 번 더 힘을 빼줄 것을 주문했다.

"그렇게 '전신'과 치료 부위의 '부분'을 오가면서 힘을 반복적으로 충분
히 빼줘야 합니다. 그리고 그렇게 의식이 머무는 부위를 치료목표 부위로
삼고 마음으로 그 부위를 확대해 대자연에게, 혹은 하느님께 드러내 보이
는 것입니다. 여기가 아프다고 호소하면서 어떤 영험한 치유의 손길이 등
장해 고쳐주기를 간절히 소망하는 것입니다. 그러면 실제로 그런 현상이
일어나 치유가 진행됩니다."

나는 치유의 손길이 등장하는 원리도 속삭이듯 설명해주었다. 인간의
뇌는 현실과 상상을 잘 구분하지 못한다. 주인이 골똘히 어떤 상상을 하
면 그것을 현실로 받아들여 작용한다. 즉, 주인이 영험한 치유의 손길이
등장해 병증 부위를 어루만져 치료해주는 것을 상상하면 그에 안성맞춤
인 약물을 작동시킨다. 그 순간 뇌하수체 등에서 각종 호르몬이 분출되
고 오만 가지 신경전달물질이 작동되는 등 신비한 반응들이 일어나 하늘
약 역할을 한다. 주인의 간절함에 부합하는 하늘약이 자동으로 분출되고
목표 부위에 수용돼 치유가 달성된다. 종교적으로 설명한다면 이때 치유
의 기적이 일어나는 것이다.

그는 나의 설명을 귓바퀴로 건져 들이며 깊디깊게 마음의 심연으로 내

려가는 듯했다.

그렇게 약 10분의 시간이 흘렀을 무렵이다. 훈련 조교의 연출이 감동을 준 덕분인지, 아니면 영험한 치유의 손길에 대한 나의 나긋나긋한 설명이 먹힌 것인지, 그는 손가락과 발가락이 약간씩 꼼지락거리기 시작했다. 한동안 그런 진동이 반복되는 듯했지만, 몇 분이 더 흐르도록 뚜렷하게 큰 진동 현상은 겉으로 나타나지 않았다.

나는 그의 자세를 바꿔주었다. 이번에는 양팔을 번쩍 들어 올려 전신을 두 젓가락 자세로 만들도록 했다. 이렇게 하면 양팔과 양어깨, 목, 양쪽 어깻죽지, 척추, 등판 그리고 양다리까지 몸 전체적으로 텐션이 확보된다. 진동은 그렇게 텐션이 올라왔을 때 이를 물리치려고 등장하는 경향이 있다. 이런 자세로 진동을 유도할 것을 주문하고 기다리자, 아닌 게 아니라 얼마 후 전신이 진동 반응을 일으키기 시작했다. 어깨와 목이 꿈틀대고, 복부가 출렁거리더니, 양팔과 양다리도 푸드덕거리는 게 아닌가.

전신이 물 흐르듯 진동의 물결에 휩싸였다. 그런 감동적인 광경이 20여 분간 이어졌다. 그는 어떤 황홀경에 들어가 돌아 나오지 못하는 표정이 역력했다.

마침내 그는 진동 유도를 끝내고 현실로 돌아왔다. 그런 그에게 팔다리와 등뼈를 스트레칭하고 꺾어 마지막으로 남아 있는 탁기를 몰아내라고 주문했다. 그는 내 지시를 따른 뒤 서서히 상체를 일으켜 말했다.

"몸이 개운해졌어요. 전신이 가뿐하네요."

나는 진동요법 달성을 축하한다며 기쁜 마음으로 그의 손을 잡았다.

"진동이 올라오는 동안 몸에서 어떤 감각이 느껴지던가요?"

"여기저기가 꼼지락거리기도 하고 찌릿찌릿한 느낌이 들기도 했어요.

묵직한 느낌도 몸을 관통하는 것 같기도 했고요. 하여간 아주 기분 좋은 느낌들이었습니다."

"바로 그겁니다. 그렇게 치유 에너지가 일어나 병증을 물리치게 됩니다. 기혈이 잘 돌고 노폐물이 빠져나가는 과정에서 다가오는 느낌들입니다. 혈액을 따라서 영양소와 산소가 공급되고, 줄기세포와 호르몬 등이 이동해 세포에 활력을 주어 죽은 조직이 재생됩니다. 그렇게 해서 질병이 치료되는 거예요."

그는 고개를 끄덕거리며 행복한 웃음을 지어 보였다.

그날 귀가한 그는 다음날 내게 카카오톡 문자를 보내왔다.

'어제 큰 건강 선물을 받았네요. 집에 와서 다시 해보니 금방 되었네요. 새벽에도 잘 됐고요. 앞으로 점점 더 발전시켜 나가겠습니다.'

나는 바로 답장을 보냈다.

'고수가 돼서 주위 아프고 가난한 사람들 많이 도와주세요.'

그리고 세월이 몇 달 더 흐른 뒤 그에게서 전화가 걸려 왔다.

**"이제는 소·대변 급박해지던 증상이 완전히 사라졌어요. 허리와 무릎도 아프지 않아요. 가래도 안 올라오고, 굳어져 있던 목과 어깨 근육도 많이 풀렸어요. 성대결절도 사라졌고요. 몸이 전체적으로 많이 유연해지고 편안해졌습니다. 정말 고맙습니다."**

그렇다고 해서 그의 질병이 100% 사라졌다고는 볼 수 없을 것이다. 집안의 중풍 내력과 그로 인한 그의 중풍 기질은 그가 앞으로도 꾸준히 다스려야 할 부분이다. 신체 경직 현상과 허리·무릎 통증, 급박뇨 등도 지금은 정성껏 노력해 통제하고 있지만, 퇴행성 변화가 가속화 하면서 언제 다시 신체 주인을 괴롭힐지 모른다. 그러므로 그는 이제부터 진동요법 실천을 좀더 심화하고 고도화하는 노력을 기울여야 한다.

이런 그에게 가장 중요한 것은 척추와 뇌를 중심으로 일으키는 육중한 진동이다. 척추와 뇌는 온몸의 지휘 통제권을 가진 중추신경(척수신경과 뇌신경)이 몰려 있는 자리이다. 정수리 부위에서부터 시작해 시상, 시상하부, 뇌하수체, 중간뇌, 다리뇌, 숨뇌 등을 뚫고 이어서 경추, 흉추, 요추, 천추, 미추까지 이어지는 중추신경을 진정성 있게 위무하는 작업이 필요하다. 이를 매일같이 실천해 중추신경을 자유자재로 컨트롤할 수 있을 정도까지 능력을 향상시켜야 한다.

그런 다음 중추신경의 치유반응을 장기와 사지로 쭉쭉 확산해 전신의 안정과 조화를 도모할 줄 알아야 한다. 이런 경지까지 다다르면 중풍을 비롯한 여러 가지 난치병이 결코 그에게 덮치지 못한다. 유전성 질환이라 하더라도 고약한 유전자의 발현을 억제해, 그 유전자가 신체를 공격하지 못하도록 충분히 다스릴 수 있다.

오 씨는 요즘 이렇게 진동요법 능력을 고도화하는 일에 푹 빠져 지내고 있다. 간혹 전화 통화를 하다 보면 그의 능력이 점점 심화하고 있는 것을 확인할 수 있다. 이제 그는 하늘에서 내려온 '생명의 동아줄'을 잡은 셈이다. 이 동아줄을 놓치지만 않는다면 그는 나머지 인생살이 과정에서 탄탄한 신체를 유지할 수 있을 것으로 판단된다. 요즘 그는 나에게 진 신세를 갚기라도 하듯 자신의 영역에서 나름대로 난치병, 만성질환 환자들에게 진동요법을 전파하기도 한다. 그의 치료 성공이 가져다주는 보람은 또한 나의 보람이 되고 있다.

사례16 – 마음 가난한 사람에게 찾아온 복

# 전신진동 생활화해
# 신체 조화 회복

• 김길환 씨(67세) : 발기부전, 요통, 어깨·견갑골 강직, 만성위염, 고콜레스테롤혈
　　　　　　　　증, 황반변성

　　김길환 씨(67세)는 필자의 고등학교 동창이다. 중학교에서 국어 교사로 지내다 교장직을 끝으로 은퇴해 후반기 인생을 조용히 보내고 있다.
　　얼마 전 그에게서 안타까운 전화가 걸려 왔다. 함께 교편을 잡다가 비슷한 시기에 퇴직한 전직 교사가 있는데, 시력을 거의 상실해 고생한다는 얘기였다.
　　"녹내장으로 병원치료를 계속 받았는데, 증세가 심해져서 지금은 거의 보지 못하는 상태야. 이런 환자도 고칠 수 있어요?"
　　그 순간, 예수가 소경을 눈뜨게 했다는 신약성서 일화가 뇌리를 스쳤다. 이런 환자는 예수 정도 초능력이 아니고는 치료할 수 없다. 그런데 이 환자를 치료해 시력이 정상으로 돌아오게 할 수 있다면? 아마 의료계가 깜짝 놀랄 사건이 될 것이다. 그동안 어떤 병원에서도 시력 상실 환자의 치료에 성공한 사례가 없다. 진동요법이 좋은 치료법이 될 것 같은 예감이

들었다.

교장 선생이 말을 이어 나갔다.

"그 선생님, 참 딱한 사람이야. 작년에 부인이 암으로 먼저 천국 갔어요. 게다가 나이 많은 딸을 하나 데리고 있는데, 역시 장애인이야. 다운증후군 환자인데, 혼자 생활할 수 없어서 그 선생님이 돌봐줘야 해요. 그렇게 아빠, 딸 간에 뒤엉켜 사는 모습 보자니 너무 안타깝네. 어떻게 도와줄 방법 없겠어요?"

이 대목에서 내 가슴이 저며왔다. 전국에서 찾아오는 환자들을 상대로 일하다 보면 눈물 날만큼 안쓰러운 이들을 종종 본다. 그런 경우 남 일 같지 않아 팔을 걷어붙이게 된다. 이번 경우는 더 심각한 사례인 듯했다.

나는 환자의 사연을 전하는 교장 선생에게 감동했다. 어려움에 빠진 시각장애인을 어떻게 해서든 도와주려는 그의 선한 행동이 가슴을 뭉클하게 했다. 그는 예전에도 그렇게 선한 영향력을 끼치려 노력하며 사는 모습을 보였다. 고교 동창회 모임이 있는 날은 뇌졸중으로 편측마비가 와 잘 걷지 못하는 동창을, 항상 자기 차로 태우고 왔다가 다시 집에까지 데려다주곤 했다. 동창 중 병원 입원환자가 발생하면 꼭 가족처럼 병실을 찾아가 위로해 줬다. 좋은 일 하고도 티를 잘 내지 않았다. 자신을 낮추는 선행이 몸에 배어 있었다.

"교장 선생님, 복 받으시겠어. 천사님 따로 없네요. 그렇게 맨날 남 일을 앞장서서 도와주니…. 장담할 수는 없지만, 가능성이 없진 않을 것 같네. 같이 노력하면 그분이 시력을 일부라도 되찾을 수 있지 않을까 싶은데…."

"그렇다면 한번 만나주게. 내가 데리고 갈 테니까."

그와 나는 며칠 후로 약속 날짜를 정했다.

그런데 그는 통화를 끝내기 전에 다른 부탁을 하나 더 얹었다.

"사실은 나도 환자야. 전립샘비대증 수술받았는데 허리가 아프고, 발기부전 증세가 있어요. 또 위염에다 황반변성 증세도 있으니 내 사정도 살펴봐 줘요. 물론 그 선생님을 먼저 도와주고, 혹시 여력 있으면 나는 그다음에…."

교장 선생은 약속한 날 시각장애인, Y 선생을 안내해 나를 찾아왔다. Y 선생은 얼핏 보아서는 정상인과 다름없었다. 두 눈을 제대로 뜨고 검은 눈동자로 사물을 바라보는 모습이었기 때문이다. 그런데 사정을 자세히 듣고 보니 시력을 거의 상실한 처지였다. 사물이 큰 덩어리로 시야에 들어오지만, 윤곽이나 색깔, 표정 등은 보이지 않는다는 것이었다.

그는 녹내장을 15년간 앓아왔다고 했다. 오른쪽 눈이 먼저 나빠져 수술했지만 실패했고, 그 후 거의 보이지 않는 처지가 됐단다. 왼쪽 눈으로 사물을 분별하다 2~3년 전부터 그 눈마저 시력이 악화해 곤란에 빠졌다. 왼쪽 눈도 두 차례 수술했지만 성공하지 못했다. 줄기세포 시술도 받았으나 효과 없었고, 재야 고수에게 침 시술도 받았으나 마찬가지로 도움 되지 않았다. 책은 물론이고, 스마트폰 동영상 보는 일도 불가능하다고 했다. 우울증에 빠져 딸과 함께 자살하는 상상도 여러 차례 했었다고 고백했다.

나는 그동안 몇몇 환자들의 눈 장애 개선에 도움 준 경험이 있다. 회색빛으로 경직돼 움직이지 않던 파킨슨병 환자의 동공이 부드럽게 돌아가도록 했고, 안면신경 마비로 사시가 된 이의 한쪽 눈을 정상으로 되돌리는 데 성공한 일도 있다. 고도근시 환자의 시력이 1.0으로 회복된 사례도 있다. 이들의 눈이 치료될 때는 전신진동과 함께 동공 주변부에 치유반응이 강력히 올라왔다. 무언가가 눈동자를 꽉 잡았다 놨다 하는 현상이 나타나기도 했고 묵직하거나, 욱신거리거나, 뜨뜻한 느낌이 감돌기도 했다. 그 과정에서 기혈이 원활히 돌아 증상이 개선되고 조직이 재생된 것이다. 재생의학이 내면에서 자율적으로 작동한 것과 다름없다.

그날 상담석에서 내 건강 컨설팅은 주로 Y 선생에게 집중됐다. 교장 선생은 그의 옆자리에서 내 설명을, 마치 Y 선생의 도우미 같은 겸허한 자세로 들었다. 교장 선생은 그동안 내게서 자율치료인 진동요법에 대해 여러 차례 들은 터라 사전지식이 어느 정도 갖춰져 있었다. Y 선생은 병원 등을 통한 타율치료에 매몰돼 살아온 터라, 자율적으로 몸을 고치는 방법에 대한 이해도가 낮았다.

그의 이해도를 높이기 위해 몇 가지 새로운 관점을 제시했다. 자율치료, 곧 진동요법의 세계에서 치료의 주체는 의사나 약사가 아니라 하늘과 자연이라는 점을 상기시켰다. 또 화학 합성약보다 하늘이 내 몸에 상비시킨 천연 약을 활용해야 한다고 강조했다. 천연 약은 각종 호르몬, 신경전달물질, 유익균, 자연살상세포, 백혈구, 줄기세포 등 다양한 형태로 우리 몸안에 준비돼 있다. 이들의 이용을 극대화해 원천적, 종합적으로 치료하는 일이 중요하다고도 말했다.

인체는 각 부위가 유기적으로 연관돼 일정 부위의 질병에 대해 미시적으로만 대응해선 곤란하다. 나무만 보고 숲은 보지 못하는 우를 범할 수 있기 때문이다. 전인적으로 통찰력 있게 대응하고 관련 부위를 종합적으로 다스려야 근본적이고 조화로운 치료를 달성할 수 있다. 이런 점들을 이해시킨 뒤, 문진과 오지건강법(제2장에 설명)을 통해 건강 상태를 점검했다.

Y 선생은 두 눈의 장애 외에 간장과 신장 기능이 취약했다. 그로 인해 염증 해소와 노폐물 배설 기능이 원활하지 못한 상황임을 알 수 있었다. 간장의 취약성은 '소설(疎泄)', 곧 막힌 것을 터주고 염증 등을 밀어내는 기능을 약화해 눈 건강을 저해할 수 있다. 눈에 염증이 쌓이고 기혈이 원활히 돌지 못해 안압이 높아지면 시신경이 훼손돼 녹내장이 유발된다. 이 현상이 악화하면 시력을 상실한다. 신장의 노폐물 처리 어려움도 눈의 증상을 악화하는 데 일조했을 가능성이 있다. 만일 이것이 실제 원인이라면 동공에 대한 외과적 조치만으로는 증상을 다스릴 수 없다. 치료의 출발이 잘못되면 정확한 답이 나올 리 만무하다.

　결국 동공과 간장, 신장 기능을 함께 증진하는 방향으로 치료가 진행돼야 한다는 결론에 이르게 된다. 한의학적으로도 눈 건강은 간장 기능과 직결돼 있어 이 같은 판단이 설득력 있다. 또 간장과 신장 기능 증진을 위해서는 그 상위 신경인 중추신경, 곧 독맥(督脈)의 기능을 향상시킬 필요가 있다. 그러므로 진동요법(제2장에 설명) 실천을 위해 간장, 신장과 척추를 한 데 묶고 이를 동공 및 시신경과 연계해, 이들 영역을 큰 틀에서 치료목표 부위로 설정하는 것이 필요하다. 이 목표 부위에서 치료반응을 성공적으로 일으키고 이를 바탕으로 동공을 정성껏 위무하면, 시간이 흐르면서 천연 약들의 작용으로 시신경과 눈의 모세혈관 등이 복원돼 시력이 회복될 수 있다. 완전 회복은 아닐지라도 부분적인 회복은 가능하리란 판단이 들었다. 문제는 당사자가 얼마나 진정성 있게 몰입해 긍정적 결과를 끌어내느냐에 달려 있다고 Y 선생에게 강조했다.

　나는 설명을 마치고 Y 선생의 얼굴을 쳐다봤다. 왠지 그는 내 설명이 이해하기 어렵다는 듯 미묘한 표정을 지으며 말했다.

"글쎄요, 워낙 처음 듣는 치료법이어서 그런지 긴가민가하네요. 막상 시도하면 실천이 잘 될지 모르겠어요."

"시행착오가 있더라도 잘 몰입하면 목적을 달성할 수 있으니까 긍정적으로 생각하세요."

나는 그런 다음 교장 선생에게 말머리를 향했다. 그는 여러 질환을 갖고 있었으나 Y 선생과 비교할 때 증상이 심각하지는 않았다. 전립샘비대증 수술을 받아 발기부전 증세가 다소 따라다니는 것이 가장 큰 문제였다. 요통도 다소 있다고 했다. 이들 질환은 선천적으로 신장 기능이 약할 때 나타나기 쉽다. 그는 회음부와 신장, 요추 등을 꾸러미로 묶어 치료목표 부위로 삼고 그 부위에서 치료반응을 일으키면 좋은 결과를 얻을 수 있다. 그는 황반변성과 만성위염, 고콜레스테롤혈증 등도 따라다닌다고 했다. 전신진동을 달성해 생활화하면 이들 증상을 전반적으로 다스려 신체 조화를 회복할 수 있다.

이런 설명을 하며 교장 선생에게도 진동요법 실천을 준비할 것을 이야기했다. 그러자 교장 선생은 갑자기 손사래를 치며 말했다.

"아, 나는 일단 그냥 두고, 우리 선생님부터 치료에 집중해줘요. 난 급한 환자가 아니잖아. 이 선생님 문제가 더 중요하니까 그렇게 합시다."

그가 또 겸양의 미덕을 보이며 물러나려 했으나, 나는 어차피 두 사람을 각기 다른 공간에 들어가 치료받게 하면 돼 걱정할 필요 없다며 안심시켰다.

이어서 나는 그들의 신체 상태를 더 점검했다. 직립한 자세로 양팔을 뒤로 꺾어 올리라고 하니, 두 사람 다 양팔이 요추 부근까지만 도달하고 더 이상 치켜지지 않았다. 이는 두 사람 모두 양어깨와 등판이 상당히 많이 굳어져 있다는 얘기다. 어깨와 등판의 강직은 중추신경과 자율신경 기능을 저해하고 장기의 기능에도 부정적 영향을 끼칠 수 있어 적극적으로 풀어줘야 한다. 그러므로 양어깨와 등판도 치료목표 부위로 함께 설정해야 했다.

그들에게 실기에 들어가기 전에 진동요법 실천 도우미인 아내에게 실연을 해보라고 주문했다. 그녀가 진료실 카펫 위에 반듯이 누워 진동을 유도할 때, 그녀의 상체가 위로 올라가며 긴 척추뼈가 활등처럼 꺾이는 진풍경이 연출됐다. 그녀의 머리도 자율적으로 들어 올려졌다가 바닥에 툭 덜어지곤 했다. Y 선생이 사물을 잘 분간할 수 없어, 그 현상을 말로 구체적으로 설명하며 이해를 도왔다. 두 사람은 자율적으로 일어난 그녀의 신체 동작에 감명한 듯했다.

이윽고 실기에 들어갈 차례가 됐다. 두 사람을 각기 다른 방에 뉘어놓고 척추를 길게 늘어뜨린 '만세 자세'로 전신이완과 치료목표 부위 몰입에 집중해 줄 것을 당부했다.

그렇게 하고 두 시간가량 흘렀을 것이다. 그들은 양어깨와 팔에서 다소의 진동을 일으키는 데 성공했을 뿐, 다른 부위에서는 눈에 띄는 신체 변화를 이끌어내지 못했다. 어떻게 해서든 치료목표 부위로 설정한 곳에서 부분진동이 본격화하고 그것이 전신진동으로 확대돼 치유반응이 몸을 관통할 것을 기대했으나, 이는 나의 희망에 불과했다.

그런데 자리를 정리하고 일어난 그들에게, 그 사이 귀한 치료반응들이 스쳐 간 것을 알 수 있었다. 교장 선생이 먼저 말문을 열었다.

"참 신기한 일이 벌어졌다네. 긴 척추뼈가 저절로 꿈틀꿈틀 움직이는 게 아닌가. 척추뼈가 계속 움직이면서 그 영향으로 양쪽 어깨와 등판, 양쪽 팔도 꿈틀거리는 거였지 뭔가. 몸이 붕붕 뜨는 기분이었어. 도대체 어떻게 된 거지?"

순간, 내 입에서 감탄사가 새어 나왔다.

"기막힌 결과구먼. 내적, 자율적 진동이 척추에서 올라온 거야. 최고로 좋은 소식이네. 이걸로 교장 선생님은 건강 로또에 당첨된 것과 다름없어요. 축하합니다!"

"허, 그런가?"

진동은 외적으로 실현되는 것보다 안에서 올라오는 것이 더 강한 치료 효과를 가져오는 경향이다. 특히 척추에 긍정적 자극을 일으키며 올라오는 치료반응은 진동요법의 압권이다. 왜냐면 척추야말로 신경의 최상위 영역, 곧 중추신경이 지나가는 곳이기 때문이다.

각각의 중추신경이 말초신경을 매개로 여러 장기와 근육, 인대, 힘줄, 뼈, 혈관 등 신체 모든 곳에 대해 지배력을 행사한다. 한방에서도 중추신경을 독맥(督脈)이라 하여, 제독같이 정점에서 인체의 중앙선을 따라 위아래를 관통하는 중요한 경맥으로 친다.

사람들은 보통 신체 여기저기에서 진동반응을 일으키다가 진동요법 실천이 원숙한 경지에 이르렀을 때 최종적으로 긴 척추뼈에서 치유반응을 일으키는 데 성공한다. 이렇게 하기까지는 기간이 꽤 걸린다. 필자만 해도 여러 해 동안 지성으로 노력한 덕분에 척추에서 진동을 일으키는 데 성공했다. 척추가 묵직해지거나 뜨뜻해지는 반응을 일으켜 그 치유 에너지를 오장육부와 사지 말단까지 쭉쭉 보내는 노력을 반복한 덕분에, 많은 난치병을 통제하고 비교적 건강한 신체를 회복할 수 있었다. 그런데 그처럼 진동요법을 실천한 당일에 곧바로 척추 진동에 성공했으니 정녕 놀라운 일이고, 축복받을 일이었다.

**교장 선생은 척추에서 굉장한 자율적 반동이 일어난 덕분인지, 굳어져 있던 어깨와 등판이 상당히 부드러워졌다**고 말했다. 두 팔이 자유롭게 돌아간다며 연신 허공을 휘저었다. 신기해하는 표정이 그의 얼굴에 가득했다. 반면에 Y 선생은 반응이 미약했다고 말했다. 그는 양쪽 어깨에 묵직하고 아린 느낌이 밀려들었다고 말했다. 사실은 이것만 해도 자율적 치료 반응이 어깨 쪽에서 일어난 것을 알 수 있게 하는 반응이다. 그에게도 자율적 치료가 시작됐음을 알리는 신호였다.

본래는 Y 선생에게 본격적인 치료반응이 일어나 그의 전신이 뒤틀리고 안구에서도 강한 반응이 올라올 것을 내심 기대했으나, 그렇지 못해 아쉬움이 남았다. 나의 희망과 달리 교장 선생에게 최고의 축복이 일어난 것을 어떻게 해석해야 할까.

혹시 '심령이 가난한 자에게 복이 있나니'라는 성경 구절이 이 경우에 해당하는 것 아닐까. 그에게 일어난 치료반응은 하늘나라의 섭리와 상통하지 않으면 나타날 수 없으므로 나는 이런 상상의 나래를 펼칠 수밖에 없있다.

교장 선생은 집에 돌아가서도 매일 진동을 달성하는 데 성공했다. 간혹 그와 통화하는 과정에서 그가 어떤 방식으로 진동요법을 실천하는지 헤아릴 수 있었다.

그는 시간 날 때마다 거실 바닥에 누워 복식호흡을 길게 반복하며 몸과 마음을 편안히 했다. 그런 다음 좋은 기운이 몸의 일정 부위에서 시작해 점점 퍼지는 상상을 했다. 즉, 척추 상단과 중단, 회음부, 골반 등을 마음으로 적절히 자극하며 기다렸다. 그러자 그들 부위에서 미세한 진동이 일어나 몸 전체에 퍼지는 것을 느낄 수 있었다.

진동은 어깨와 척추, 복부, 회음부에서 강하게 올라와 그들 부위가 들썩거리기도 했다. 엉덩이는 쿵쾅거리며 상하 운동을 반복했다. 이렇게 격렬한 진동이 생겨나 신체를 흔들다가 나중에는 정수리와 발끝까지 미세한 진동이 전달되며 매우 기분 좋은 느낌을 선사했다. 이러한 느낌이야말로 신체를 치유하는 긍정적 에너지임을 알 수 있었다.

그는 또 헬스장에서 허리벨트운동을 할 때 진동요법을 혼용해 허리, 골반, 엉덩이, 다리, 나아가 몸 전체로 진동이 속속들이 스며들게 하는 자신만의 노하우를 개발해 일상적으로 실천하고 있기도 하다.

**교장 선생은 이렇게 전신진동을 실천할 때마다 머리와 눈이 맑아지고, 신진대사가 활발해지며, 위장이 편안해지는 것을 느낄 수 있었다. 이는 황반변성과 만성위염 등의 치료에 긍정적 효과가 나타나고 있음을 알 수 있게 하는 대목이다. 혈액순환이 개선돼 활력이 올라온다고도 했다. 이를 통해 페니스의 강직도를 일부 높이고, 고콜레스테롤 증상도 완화할 수 있었다.**

그 후 그를 만날 때마다 얼굴에 건강미가 넘치는 것을 확인할 수 있었다. 전반적으로 신체 조화가 달성돼 생체 나이가 젊어지고 있음을 짐작할 수 있었다.

인체 질병은 크게 보면 하나, 곧 부조화이다. 신체 부조화를 몰아내고 조화를 회복하면 질병은 실체가 없어 사라지고 건강이 전반적으로 향상된다. 교장 선생은 그런 이치를 체험으로 보여주었다. 그 밑바탕에 자리잡은 겸양의 미덕이 그를 도운 원동력이 된 것으로 짐작된다.

교장 선생의 이 이야기는 심청전의 현대판 버전이라고도 말할 수 있을 것이다. 착한 심청이가 심봉사보다 먼저 복을 받은 것과도 같다. Y 선생은 기감이 다소 둔해서인지 진도가 확확 나가진 못했다. 그러나 시나브로 진동이 몸 일부 부위로 옮겨간다는 반가운 소식이 전해졌다. 그런 영향이 눈에도 나타나, 그의 시신경이 재생되고 시력이 복구되는 기적이 일어나길 기원하는 심정이다.

사례17 – 자가 안수기도 실천가

# 허리통증 &
# 만성기관지염 다스린 축복

• 이태권 씨(66세) : 허리통증, 무릎관절염, 오십견

'하늘병원 치료의 핵심은 환자 스스로 내면에서 치유반응을 일으켜 그 힘으로 질병을 물리치게 하는 것이다. 이는 조화를 기반으로 한, 종합적이며 강력한 셀프 심리치료다. 종교적으로 설명한다면 스스로 몸에 적용하는 '자가 안수기도'라고도 할 만하다. 이는 종교 지도자가 강력한 힘으로 안수기도를 해주어 환자가 질병에서 벗어나게 돕는 것과 차이 있다. 전자는 '자율적 안수기도', 후자는 '타율적 안수기도'라 할 만하다.

타율적 안수기도는 기도 주체인 타인(종교 지도자)이 나서서 행하지 않으면 달성하기 어렵다. 그의 영향으로 질병을 물리쳤다 하더라도, 시간이 지나면 타율치료의 약발이 다해 건강이 도로 아미타불 되기 쉽다. 자율적 안수기도도 약발이 오래 가지 못한다. 그러나 이는 몇십 번이고 반복해서 할 수 있는 장점이 있다. 이를 통해 질병을 적절히 다스리거나 원천적으로 뿌리 뽑는 결과가 도출된다. 자가 안수기도는 환자가 마음의 손아

귀로 제 몸을 감싸고, 마치 신과 같은 위치에서 그윽한 시선으로 내려다보며 자유자재로 치유하는 것과도 같다.

『황제내경(黃帝內經)』은 2000년 이상 전해 내려오는 중국의 주요 의학서이다. 내용은 주로 전설적인 황제와 그의 신하 또는 어의(御醫)가 문답하는 형식으로 구성돼 있다. 이 의서의 〈이정변기론(移精變氣論)〉에는 어의 기백(岐伯)이 '환자 치료방법'에 관한 황제 물음에 다음과 같이 답하는 내용이 나온다.

'집의 문과 창문을 닫고 환자에게 집중해 그 정황을 자세히 물은 다음, 환자로 하여금 마음을 잘 다스리게 합니다. 그리하여 신명나는 에너지를 얻으면 살고, 신명나는 에너지를 잃으면 죽습니다(閉戶塞牖 繫之病者 數問其情 以從其意 得神者昌 失神者亡).'

오늘날 필자가 환자를 대하는 방식도 기백이 실천한 것과 유사하다. ▲환자가 하늘병원 진료실을 방문하면 우선 창문 커튼을 드리워 실내에 은은하고 안락한 분위기가 감돌게 한다. 그리고는 그를 안심시키기 위해 편안한 대화를 시작한다. ▲대화 도중 문진(問診)을 통해 그에게 어떤 질병이 있으며, 병세가 어떠한지를 자세히 살핀다. 나는 기백의 방법에 더해 오지건강법(五指健康法)을 기초로 한 시진법(視診法)으로 환자의 타고난 오장육부 상태도 진단한다. 굳이 고가 의료장비를 동원할 필요도 없다. 이렇게 하고 나면 치료 목표지점과 치료 방향 등을 어지간히 다 파악할 수 있다.

그런 뒤 치료 과정에서 치유반응을 유도하기 위해 기백의 방법과 같이

'환자로 하여금 마음을 잘 다스리게' 한다. 〈이정변기론〉에는 이런 묘사를 끝으로 더 이상의 자세한 방법이 적혀 있지 않다. 그래서 후대의 의사나 의학도들은 불만이 많았다. 내용이 두루뭉술 모호하고, 실용적이지 못한 의학적 방법론이란 비판을 면할 수 없었던 이유다.

나는 〈이정변기론〉보다 구체적이고 효율적인 방법을 동원하고 있다. 그것은 ▲'이완'과 '몰입'이다. 『황제내경』의 저자는 스스로 이완과 몰입에 대해 잘 알고 있었을 테지만, 후학들에게 제대로 전달하는 표현 능력이 부족했던 것으로 보인다. 또 이완과 몰입을 가르쳐도 환자들이 잘 알아듣지 못해 치료가 제대로 진행되지 못했을 수도 있다. 이런저런 사유로 〈이정변기론〉은 오늘날 일부 한의학계에서 뜬구름 잡는 내용으로까지 치부되는 안타까운 상황이다.

나는 환자에게 대충 맡겨놓고 마는 게 아니라, 이완의 경우 어떤 고갯마루를 훌쩍 넘어가게 하고, 몰입은 매우 실효성 있는 방법으로 달성토록 안내한다. 그래서 치유 에너지를 극대화하도록 해 환자를 살린다. 이는 〈이정변기론〉의 '신명나는 에너지를 얻어' 살아나게 한다는 내용과 부합한다. 반대로 '신명나는 에너지를 얻지 못해' 실패하는 일은 최소화한다.

나는 환자를 전격적으로 살리기 위해 『황제내경』의 저자가 헤아리지 못한 섬세한 방법들을 몇 가지 더 활용한다. ▲우선 종교가 무엇인지 물어 그의 종교적 믿음을 바탕으로 '몰입'에 들어갈 것을 주문한다. 기독교인에게는 주기도문의 내용, 천주교인에게는 천주경과 치유의 은사를 지닌 라파엘 천사 이미지, 불교도에게는 역시 치료에 도움되는 약사여래불의 손길 등을 받아들일 것을 요청한다. ▲또 척추를 쭉 뻗고, 어깨·목·관절 등을 풀어주며, 경우에 따라 양팔을 크게 벌려 치료 효과를 높인다.

▲현재의 하늘병원은 바닥에서 올라오는 치유 에너지가 최고도로 충만한 곳이다. 환자들은 여기 들어서는 순간 깊은 평안을 얻는다. 치유 가능성을 높이기 위해 이런 곳을 치유센터로 사용하는 것도 중요하다. ▲다음으로 환자가 이곳을 방문하기 전부터 심신치유를 잘 이해하고 이에 대해 열린 마음과 실천하고 싶은 열망을 일으킬 때까지 기다린다. 그때까지 뜸을 들인 뒤 만나 실기 지도를 해야 효과가 웅숭깊게 나타난다. ▲나 자신 진동요법으로 갖가지 난치병을 물리친 주인공이고, 많은 환자를 지도한 임상 경험이 풍부한 전문가임을 사전에 인식시키기도 한다. 이는 '강화 사이클(reinforcing cycle)' 이론처럼 '전문가인 그를 만나면 좋은 결과가 있을 것'이라는 자기충족적 기대와 희망을 갖게 하고, 이런 기대감이 결과적으로 긍정적 효과를 낳는 토대가 되게 한다.

『황제내경』의 저자는 '신명나는 에너지를 얻으면 산다'는 내용으로 치유 과정 소개를 마무리했지만, 이 역시 애매하며 다소 신비주의적이어서 아쉽다. 신명나는 에너지는 곧 치유반응이다. 나는 이를 진동, 중감, 온감 등으로 구체화했으며, 각각의 반응들이 다양한 양태로 나타난다는 사실을 환자들에게 인지시킨다. 이들이 봄에 밀밀히 올라와 여기저기 순환하며 질병 치료 및 예방 기능을 수행한다. 이들은 뭉치거나 굳어진 부위를 부드럽게 하고, 실타래나 꽈배기처럼 꼬인 것을 풀어주며, 축축 늘어진 부분은 탄력 있게 조여줘 전신에 조화와 활력이 부여되게 한다. 가장 평범하면서도 자연스러운 방법으로 기적에 가까운 결과를 창출할 수 있다.

이태권 씨(66세)는 시중은행 부행장을 거쳐 현재 여의도 어느 증권회사

고문으로 재직 중인, 나의 오랜 벗이다. 같은 대학교 출신이어서 나와 인연이 제법 깊다. 그는 하늘병원 치료실에서 진동요법 실천에 들어간 뒤 불과 3분 만에 전신진동이 올라와 나를 감동시킨 인물이다. 환자가 그렇게 짧은 시간에 놀라운 결과를 도출한 사례는 많지 않다.

그는 하늘병원에서 그렇게 순식간에 성공했지만, 전체적으로 볼 때 결코 짧은 기간에 기적을 이뤄낸 사람이라고는 말할 수 없다. 오히려 그는 하늘병원 밖에서 '뜸'을 많이 들이느라 시간이 적지 않게 걸린 경우라고 해야 더 정확한 설명이 된다.

50대 후반까지만 해도 그는 대체로 건강한 데다 왕성한 사회활동으로 심신치유 분야에는 별반 관심을 두지 않았다. 병이 나면 병원을 방문해 현대의학적 조치를 받았고, 운동을 열심히 했으며, 평소 좋은 먹거리들을 잘 찾아 섭취하는 등의 방법으로 건강을 유지해 나갔다. 하지만 나는 친구의 그러한 방법이 머지않아 한계에 부닥칠 것을 예상했다. 오행의 불균형 상태가 나의 시진법을 통해 종종 확인됐기 때문이다.

친구는 선천적으로 심장과 뇌혈관, 기관지와 폐, 신장과 관절, 그리고 간 기능이 원활하지 못하다. 반면 음식을 먹어 소화 흡수하는 비위(脾胃) 기능은 뛰어나다. 이를 오지건강법으로 쉽게 확인할 수 있다. 그는 엄지손가락이 반듯하지 못한데, 이는 간의 해독기능이 약함을 나타낸다. 또 검지, 약지 및 새끼손가락이 만곡 상태를 보여 뇌혈관과 심장, 호흡기 그리고 신장, 허리 관절 등의 기능이 원활하지 못한 체질임을 파악할 수 있었다. 이 경우 젊을 때는 분출하는 선천지기(先天之氣) 덕분에 신체의 타고난 약점을 잘 모르고 지내지만, 나이 들면 사정이 달라진다. 퇴행성변화가 찾아들며 유전적으로 취약한 부위부터 질병이 침노하게 된다.

친구에게는 환갑을 전후해서부터 본격적으로 퇴행성질환들이 달려들기 시작했다. 퇴행성관절염으로 인한 양쪽 무릎 통증으로 잘 걷지 못하게 되면서 정신이 번쩍 들었다고 했다. 건강을 대체로 자신하던 그가 어느 날 불편한 다리로 걷는 것을 보고 나는 '드디어 올 것이 왔구나' 하고 짐작했다. 설상가상으로 오십견과 석회화건염, 비염, 기관지염 등도 발생해 오락가락하는 인생살이가 이어졌다.

그는 병원에 다니며 의사 지시를 충실히 따르는 모습을 보였다. 각종 운동으로 질병을 극복하려 노력하기도 했다. 날마다 헬스장에 다녔고, 황톳길을 걸었으며, 자전거 동호회를 꾸려 전국의 강변도로와 산악자전거 길을 누비기도 했다.

그렇게 하는 과정에서 친구는 무릎 통증이 해소되고 비염과 기관지염이 약화하는 등의 효과를 보았다. 가끔 만나 대화하는 과정에서 바지를 올려 종아리의 건강미를 과시하기도 했다. 손으로 만져보니 그의 종아리와 허벅지는 운동선수의 그것처럼 단단했다. 친구는 다리 근육에 '건강 적금'을 많이 부었다며 자랑스럽게 씩 웃어 보이기도 했다.

물론 건강 증진이나 질병 치료를 위해 운동에 정성을 들이는 것은 중요하다. 식사를 조절하고, 스트레스를 줄이며, 의사를 통해 필요한 약을 처방받아 복용하는 일도 필요하다. 하지만 그런 타율적 방법만으로는 조화로운 건강을 달성하는 데 한계가 있다. 우리가 자율치료에 관심 갖고 이를 매일 실천하는 자세를 보여야 하는 이유다. 특히 친구처럼 타고난 한계가 많은 경우 타율치료와 자율치료를 병행하는 노력이 절실히 요구된다.

나는 자율치료 전도사로서 이 같은 사실을 너무 잘 알고 있었기에 친구에게 틈틈이 자율치료와 진동요법의 세계를 이해시키려 노력했다. 그러나 그는 내 설명에 그다지 관심을 기울이지 않았다. 친구는 나의 저서도 읽어보았지만, 이해할 수 없는 내용이라며 관심을 돌렸다. 그럼에도 불구하고 나는 간헐적으로 그에게 자율치료의 중요성을 이야기했다. 그렇게 그에게 하늘병원 치료법의 이치를 이해시키려 '뜸을 들이는 데' 몇 년의 세월이 흘러갔다.

그러다가 어느 날, 마침내 전환의 계기가 마련됐다. 그가 심한 허리통증으로 사회활동에 곤란을 겪게 된 것이다. 그즈음 그는 목과 어깨가 많이 굳어져 이를 틈틈이 폼롤러로 푸는 운동을 지속했지만, 잘 풀리지 않아 고민하고 있었다. 그런 상황에서 허리에까지 장애가 생겨 두려움에 휩싸였다. 다급한 사람이 지푸라기를 먼저 잡는 법인가! 그는 나와 식사하는 자리에서 고민을 털어놓더니 나의 '하늘병원을 방문해보겠다는 의사를 피력했다. 나는 '드디어 뜸이 다 들어 밥솥 뚜껑을 열 때가 됐음'을 직감하고 내심 미소지었다.

셀프 심리치료를 받아야 하는 환자에게 치료 효과를 높이는 방법은 억지로 떠미는 것보다 이렇게 제 발로 찾아올 때까지 기다리는 것이다. 나는 그가 하늘치료를 시작하면 대번에 좋은 결과가 나올 것을 예상하고 그를 기쁜 마음으로 맞아들였다.

상담석에서 대화하며 문진(問診)과 촉진(觸診)을 하는 과정에서, 나는 친구의 건강이 심각한 상황으로 내몰린 것을 간파했다. 그는 양쪽 어깨와 어깻죽지가 석고라도 바른 듯 심하게 굳어져 있었다. 그렇게 겨울철 동토(凍土)처럼 딱딱해진 탓에 목덜미가 유연성을 상실했고, 등판도 전반적으로 굳어져 있었다. 양팔도 제대로 돌아가지 않았다. 그는 평소 가래가 많이 올라온다고 했다. 체내에 염증도 많이 감돈다고 했다. 이 염증이 잘 배출되지 않고 쌓여 어깨와 등판을 굳어지게 한다. 귀신과도 같은 나쁜 에너지가 등과 어깨를 갑옷처럼 딱딱하게 만들고, 꽉 움켜쥔 채 놓아주지 않는 꼴이다.

이런 상황이 지속되면 심장과 폐가 부정적 영향을 입어 몸 주인을 쓰러뜨릴 수 있다. 또 만성염증이 쓰레기처럼 계속 쌓이면 만성통증이 초래되면서 강직 현상이 전신으로 확대될 수도 있다. 그러므로 신체가 속수무책으로 무너지기 전에 굳어진 부위를 유연하게 만들어야 한다. 허리통증을 해소하기 위해 요추와 신장 부위에도 정성껏 작업이 들어가게 해야 한다.

그는 독실한 가톨릭 신자였다. 그런 사람에게는 천주경을 암송토록 하는 것이 치료의 특효약이 될 수 있다. 천주경을 외는 동안 깊은 몰입감 속에 하늘치료가 폭발할 수 있기 때문이다. 그동안 여러 명의 가톨릭 신자들에게 이 방법으로 전신진동을 달성시키는 데 성공한 경험이 있어 다시 기대를 걸었다. 치료를 유도할 때는 천주경 내용을 그대로 암송하기보다 일부 문장을 추가하고 변용하는 것이 요령이다.

나는 그에게 진료실 바닥에 편하게 누워 하늘 품에 깊이 들어가듯이 전신을 충분히 이완토록 했다. 척추를 스트레칭해 벌리고, 어깨와 사지 관절을 충분히 풀어주도록 했다. 그런 뒤 다음과 같은 내용으로 기도하며, 어깨 깊숙한 곳과 허리 등 병든 신체 부위에 온전히 몰입할 것을 주문했다.

'하늘에 계신 우리 아버지…
아버지의 뜻이 하늘에서와 같이
땅에서도 이루어지소서…

아버지의 뜻이 땅에서 이뤄질 때
제 몸을 통해 이뤄지게 하소서.
병든 이 몸, 이 부위에
치유의 기적이 일어나게 하소서.'

이런 기도를 반복하는 과정에서 실제로 하느님의 영험한 치유 손길이 질병 부위를 따스하게 어루만지는 상상을 간절하게 일으킬 것도 주문했다. 간절하고 진실한 염원은 그대로 현실이 돼 몸에 긍정적 영향을 미친다.

심리학자 케니스 펠리티어(Kenneth R. Pelletier)도 그의 유명한 논문 『마음, 치유자이자 살인자(Mind as Healer, Mind as Slayer)』에서 강조했듯이, 우리 몸을 살리는 것은 바로 긍정적이고 간절한 마음이다. 종교적으로 성령이 충만한 가운데 성스러운 손길을 몸안에 영접하면 치료가 촉진된다. 이렇듯 건강이 증진된 이들의 자기실현적 예언 능력은 탁월하다.

그에게서 금세 치료반응이 올라왔다. 우선 얼음장처럼 굳어져 있던 양 어깨와 양팔, 그리고 양쪽 가슴에 옷이 꿈틀거리는 형태의 진동이 올라왔다. 이뤄 미뤄볼 때 동토를 해토(解土)하는 위세의 진동이 횡격막 위 심장과 폐, 어깻죽지 등의 깊은 곳에서 지진 일어나듯 올라오고 있음을 눈치챌 수 있었다.

그렇게 10여 분 동안 요란한 진동이 계속되다가 다음번에는 그런 진동이 복부와 허리를 타기 시작했다. 허리를 중심으로 몸이 좌우로 움직이며 푸드덕거렸다. 진동은 그러다가 아래로 내려가 양쪽 다리를 흔들어놓더니 다시 위로 올라가 목과 머리마저 적절히 흔들어놓았다. 전체적으로 볼 때 진동이 몸 전체를 흔들어 녹이는 형국이었다. 나는 그에게 전신진동이 매우 효율적으로 일어나고 있는 것을 알 수 있었다. 이는 스스로 일으키는 '자가 안수기도'가 실천된 것과 같다. 이는 환자가 종교 지도자의 매개 없이 직접 하느님과 만나 치유 기적을 체험하는 것에 비유할 수 있다.

그렇게 시간이 얼마간 흐른 뒤 그가 현실로 돌아와 몸을 일으켰다. 일별하니, 그는 안색부터 확연히 달라져 있었다. 진료실에 들어올 때 무겁게 굳어져 있던 얼굴빛이 스마트해졌고, 혈색이 잘 돌았다. "몸이 아주 가벼워진 기분"이라는 게 그의 일성이었다. 난생처음 경험해보는, 색다르고 감탄스러운 느낌으로 흡족한 미소가 그의 입가에 감돌았다.

친구가 말했다.

"이런 경험, 자네 같은 전문가가 옆에서 지도해주지 않으면 쉽게 달성하기 어려울 것 같구만. 특히 자네가 천주경을 변용해서 암송하게 한 것이 성공의 결정타가 된 것 같네. 그렇게 가르쳐주지 않았으면 성공하지 못했을 것 같아. 소중한 경험을 할 수 있게 도와줘서 고맙네."

"오늘 한번 경험으로 병이 다 물러갈 수는 없지. 집에 돌아가서도 시간 날 때마다 반복해서 해주게. 적어도 몇 달간은 열심히 해줘야 망가진 몸을 정상화할 수 있어. 운동에 더해서 이렇게 진동 유도를 생활화하는 것이 최적의 건강을 달성하는 지름길이야."

나는 하늘병원을 다녀간 이들에게 한 것과 같은 부탁을 그에게도 했다. 다음날 새벽 눈이 떠졌을 때 잠자리에서 진동 유도 작업을 해보라는 부탁이다. 그렇게 하면 진동 현상이 더 기세 좋게 올라올 수 있다고 했다. 잠자는 동안 전신이완이 충분히 달성돼 있었기 때문에 진동이 강도 높게 걸리는 것은 당연한 결과라고 뒷동을 달았다.

귀가한 그는 이튿날 아침, 다음과 같은 내용의 카카오톡 문자를 내게 보내왔다.

'오늘 새벽에 아베마리아 음악을 잔잔하게 틀어놓고 해보았더니 반응이 어제보다 더 세게 왔네. 천주교 신자들은 아베마리아를 들으면서 하면 더 좋을 것 같아 공유하니 참고하시게. 건강하고 멋진 하루 되시길~.'

아베마리아는 기도가 잘되게 하는 음악이다. 그가 보내온 음악을 틀었다. 내 마음을 고요하고 아름다우며, 거룩하고 성스러운 세계로 인도하는 첼로 연주였다. 내면으로 깊은 평화와 안식이 찾아들었다. 내가 그에게 답장했다.

'훌륭한 음악이네! 앞으로 환자 치료할 때 활용해볼게.
이 건강법은 하느님이 빈부나 사회계급 등과 관계없이 모든 인간의 몸에 넣어주신 공평한 처방전이네. 주위 가난하고 아픈 사람들에게 조용히 알려주면 우리 사회가 조금씩 천국으로 나아가는 데 도움되지 않을까 싶네.
하늘치료법 터득을 진심으로 축하하네!'

친구는 그로부터 몇 개월간 진동요법을 열심히 실천해 허리통증을 말끔히 극복했다. 가래도 더이상 끓어 오르지 않아, 만성기관지염이 다스려진 것을 알 수 있었다. 신체 컨디션이 전반적으로 좋아져, 질병 예방 능력이 향상된 느낌이라고 한다. 다만 신체 여기저기 감도는 염증은 아직 원천적으로 통제되지 않았다. 목과 어깨 및 등판의 강직 현상도 근본적으로 풀리지는 않는다고 했다.

나는 그에게 척추를 중심으로 일으키는 내적진동에 정성을 쏟을 것을 주문했다. 이것이 실천되면 척추에서 기분 좋은 치유반응이 올라오며 중추신경의 제반 문제가 정상화하고 전신의 건강이 증진될 수 있다. 이렇게 하면 특히 자율신경의 작용이 균형을 회복해, 여러 가지 만성질환이 저절로 물러나는 효과를 거둘 수 있다. 나는 친구가 그동안 기세 좋게 노력해 온 것을 감안할 때, 몇 개월 후 긍정적인 결과가 도출될 것을 믿어 의심치 않는다.

어찌 됐든 지금까지의 결과만으로도 그는, 『황제내경』의 어의조차 간과한 구체적인 '몰입' 방법을 필자에게 힌트로 받아, 놀라운 치유 및 질병 예방 효과를 거둔 것으로 평가할 수 있다. 그는 어느새 '자가 안수기도'의 뛰어난 실천가가 된 셈이다. 이는 일종의 신의 축복이라 할 수도 있을 것이다.

이렇듯 '하늘병원 내방객들은 오늘도 지상의 어떤 병원에서도 입을 수 없는, 하늘의 따스한 보살핌과 축복을 받는다. 심령이 가난하고 많이 아팠던 사람들이기에, 그런 축복을 받을 자격이 있다. 누구든 이렇게 '자가 안수기도'로 고질병을 극복하고 새 생명을 얻을 수 있게 하는 곳이 '하늘병원이다. '하늘병원은 모든 생명체의 심신에 내재해 있다. 누구나 공짜로 그곳의 강력한 치료 혜택을 누릴 수 있다.

**사례18 – 부활의 노래**

# 공황장애 &
# 섬유근육통 감옥 벗어나다

• 원종일 씨(62세) : 공황장애, 섬유근육통

"이렇게 산들 뭐 하겠어요. 차라리 죽는 게 낫지요."

그의 전화 목소리에서는 비장감이 묻어 나왔다.

"겪어보지 못한 사람은 이 고통 몰라요. 하루에도 몇 번씩 창밖으로 몸 던지는 상상을 해요."

사정을 들어보니 이러했다. 시도 때도 없이 심장이 벌렁대고 숨이 턱턱 막혀 자다가도 죽을 것 같은 공포감에 휩싸인다는 것이었다. 이는 공황장애의 전형적 증상이다. 또 전신이 화상 입은 듯 화끈거리고, 칼로 여기저기를 저미는 것 같은 통증이 일어난다는 얘기였다. 이는 섬유근육통의 특이한 증상이다.

공황장애는 의학적으로 스트레스가 주요인으로 지목된다. 그는 건설현장에서 용접 기술자로 일해 왔다. 환갑이 넘도록 독신으로 지내며 구십 세 넘은 모친을 봉양하고 있다.

15년 전 베트남 여인을 데려와 늦게 신혼살림을 시작했으나, 얼마 지나지 않아 헤어져야 하는 아픔을 겪었다. C형 간염이 간경화로 악화해 목숨이 경각에 달한 것이 원인이었다. 병원 치료비로 인한 심한 생활고로 그녀마저 불행하게 해선 안 되겠다는 판단에 따라 여인을 달래어 고국으로 돌려보냈다.

가난한 형편에 위로금을 최대한 챙겨 돌려보내고 나니 거의 빈털터리 신세가 됐다. 다행히 병원 치료 효과가 좋아 간경화의 불행에서 벗어날 수 있었다. 간에 울퉁불퉁한 흔적이 남았으나 기능이 정상으로 돌아와 일상생활을 회복할 수 있었다. 그 후 이제껏 먹고사는 일에 매달려 지내 왔다. 처자식을 둔 행복한 가정생활은 애초 담보되지 않았고, 노모를 봉양하며 변변치 않은 소득에 목매야 하는 힘든 인생 역정이 이어졌다. 그러니 농축된 스트레스와 부정적 생각이 그를 그 지경으로 내몰았을 것으로 추측됐다.

스트레스가 오래되면 뇌 기능과 그 구조의 이상이 초래될 수 있다. 특히 가바, 세로토닌, 노르에피네프린 등 신경전달물질 시스템이나 측두엽, 전전두엽 등의 구조가 정상에서 빗어난다. 인체 호르몬의 분비와 수용을 총괄하는 뇌하수체 기능도 부정적 영향을 입을 수 있다.

그로 인한 결과는 간단치 않다. 경증인 경우 일상생활 유지에 별 어려움 없지만, 중증인 경우 심각하다. 수시로 심한 흉통이 밀려오고, 숨이 막히며, 메스꺼움과 복통이 느껴진다. 어깨와 등판에 식은땀이 흐르고, 현기증과 함께 다리가 후들거리기도 한다. 발작이 시작되면 질식할 것 같은 공포감을 느끼다가 정신을 잃고 응급실에 실려 가는 이들도 있다. 이쯤 되면 목숨 줄을 놓는 생각도 하게 된다. 실제 그런 살얼음판 인생을 자살로 마감하는 이들도 있다.

그의 경우 섬유근육통이란 무서운 질병이 하나 더 얹혀 있었으니, 그 고통과 두려움이 어땠을지 상상하기란 어렵지 않았다. 섬유근육통은 전신의 근골격계가 뻣뻣해지는 느낌과 함께 항상 통증이 여기저기 감돈다. 목 주위와 어깨 부위 깊숙한 곳이 얼얼하고, 허리 아래쪽으로도 통증이 뻗치곤 한다. 어떤 날은 몸 곳곳에 압정을 꽂은 것처럼 날카로운 통증이 엄습해 눈물이 쑥 빠지기도 한다. 처음에는 통증이 신체의 한두 군데에서 시작되지만, 시간이 흐르면서 전신으로 퍼진다. 전신에 압통점이 18군데에 이르는 사람도 있다. 이쯤 되면 그 사람의 인생은 지옥 불에 던져진 것과 다름없다.

그는 공황장애와 섬유근육통을 동시에 앓고 있었으므로 두 군데 지옥에 양다리를 걸치고 있는 형국이었다.

그는 수년 전 나에게 처음으로 건강 상담을 했다. 당시는 섬유근육통 초기여서 증세가 그다지 심각하지는 않았다. 나의 건강 컨설팅이 효과를 가져다준 것인지, 아니면 다른 방법으로 도움을 받은 것인지 몰라도 그는 병을 적절히 다스리고 정상 생활을 되찾을 수 있었다.

그러다가 이번에 다시 사태가 터진 것이었다. 이번엔 두 가지가 동시에 숨통을 조여와 그는 넋 빠진 지경이 되었다. 기실 그와 같이 심각한 경우는 현대의학 기술로 뚜렷한 치료 효과를 올리기 힘들다. 의사와 환자가 함께 방황할 수 있다. 공황장애는 복잡한 정신신경 장애이고 섬유근육통은 자가면역질환이기에 더욱 그렇다.

그는 대학병원에서 항우울제와 항불안제, 신경성 진통제 등을 처방받아 복용했지만, 효과가 없었다. 오히려 독한 약 기운에 치여 신체가 한없이 까라진다고 했다.

나는 그에게 '하늘병원에 내방할 것을 권했다.

그가 찾아오기로 한 날 새벽, 눈을 뜨자마자 긴장 모드에 돌입했다. 대학병원에서 답을 얻지 못해 죽음을 생각하는 중증환자를 맞이하는 내가 스트레스를 받는 것은 당연한 일이다. 그동안 많은 환자를 상대해 쌓은 경험을 새김질하며 그의 방문을 기다렸다.

진료실에 들어선 그의 얼굴은 이중삼중으로 구겨져 있었다. 잔뜩 겁먹은 듯한 표정에 초조감이 오버랩됐다. 상담 의자에 앉아 대화하는 동안 불안감과 공포감이 계속 엄습하는지 몸을 부들부들 떨었다. 나는 상담 중에 그가 돌발행동을 할까 봐 걱정이 컸다. 진료실이 23층인데 창밖으로 몸을 던지기라도 하면 어쩌나 하는.

다행히 그는 맞은편 의자에 붙인 엉덩이를 떼지는 않았다. 그를 최대한 진정시키고 본격적으로 상담에 들어갔다.

"지금 환자분의 몸이 환자분에게 쿠데타를 일으킨 격입니다. 자동회복 능력을 상실해 스스로 해결하려는 기능을 포기하고 나자빠졌다고 해야 할까요. 그럴 때는 몸을 온전히 놓아줘야 합니다. 의식을 꺼버리듯이 약화해서 신체를 긴장감에서 해방시켜야 해요. 의식과 육체를 완전히 분리해서 교감신경이 더 이상 신체의 작용에 관여하지 못하게 해야 해요."

"어떻게 그렇게 할 수 있나요?"

그가 물었다.

"말똥말똥한 의식을 죽여버리듯 꺼버리면 됩니다. 내 잘난 의식을 죽여버리는 것이 곧 육체를 살리는 지름길입니다."

나는 그동안 환자들에게 가르친 것처럼 곤두선 신경을 가라앉혀 의식을 약화하는 방법을 차근차근 설명해주었다. 전신을 고무풍선이라 생각하고 고무풍선의 바람을 빼라, 자동차 시동 끄듯 육체에 걸린 시동을 홀연히 꺼버려라, 물 밑에 잠수했을 때처럼 몸을 먹먹하게 만들어라. 그런 다음 통증이 많이 느껴지는 부위를 치료 목표지점으로 설정해라, 그곳의 힘을 한 번 더 빼라, 그리고 탐조등을 비추듯 그곳에 '마음의 눈'을 접목해 몽롱한 의식으로 그곳에 몰입하라… . 이렇게 해서 다운된 신체의 자동복구기능을 회복하는 것이 병원 약을 한 줌씩 먹는 것보다 더 중요하다는 사실을 강조했다.

다행스러운 것은 그가 진동요법의 이치를 조금 터득하고 있었다는 점이었다. 수년 전 몸이 아플 때 내 책 『난치병 다스리는 진동요법』을 구입해 읽었고, 거기 적힌 대로 실행해 진동을 부를 줄 안다고 했다. 그런데 진동요법이 심화하지 않고 그저 발목 언저리가 바르르 떨리는 수준에 머물렀다고 했다. 이번에도 겹친 중증질환으로 진동을 유도했는데, 진동이 발과 종아리에만 출현할 뿐 상체로 올라오지는 않더라고 했다.

문진(問診)과 촉진(觸診), 그리고 오지(五指)건강법(제2장에 설명) 등을 통해 그의 신체 상태를 전반적으로 점검했다. 그 결과 심장과 폐, 어깨, 날갯죽지, 중추신경, 자율신경 등이 광범위하게 무질서와 부조화 상태인 것을 확인할 수 있었다. 이런 경우는 척추를 중심으로 한 등판과 어깨, 가슴 등에 치료를 집중하는 것이 중요하다. 이완과 몰입을 통해 이 부위에 진동을 전격적으로 유도하는 것이다. 그러면 몸통 깊은 곳에서 진동이 강력하게 올라와 상황을 반전시킬 수 있다.

또 한 가지 중요한 사실은 중증환자일수록 보다 강력한 심상법을 적용할 필요가 있다는 점이다. 나는 그에게 '영험한 치유의 손길' 심상을 적용하기로 했다. 보이지 않는 하느님 손길이 어떤 영험한 능력으로 몸에 들어와 환부를 어루만져 치유하는 장면을 간절한 마음으로 적용하게 하는 것이다. 이렇게 하면 뇌는 주인의 원망(願望)을 반영해 실제 그와 유사한 상황을 연출한다. 즉, 순간적으로 호르몬과 신경펩타이드의 작용을 활발히 하고 줄기세포를 이동시켜 세포 재생을 촉진하는 등 실제 영험한 결과가 나타나게 한다. 이는 '하늘병원의 주요 치유 기전이다. 이렇게 함으로써 뛰어난 천연약물과 하늘 치료의 혜택을 공짜로 누릴 수 있다. 그리고 치료 결과는 기적에 가까울 정도로 놀랍게 나타난다.

그를 진료실 바닥에 뉘고 진동 유도 작업을 시작했다. 절체절명의 상황에서 지푸라기라도 잡으려는 간절한 마음이 컸던 덕분일까. 그는 바닥에 눕자 마다 나의 지도를 착착 따라왔고, 몇 분 지나지 않아 놀라운 반응을 나타냈다. 상반신 전체가 큰 물결을 일으키며 꿈틀대기 시작한 것이다. 처음에는 가슴이 좌우로 꺾이는가 싶더니, 이윽고 어깨가 들썩이고 복부까지 출렁거렸다. 그러더니 진동은 양쪽 다리로 내려가 그곳을 흔들었다. 목 부위부터 몸통을 거쳐 하체까지 마치 물결 출렁거리듯 크고 작은 진동 힌싱들이 오르내렸다. '영험한 치유의 손길'이 작용하지 않고는 생겨날 수 없는 놀라운 변화였다. 그러는 사이 두 눈을 감은 그의 얼굴에서는 마치 천국에 들어간 듯한 오묘한 표정이 오르내렸다.

10분 정도 그런 상황이 이어졌을 것이다. 진동이 서서히 가라앉았고, 그는 현실로 돌아왔다. 상체를 일으켜 앉은 그의 얼굴에서 어둡던 표정이 사라졌고, 화색이 감도는 것을 읽을 수 있었다. 천연 하늘 약과 기혈이 한바탕 돌았음을 방증하는 징표다. 아까는 소태 씹은 표정이던 그의 입가에 미소도 약간 어렸다.

"느낌이 어떠십니까?"

내 물음에 그가 천천히 입을 열었다.

"예, 좋아요. 몸이 많이 편안해졌어요. 아직 통증이 다 빠진 건 아니지만."

"바로 그겁니다. 집에 가서도 그렇게 쭉 해주세요. 특히 새벽에 잠에서 깼을 때 해주면 효과가 배가됩니다. 시간 날 때마다 건강 적금 붓듯이 전신진동을 유도해주세요. 두 시간이고, 세 시간이고 정성을 다해주세요. 그러면 그런 정성이 쌓여서 놀라운 치료 효과가 나타납니다."

"참 신기하네요. 몸통이 이렇게까지 심하게 꿈틀거릴 줄은 정말 몰랐어요."

"그건 환자분의 신체가 너무 많이 고장 나 대대적인 수리가 필요하기 때문입니다. 비유하자면 하느님이 팔을 걷어붙이고 나서서 환자분 몸을 적극적으로 고쳐주기 시작하신 것과 같습니다. 집에 돌아가셔서 하느님의 은총에 계속 부응해보세요. 틀림없이 더 좋은 결과나 나올 테니까요."

그는 나에게 거듭 사의를 표하며 큰 희망을 안고 돌아갔다.

이튿날 아침 그와 전화 통화를 했다. 그는 내가 일러준 대로 새벽녘에 진동을 유도했다고 말했다. 그러자 진동의 약발이 극대화돼, 상반신이 물결처럼 출렁거리는 정도를 넘어 사정없이 꺾이는 상황까지 연출됐다고 했다. 그렇게 20~30분간 격렬한 전신진동을 체험하고 일어나자 온몸이 개운해졌고, 전신 통증이 크게 약화했으며, 심장 덜컹거림과 숨 막히던 증상도 가라앉았다고 했다.

"이제 살 수 있게 된 것 같아요. 이런 기막힌 방법을 알려주셔서 감사합니다. 은혜 잊지 않을게요."

"환자분은 이제 비로소 살아나신 겁니다. 한동안 그런 추세로 진동 유도를 지속하면 육체가 정상으로 돌아옵니다. 본인은 건강보검을 손에 쥐게 된 겁니다. 앞으로 병날 때마다 그 보검을 꺼내 사용하면 됩니다."

**전신진동을 정성껏 지속하면 그에 힘입어 병반 부위가 정상으로 복구된다. 근육, 인대, 힘줄, 신경, 뼈, 혈관 등의 세포가 활력을 얻고 죽은 조직의 세포는 줄기세포로 대체돼 재생되는 효과가 나타난다. 심지어 연골의 일부도 재생된다. 진동을 반복할수록 재생이 탄력을 받아 조직이 복원되고, 병증이 빠져나간다. 원초적 치료가 이뤄지는 것이다.**

그와 통화를 마치고 안도의 마음으로 창밖에 시선의 낚싯대를 드리웠다. 저만큼 산등성이로부터 봄기운이 서서히 다가오는 것을 느낄 수 있었다.

산책을 위해 진료실을 나서서 지상으로 내려왔다. 길가 산수유나무가 마악 노란 꽃을 내밀고 있었다. 그의 현실이 그렇게 개화하는 꽃처럼 긍정적으로 피어나기 시작했음을 생각하자 안도감이 밀려왔다. 죽어가던 나무가 나를 징검다리 삼아 새 생명으로 살아 오른 것이다.

그런 뒤 달포쯤 더 지나자 벚꽃과 목련꽃이 만개해 봄기운 충만한 계절이 되었다. 그 무렵 그와 다시 한번 통화하면서, 나는 **그가 어느덧 하늘치료의 고수가 돼 병마를 완전히 떨쳐낸 것을 확인할 수 있었다.** 그는 반가움과 고마움에 노모의 손을 잡고 펑펑 울었다고 했다.

이제 노모를 모시고 봄 마중을 나가겠다며 좋아하는 그의 말소리가 새소리처럼 명랑하게 들렸다. 그것은 생의 부활을 알리는 노랫소리였다.

사례19 - 슈퍼맨이 된 사나이

# 전면적 신체 조정으로 최적 건강 달성

• 배영식 씨(55세) : 경추추간판탈출증, 척추측만증, 하지정맥류

    화룡점정(畵龍點睛), 곧 용의 눈을 그리는 데 성공했다. 용은 마침내 그의 인생 화폭에서 나와 승천할 채비를 갖췄다. 어릴 적부터 슈퍼맨이 되길 꿈꿔 온 배영식 씨(55세) 인생 이야기다.

    슈퍼맨의 사전적 의미는 '육체적으로나 정신적으로 초능력을 가진 사람'이다. 인간은 은연중 슈퍼맨을 바라곤 한다. 남들보다 강건한 신체로 장수하길 기대하고, 심지어 죽지 않기를 희망한다. 요즘 의학자와 세계적 빅테크 기업들이 인간의 영생에 관해 연구하는 것들도 모두 그 연장선에서 이뤄진다. 북한 김씨 왕조가 장수연구소를 운영하는 것이나, 러시아 스트롱 맨 푸틴이 과학자들에게 죽지 않는 연구를 하라 지시한 것도 같은 맥락이다. 심지어 하늘을 나는 슈퍼맨을 꿈꾸는 이도 있고, 귀신을 보거나 천국에 다녀온 경험을 이야기하는 사람들도 있다. 태생적 한계를 넘어서려는 인간 의지의 발현이라 할 수 있다.

배 씨는 회사 영업사원이다. 그동안 먹고 살기 위해 피나는 노력을 기울여 왔으나 생활은 잘 개선되질 않았다. 한때는 정치권을 기웃거리며 작은 권력이라도 얻어 생활고를 피하려는 잔꾀도 부려봤지만 허사였다. 국제통화기금(IMF) 구제금융 시기와 코로나 팬데믹 기간 등을 거치는 동안 수입이 바닥나 신용불량자 신세로 전락하기도 했다. 어렵사리 신용불량자 딱지를 떼긴 했지만, 아직 가정경제가 호락호락하지 않다. 아침 일찍부터 밤늦게까지 도시를 휘젓고 다니며 새로운 계약을 따내는 등 영업목표를 달성하느라 진땀을 뺀다.

50대 중반인 지금 나이에 인생의 반전을 도모하지 않으면 앞으로는 영영 기회가 오지 않을 것이란 두려운 생각마저 고개를 쳐든다. 이 마당에 새로운 기회가 주어지지 않는다면 대기만성(大器晩成)이란 사자성어의 위로도 그의 인생을 비껴가고 말 것만 같다.

이런 상황에서 진동요법이 그에게 변신의 계기로 다가왔다. 어느 날 그가 필자에게 진동치료에 대해 자세히 배우고 싶다는 내용의 이메일을 보내왔다. 그는 남쪽 지방 도시에 거주하고 있고 나는 경기도 주민이라서 서로 만나기가 쉽지 않은 형편이었다. 나는 만나서 지도하는 대신에 휴대폰을 통해 원격으로 진동요법을 가르쳐주기로 했다.

진동 유도방법을 지도하면서 나는 그가 유전적으로 우수한 체력을 물려받은 사람임을 파악할 수 있었다. 우선 그는 운동신경이 탁월하게 발달한 사람이었다. 어릴 적부터 달리기를 잘했고, 웬만한 구기 종목은 친구들 사이에서 모두 뛰어난 실력을 자랑했다. 축구는 강한 슈팅 실력에 주위 사람들이 놀라고, 탁구와 배드민턴은 그를 가르치던 선배들이 금세 시합에서 질 정도로 순발력이 뛰어났다. 일찍이 복부의 심부(深部) 근육을 강화하는 운동을 지속해 왕(王)자 모양의 식스팩도 완성했다. 이렇듯 건강하다 보니 빌딩 11층에 있는 회사 사무실도 엘리베이터를 이용하는 대신 항상 가볍게 걸어 오르내렸다.

그의 신체는 남달리 유연했다. 허리가 전후좌우로 휘고, 다리가 가볍게 허공을 가르곤 했다. 젊을 때 싸울 일이라도 생기면 신체가 신기한 마술 동작처럼 순발력 있게 움직여 상대방을 제압했다. 평소엔 도저히 안 나오던 기개와 특이한 자세가 자율적으로 뻗쳐 나와 상대가 지레 겁먹고 도망가기도 했다.

이렇듯 뛰어난 신체적 바탕 위에 진동요법까지 터득하면 그의 건강을 당해낼 자는 이 세상에 거의 없다 해도 과언이 아닐 것이다. 그렇게 되면 세월이 상당히 역행하고, 훗날 120세를 넘어 장수할 가능성도 열린다. 이렇게 되면 하늘을 나는 슈퍼맨은 아닐지라도 어떤 초인이나 도사의 대열에 들어갔다고 말할 수도 있을 터이다.

그런 선천적 특성 덕분일까. 배 씨는 진동요법을 속도감 있게 터득해 나갔다. 전화로 두 차례 지도해줬을 뿐인데도 벌써 부분진동을 유도하는 데 익숙해져 있었다. 진동을 생각만 해도 신체가 곳곳에서 자율적으로 움직인다고 했다. 안락의자에 편안히 눈을 감고 몸을 묻으면 왼손과 오른손이 번갈아 가며 자동으로 복부와 가슴 등을 꾹꾹 눌러 마사지했다. 사타구니와 허벅지를 마사지하기도 했다. 새벽에는 이완을 안 해도 엉덩이가 콕콕 쑤시고, 두 다리가 위로 올라갔다가 툭 떨어지곤 했다. 입이 저절로 오므라들었다 벌어지고, 코가 씰룩거렸으며, 눈이 감겼다 떠지기를 반복하기도 했다. 버스나 열차 좌석에 앉아 진동을 유도할 때는 항문괄약근이 오토매틱으로 꼼지락거리고, 엉덩이가 꿈틀거렸다.

나는 그 정도면 선천적으로 진동 유도에 최적화된 조건을 갖고 태어난 독특한 사람이란 판단이 들었다. 그렇지만 그는 한 가지 난관에 봉착해 있었다. 웬일인지 전신진동이 일어나지 않는 것이었다. 진동요법의 완성본은 전신진동을 달성하지 않고서는 손에 쥘 수 없다. 부분진동은 그야말로 부분적 효과밖에 나타나지 않는다. 전신진동을 일으켜 온몸을 유기적으로 자유롭게 다스릴 줄 알아야 심신의 부조화와 모순을 최종적으로 극복하고 최적의 건강을 달성할 수 있다. 나는 전신진동으로 이끌기 위해 그의 신체 상태를 꼼꼼히 파악하기 위한 질문을 던졌다.

"그동안 살아오면서 경험했던 질병과 현재 신체의 문제점을 자세히 알려주세요. 신체 상태를 정확히 파악해야 더 발전할 수 있는 단계로 안내할 수 있습니다."

그는 어릴 때부터 청년기까지 축농증을 앓았고, 중이염으로 귓속에 염증이 차기도 했다고 전했다. 병원치료로 지금은 해결됐다는 설명과 함께. 그리고 목디스크로 인해 고개가 20도 정도 왼쪽으로 돌아갔고, 척추측만증으로 요추와 골반이 다소 틀어져 고생했다고 했다. 목디스크와 요추 및 골반 문제는 카이로 프랙틱 치료로 대응했다고 했다. 이밖에 위쪽 하지 정맥류가 있지만 그리 큰 문제가 아니며, 신체가 전반적으로 건강하고 잠도 잘 온다고 말했다.

이 대목에서 치료 지도자의 순발력 있는 판단과 지도가 전후 상황을 크게 바꿔 놓는다. 나는 그가 척추에 집중해 전신진동을 유도해야 한다는 데 생각이 미쳤다. 척추는 누구에게나 중요한 신체의 기둥이요, 대들보다. 그의 경우는 척추의 중요성이 일반인보다 더하다. 왜냐면 신체 다른 부분은 별 지장 없고, 아직 주로 척추 부위에 완쾌되지 못한 질병 흔적이

잔존하고 있기 때문이다. 진동은 문제 부위에서 잘 발현되는데, 무엇보다 척추는 인체의 중추 역할을 하는 부위이므로 이곳을 중점적으로 자극할 때 전신진동이 기지개를 켜기 좋다. 이는 필자가 많은 환자를 다룬 임상 경험을 통해 내린 결론이기도 하다.

"자, 이제부터 내 말을 주의 깊게 들으세요. 경추와 요추, 그리고 골반 부위를 마음으로 야구방망이처럼 엮으세요. 그리고 야구방망이 부위에 간절하게 진동을 유도하세요. 몸 여기저기서 산발적으로 올라오는 부분 진동들을 일제히 야구방망이 부위로 옮겨 엮으세요. 그렇게 하면서 정성을 기울이다 보면 진동이 야구방망이를 중심으로 폭발적으로 올라와 전신이 뒤틀릴 수 있습니다. 거기까지 이르러야 합니다. 자, 그렇게 전력 질주해 보세요. 넉넉하게 이완된 마음으로 깊디깊게, 그리고 간절하게…"

그는 나의 지도를 쭉쭉 따라오는 듯했다. 휴대폰을 머리맡에 놓았는지, 그의 신체 반응이 수화기 너머에서 전해졌다. 그는 연속해서 '하아, 하아! 쉬익! 후우, 후우! 헉!…' 하는 소리를 냈다. 그렇게 숨넘어가는 소리, 기지개 켜는 반응, 심호흡 뱉어내는 소리들이 몇 분간 이어졌다. 호흡기관이 개선되고 있다는 신호였다. 그러더니 다음번엔 무언가 탁탁 때리는 소리가 들려왔다.

"지금 제 손이 자동으로 몸을 건드리고 있어요. 왼손바닥이 배 위를 살살 문지르며 돌아가고, 오른손바닥이 젖꼭지를 누릅니다. 양손이 배와 사타구니, 하체를 상하좌우로 왔다 갔다 하며 마사지해주네요. 하, 참 신기합니다."

내가 듣기에도 신기하고 절묘한 자율치료 반응이다. 그런데 더 신기한 장면은 그다음에 벌어졌다. 그가 계속해서 주저리주저리 말했다.

"이제는 몸통이 움직입니다. 어어, 전신이 왼쪽으로 뒤틀리네요. 어어어! 아주 심하게 비틀려요. 허리에서 뜨거운 기운이 올라오고, 척추가 꺾이는 것 같습니다. 척추가 욱신거려요!"

그는 목, 허리, 골반이 동시에 비틀리는 것 같다고도 했다. 그러더니 다음 차례엔 몸통이 반대 방향으로 뒤틀리기 시작했다고 했다. 몸통은 척추와 골반을 중심으로 하여 그렇게 좌우로 반복해서 비틀렸다. 마치 거대한 꽈배기를 풀 듯이 진동이 전신의 꼬인 에너지를 해체해 정상화하는 것 같은 느낌이 든다고 했다. 나는 우주의 자율적인 작용에 따라 그의 신체가 스스로 모순을 시정하고 질서와 조화를 되찾아가고 있는 것을 확인할 수 있었다. 그가 카이로프랙틱을 통해 대응했다고는 하나 **아직 남아 있던 척추와 골반의 문제가 마지막으로 거대한 조정 과정을 거치며 신체가 재생하고 있음을 알아챌 수 있었다.**

이외에도 그는 머릿속이 먹먹하다가 시원스럽게 뚫리며 까마득하게 잊혔던, 수십 년 전 기억들이 생생히 되살아나는 것도 체험했다고 말했다. 이는 뇌간진동으로 염증성 물질이 배출되고 신경망이 복원돼 기억이 돌아오는 것으로, 진동을 달성한 이들에게 가혹 일어나는 현상이다. 이 경우 초기치매와 경도인지장애가 개선되고, 어릴 적 기억들이 컬러 TV 화면처럼 생생하게 복원된다. 그는 이집트 투탕카멘부터 이순신 장군, 세종대왕, 박정희 대통령, 김구 선생 등의 모습이 눈앞을 스쳐 가기도 했다고 전했다. 이는 정신신경장애의 일종인 섬망(譫妄) 증세인 것 같지만 그렇지 않다. 오히려 뇌의 능력이 개선되고 육안(肉眼)이 아닌, 영안(靈眼)이 발달하면서 나타나는 현상이다. 이렇게 전신진동을 달성한 이들에게서는 간혹 미래를 내다보는 초능력이 생기기도 한다.

그는 그렇게 하여 전신진동을 전격적으로 달성하고 나서 인생의 전후가 완연히 달라졌다. 날마다 전신진동을 실천하며 지낸 결과 **몸이 상당히 가벼워져, 길을 걸을 때 마치 축지법이라도 쓰듯 가볍게 걷는 습관이 생겼다.** 서울에 출장 와서 지하철 계단을 오르거나 산을 탈 때도 나비처럼, 혹은 새처럼 중력을 쉽게 거슬러 올랐다. 정력이 솟구치고 안색이 훤해져, **젊음이 회귀하는 것을 역력히 느낄 수 있었다**고 했다.

세월이 흐른 뒤 그와 직접 만나 담소할 기회를 가질 수 있었다. **50대 중반인 그는 30대 젊은이로 착각될 정도였다. 머리카락과 얼굴, 목덜미에서 젊은 에너지가 뻗쳐 나왔고, 전신에서 탄력이 넘쳤다.** 저속(低速)노화, 항(抗)노화 차원을 넘어 그렇게 역(逆)노화를 성큼 실천했으니, 그는 이제 새처럼 비행하지는 못하더라도 이미 슈퍼맨 대열에 들어선 것으로 볼 수 있을 터였다.

전신진동 실천으로 용의 눈동자를 그려 넣었으니, 그 용은 이제 화폭에서 나와 하늘을 향해 비상할 수밖에 없는 정황이다. 혹은 하루에 구만(九萬) 리를 날아간다는 상상의 큰 새, 대붕(大鵬)이 된 것 같은 입장이다. 그는 전신진동 능력을 기반으로 인생길을 전환해 국민 건강을 개선하는 데 이바지해보겠다는 꿈을 키우고 있다. 그 꿈이 대붕의 모습으로, 혹은 승천하는 용의 위용으로 실현될 날을 응원하는 마음이다.

사례20 - 요양원 자매의 생존법

# 복합 질환 성공적으로 다스리다

- 김현숙 씨(70세) : 천식, 고혈압, 견비통, 고지혈증, 현기증, 석회화건염, 퇴행성무릎관절염, 사구체신염
- 김혜숙 씨(63세) : 천식, 기관지확장증, 뇌두증, 고혈압, 폐소공포증, 수면무호흡증, 고지혈증, 위염, 역류성식도염, 퇴행성무릎관절염 및 발목관절염, 불면증, 우울증

그들은 요양원에서 일하는 자매다. 언니 김현숙 씨(70세)는 대표 겸 원장이고, 동생 김혜숙 씨(63세)는 사무국장으로 근무한다. 정신질환자 중 증세가 가벼운 이들이 그곳에 입원해 치료받으며 생활한다. 그런데 그들을 돌보는 자매도 환자들이었다. 물론 그들은 입원해 치료받아야 할 정도의 정신질환자는 아니지만, 질병이 가볍지 않았다. 두 사람의 질병은 다음과 같았다.

- 동생 : 천식, 기관지확장증, 뇌두증, 고혈압, 폐소공포증, 수면무호흡증, 고지혈증, 위염, 역류성식도염, 퇴행성무릎·발목관절염, 불면증, 우울증

- 언니 : 천식, 고혈압, 견비통, 고지혈증, 현기증, 석회화건염, 퇴행성무릎관절염, 사구체신염

동생은 선천적으로 약한 호흡기 탓에 기관지의 융모가 너덜너덜해지고 폐부 깊은 곳에서 가래가 생성돼 기침이 끊이지 않았다. 한약으로 가래와 천명음(喘鳴音)을 다스리고 있었지만, 근본적으로는 낫지 않았다. 평소 머리가 제멋대로 흔들리는데, 이로 인해 평소 머리 아래쪽에 통증이 따라다녔다. 고개 숙여 머리 감다가 기침이라도 올라오면 머리 아래쪽이 끊어질 듯 아팠다. 삼킨 음식물이 자주 식도를 따라 올라와 고민이 깊고, 항상 위 속이 쓰리며 아프다고 했다. 위염약과 역류성식도염 치료제를 1년 이상 복용했으나 증세가 차도를 보이지 않았다.

　양쪽 무릎은 연골이 모두 닳아 없어졌다. 발등과 복숭아뼈 부위에 감각이 없어 꼬집어도 아픈 줄 모른다고 했다. 특히 오른쪽 다리 상태가 부실한데, 마치 오른 다리 바깥쪽으로 막대를 부착시킨 것처럼 뻣뻣하고 그곳에 냉기가 감돌았다. 무릎 연골주사를 맞고 물리치료도 받아봤지만 소용없었다. 무릎 주위에 침을 맞아 다소 효과를 봤으나, 걷거나 계단을 오르내리기 힘들었다. 서서 오랫동안 일하기 쉽지 않았고 심지어 오래 앉아 있기도 어려워, 틈날 때마다 사무실 바닥에 누워 지냈다. 밤에는 불면증에 시달려 비몽사몽 간에 시간을 흘려보냈다. 고혈압, 고지혈증 및 우울증약을 꾸준히 복용해 왔다.

　동생은 몇 해 전 큰아들을 먼저 저세상으로 보내고 큰 충격에 빠졌다. 큰아들은 산악 구조 요원으로 활동하다가 변을 당했다. 고산지대 낭떠러지에서 발을 잘못 디뎌 추락사했는데, 6개월 동안 시신을 찾지 못했다. 어렵사리 발굴한 시신은 부패해 형체를 알아보기 힘들었다. 동생은 장례식장에서 수차례 혼절했고, 그 후 기존 질병의 증상이 깊어졌으며, 없던 질병들도 생겨났다. 심적 고통과 스트레스가 신체 조직을 파괴해 질병을 초래한다는 한스 셀리에(Hans Selye) 교수의 〈스트레스 이론(Stress Theory)〉이 실감 나는 사례다.

언니 역시 유전적으로 약하게 타고난 폐 탓에 날마다 천식에 시달렸다. 기침이 자주 나며 천명음이 올라왔고, 가래가 지속해서 생겨났다. 폐 안의 염증이 위로 올라가 어깨통증을 초래하고 있었으며, 양쪽 어깨가 얼음장처럼 굳어져 두 팔이 위로 들어 올려지지 않았다. 과체중인 데다 현기증이 자주 몰려와 뇌경색이 의심됐다. 신진대사가 잘되지 않았으며, 특히 사구체신염으로 노폐물이 제대로 걸러지지 않는 탓에 항상 온몸이 부어 있었다. 퇴행성관절염으로 걷기도 불편했다.

언니는 나이가 칠순이어서 해가 갈수록 체력이 점점 더 바닥으로 까라지는 것을 체감했다. 걷기 운동과 요가 등으로 신진대사를 증진하려 애썼지만, 세월의 갈기에 얻어맞는 탓에 한계를 느꼈다. 날마다 고혈압, 고지혈증 및 당뇨약을 복용하며 버티고 있었다.

이들 자매는 천식 등 폐질환을 앓는 것이 공통점이었다. 다른 남매 셋을 포함해 다섯 형제가 모두 폐질환을 앓고 있다고 했다. 아버지가 천식과 폐암으로 고생하다가 폐렴으로 사망한 것으로 보아 그의 악성 유전자가 자식 모두에게 유전된 것 같다고 한다. 그들 남매의 2세들도 여럿이 폐 관련 질환을 앓고 있다고 했다. 이로 유추해보더라도 선친이 그들에게 나쁜 유전자를 물려준 것만큼은 확실해 보였다.

아버지는 생전에 늘 〈용각산〉을 곁에 두고 사셨다고 한다. 가래, 기침이 심해지면 도라지로 만들었다는 그 하얀 가루약을 작은 플라스틱 숟가락으로 떠서 입에 털어 넣었다. 무, 더덕, 도라지, 은행 등 폐 기능 증진에 도움 되는 것들을 물에 끓여 그 물을 수시로 마시기도 했다. 그렇지만 가래, 기침은 오랜 세월 동안 끊이지 않았고, 결국 폐 기능이 무너지면서 이승을 하직했다고 한다.

고인은 오른쪽 폐에 문제가 있었다고 한다. 자매도 항상 오른쪽 폐에서 가래가 끓어 오른다고 이구동성으로 말했다. 오른쪽 견갑골 안쪽, 폐부 어딘가에 가래의 원천(源泉)이 있는 느낌이라는 것이다. 그곳이 간질간질 하다가 가래가 생성되고, 이어서 기침이 나와 가래를 밀어내는 생활이 반복된다고 했다. 양약이든 한약이든 효과가 지속되지 않아 고민이 깊다고 했다. 하기야 유전이 원인일 경우 악성 유전자를 쫓아내지 않는 한 문제를 근본적으로 해결할 방법은 없다.

나는 그들의 왕진 부탁을 받고 요양원을 방문했다. 2층으로 된 요양원 건물의 병실마다 조현병 환자들이 들어차 있었다. 눈이 다소 풀린 듯하고 동작이 느릿느릿한 환자들을 마주하노라니 측은지심이 솟았다. 개중에는 새파랗게 젊은 환자들도 몇 명 있어 가슴이 저몄다. 그러나 그날은 그들이 나의 치료 대상이 아니었다. 원장과 사무국장이 나의 심리치료 대상이었다.

원장실에서 자매와 마주앉았다. 원장은 평생 대학병원에서 간호사로 근무한 뒤 퇴직해 요양원을 차렸다. 그래서인지 현대의학적 치료에 상당히 밝은 면이 있었다. 그럼에도 불구하고 자신과 동생의 질병을 제대로 통제하지 못하는 한계에 갇혀 우울해하는 얼굴빛이 역력했다. 그들은 새로운 '생명의 동아줄'을 잡고 싶은 심정으로 나를 초빙한 것이라고 했다.

그들의 기대에 부응하기 위해 망진(望診)과 문진(問診)을 반복했다. 그 결과 질병의 종류와 증세를 대충 파악하고, 치료 목표 부위를 찾아 설정할 수 있었다.

두 사람을 바닥에 나란히 눕히고 이완을 거쳐 전신진동과 부분진동을 유도하기 시작했다. 그런 상황의 그곳은 비록 물리적으로는 3차원 공간의 요양원이지만, 내용 면에서는 심리요법이 발동되는 4차원의 '하늘병원이다. 자매는 요양원의 원장과 사무국장이지만, 나의 치료를 받는 동안은 '하늘병원 환자들이었다. 현대의학의 물리적 조치, 즉 약이나 주사, 침, 한약 등이 모두 불필요하다. 그곳에는 오직 심의(心醫)인 필자와 고도의 심리치료를 요구하는 환자들이 있을 뿐이었다.

진동을 유도하고 시간이 꽤 흘러갔으나 신체에서 뚜렷한 반응은 일어나지 않았다. 다만 동생의 손과 발이 몇 차례 꼼지락거렸을 뿐이다. 그렇게 시간이 더 흘러가다가 어느 순간, **언니가 갑자기 상체를 벌떡 일으키더니, 심하게 캑캑거리며 기침을 했다.** 천식 발작이 올라온 모양이었다. 언니의 기침과 천명음은 매우 요란해, 마치 요양원 건물이 천둥에라도 맞은 듯한 착각을 불러일으킬 정도였다. 언니는 그러더니 썩은 가래를 손바닥에 뱉어냈다. 컥컥 소리에 뒤이어 입에서 떨어져 나온, 누렇고 거무스레한 가래가 손바닥에 한 줌 잡혔다. 언니는 부리나케 화장실로 향해 세면대에서 손바닥을 씻었다. 화장실에서도 천둥, 번개 같은 기침이 몇 차례 터져 가래를 뽑아 올렸다. 모두 다섯 차례 손바닥을 흥건하게 하는 썩은 가래가 올라왔다.

동생도 언니의 소동에 산통이 깨져 현실로 돌아왔다. 그녀 역시 깊은 기침을 반복하더니 가래를 뱉어냈다. 그녀의 가래에서는 피도 약간 섞여

**나왔다.** 기관지와 폐가 어떤 부정적 상태에 놓여 있었음을 알 수 있는 대목이다.

"언니분은 평소에도 그렇게 가래 기침을 심하게 하셨습니까?"

나의 물음에 원장은 고개를 가로저으며 대답했다.

"아니요, 보통 때는 기침 소리가 이렇게 크진 않았어요. 오늘은 굉장히 요란하게 나네요. 가래도 이렇게 많이 나온 건 처음이에요."

동생이 잇달아 말했다.

"저도 그래요. 이렇게 피가 섞여 나온 건 난생처음이에요. 불안하네요."

나는 그들의 반응으로 미뤄, 진동이 그들의 폐를 뒤흔들어 놓은 것을 유추할 수 있었다. 어떤 강한 치유반응이 폐부, 특히 오른쪽 폐 깊숙한 곳을 찔러 가래의 원천을 자극하고 기존의 염증도 긁어 밖으로 밀려나게 한 것으로 판단됐다. 그들은 밖으로 표현되는 외적진동이 아니라 몸안에서 작동하는 내적진동이 일어난 사례에 해당했다.

진동요법의 진수는 내적진동이라 할 수 있다. 외적진동도 치료 효과가 상당하지만 내적진동은 더 농밀한 경우가 많다. 내적진동은 옛의서의 표현을 빌리자면 주로 '산창중마(痠脹重痲)' 형태로 올라온다. 즉 '저릿저릿하거나, 팽창하거나, 묵직하거나, 마비되는' 반응이다. 또는 찌릿찌릿하거나, 뜨듯하고, 조몰락거리거나, 꼼지락거리거나, 욱신거리는 등의 형태로 일어나기도 한다. 이외에 톡톡 두드려주거나, 스트레칭하듯 늘려주거나, 반대로 탱탱하게 조여주는 등 매우 다양한 양상을 보인다.

이들 반응은 강약이 있어서 때론 여리게, 혹은 중강도로 나타나며, 중증환자에게는 병원에서 수술받을 때 이상으로 강력하게 출현하기도 한다. 이들 치유반응을 잘 살려 질병을 몰아내고 건강을 회복하는 수단으로 이용하면 된다.

언니는 오른팔과 겨드랑이, 어깻죽지, 견갑골 등에 매우 묵직한 반응도 올라왔다고 했다. 마치 그 부위가 마비되듯이 초토화되는 기분이었다고 말했다. 그런 반응으로 미뤄 오른쪽 폐와 그 주변부의 염증 등 노폐물이 밀려나고, 신선한 혈액과 호르몬이 밀려들어 면역환경이 개선된 것으로 판단됐다. 그 과정에서 썩은 가래가 밀려나고 폐의 상태도 개선된 것으로 짐작할 수 있었다.

동생은 항상 냉기 감돌던 오른쪽 다리 바깥쪽과 오른팔에 마치 난롯불을 쬘 때처럼 뜨끈뜨끈하며 묵직한 기운도 감돌았다고 했다. 그렇게 긍정적인 반응이 올라와 다리와 팔을 감싸고 있는 동안, 기존의 냉기가 밀려나가며 몸이 치유되는 것을 느꼈다고 했다.

나는 일단 그들이 부분적으로나마 내적진동을 일으키는 데 성공해 내심 회심의 미소를 지었다. 왕진을 마치고 돌아가기에 앞서, 앞으로 열심히 해서 진동치료를 극대화할 것을 당부했다.

그러나 그들은 내가 돌아간 뒤로 진동요법을 실천하려고 애썼지만, 번번이 진동 유도에 실패했다고 한다. 아무리 노력해도 진동이 발현되지 않는다는 것이었다. 나는 수차례 전화해 상황을 확인했으나, 그들은 여전히 공회전하고 있었다. 자신을 등불 삼아 용맹스럽게 나아가야 한다고 강조했지만, 의지가 나약해서 그런 건지 목적을 달성하지 못했다. 그러면서 다시 한번 들러 지도해 줄 수 없느냐고 물었다.

나는 두어 달 시간을 끌며 그들이 스스로 일을 해결할 것을 기다렸지만 소용없었다. 어쩔 수 없이 요양원을 다시 방문해 지도해줄 수밖에 없었다.

환자들 가운데는 그들처럼 의지가 나약하거나 진지하게 몰입하는 능력이 부족해 잇달아 진동 유도에 실패하는 경우들이 더러 있다. 이 경우 지도자가 어쩔 수 없이 두 번, 세 번 만나 지도해줘야 한다. 그렇게 하고 나면 결국 스스로 제 갈 길을 간다. 나는 전국에서 밀려드는 환자들 때문에 다시 시간을 내기 쉽지 않았지만, 간신히 짬을 내어 재차 요양원을 방문했다.

몹시 미안해 하는 그들을 원장실에 뉘어놓고 다시 진동을 유도했다.

"범아일여(梵我一如), 물아일체(物我一體)의 상태가 돼서 마음으로 우주의 자궁 속에 편안히 들어간 것처럼 하세요. 우주의 양수에 몸을 푹 담근 것 같은 마음을 가지세요. 대자연의 조화로운 주파수에 자신의 고장 난 몸 주파수를 일치시키는 기분으로 심신을 온전히 내려놓아야만 합니다."

동생은 가톨릭 신자였으므로 천주경을, 언니는 불교 신자였으므로 치유 은사가 있는 약사여래부처님을 암송하며 치유의 영험한 손길을 병반 부위에 깊이 영접해, 기적이 일어나도록 간절히 기도할 것을 주문했다. 내면으로 깊이 들어가 어떤 무아지경 상태에서 하느님, 부처님과 조우하라고 했다. 그들은 내 지도를 잘 따르는 듯했다. 마치 딴 세상으로 건너간 듯한 표정에서 이를 확인할 수 있었다.

시간이 흐르자 동생의 신체에서 미묘한 변화가 감지됐다. 간헐적으로 손가락, 발가락이 까딱거리기 시작한 것이다. 그녀는 복부에서도 미세한 변화가 나타났다. 숨 쉴 때마다 일정 시간 간격으로 오르내리던 복부가 어느 순간부터 상향과 하향을 불규칙하게 했다. 즉, 복부는 위로 올라와, 들숨과 날숨의 한 순배 시간 간격을 몇 배로 늘린 상태에서 움직이지 않았다. 그런 다음엔 다시 아래로 내려가 역시 들숨과 날숨 사이클을 몇 배 넘긴 시간 동안 미동도 보이지 않았다. 비록 복부 진동의 진폭은 별달리 넓지 않았지만, 그렇게 색다른 움직임을 보이는 것을 통해 그녀 내부에 미묘한 치유반응이 감도는 것을 눈치챌 수 있었다. 내적진동을 일으키는 신체는 통상 이렇게 겉으로 미미한 변동을 보인다. 그러나 안에서는 때로 매우 강력한 반응을 일으키곤 한다. 언니도 내적진동이 일어나고 있는지, 한동안 안으로 깊이 가라앉은 듯한 자세가 지속됐다.

그들은 한 시간쯤 후에 자리를 정돈하고 일어났다. 동생이 먼저 말문을 열었다.

"하참, 신기하네요. 전신이 시원하고 가벼워진 느낌이에요. 희한하게도 보통 때 아프거나 불편하던 부위에 집중적으로 치유반응들이 올라왔어요. 톡톡 두드려주기도 하고, 꾹꾹 눌러주기도 하고, 시원스럽게 만져주기도 하는 기분이었어요."

그녀는 특히 **평상시 문제 있던 오른쪽 다리 바깥쪽으로 누군가가 톡톡 두드려주는 것 같은 반응이 많이 올라왔다**고 했다. 폐로 연결되는 경혈이 자리한 양쪽 견갑골 깊은 부위와, 머리 및 목이 맞닿은 부위, 긴 척추뼈 전체와 꼬리뼈 아랫부분까지 무언가가 기분 좋게 건드려주는 느낌이 솟아났다는 것이다. 덕분에 관련 부위가 매우 시원하고 개운해졌다고 했다.

위장이 자리 잡은 명치 부위에서도 변화가 일어났다. 이면 손아귀기 안쪽을 꾹꾹 눌러주는 느낌과 더불어 쏴아! 소리가 들리듯 시원하게 내려가는 감각이 일어나더라는 것이다. 위염 및 역류성식도염 발생 부위에 일어난 치유반응으로 짐작됐다. 또 양쪽 무릎 부위에 동그랗게 열감이 올라와 **퇴행성질환으로 인한 통증이 많이 빠져나갔다**고 했다.

언니는 어깨와 폐 안쪽으로 묵직한 느낌이 올라와 통증이 많이 줄었다고 하면서 예전처럼 연신 가래를 뱉어냈다.

그날 밤 **자매는 모처럼 잠을 푹 잤고, 이튿날까지 전신이 매우 가벼워**

살 것 같은 기분이 들었다고 했다. 그 후 그들은 전신진동과 부분진동을 생활화해 신체 질병들을 상당 부분 컨트롤하는 데 성공했다. 동생은 천식과 기관지확장증, 뇌두증, 위염, 역류성식도염, 관절염, 불면증 등의 증세가 많이 완화했고, 언니도 천식, 견비통, 사구체신염 등이 다스려졌다.

그렇지만 질병들이 완전히 치료되기까지는 시간이 상당히 걸릴 수밖에 없다. 더욱이 나이 들수록 지속해서 퇴행성변화가 덮치므로 이는 어쩔 도리가 없다. 그렇지만 부정적 변화가 감지될 때마다 그들은 진동이란 '하늘 약'을 정성스럽게 불러일으켜 오늘도 대체로 별 탈 없는 생활을 영위하고 있다. 예전보다 신체 활력이 향상돼 앞으로 더 오랫동안 생업에 종사할 수 있을 것 같다며 이구동성으로 자신감을 내비쳤다.

아이로니컬한 것은 요양원 환자들의 처지였다. 조현병 환자들에게도 진동요법이 긍정적 치료 효과를 가져다줄 수 있다. 벙벙하게 벌어진 뇌실(腦室)을 뇌간진동 활성화로 탄력 있게 조여주면 증세가 완화할 수 있음을 나는 경험으로 알고 있다.

나는 환자들에게 진동요법을 전수하면 좋지 않겠느냐고 제안했다. 그러자 자매는 정색하며 손사래를 쳤다. 언니는 "환자들이 병을 고치면 요양원을 떠나게 되고, 그러면 우리는 망한다"며 절대 그런 소리 입 밖에 내지 말아 달라고 신신당부했다.

그렇다면 환자들은 고작 요양원의 수익 창출에 기여하는 상품 신세란 말인가. 나는 하품하듯 입이 벌어지는 것을 어쩔 수 없었다.

날이 갈수록 요양병원과 요양원 공화국이 돼가는 대한민국의 현실이 혼돈과 서글픔을 몰고와 돌아오는 발걸음을 무겁게 했다.

사례21 – 자연특별시의 원초적 치료

# 강직성척추염 쇠사슬 풀리다

• 김기춘 씨(53세) ; 강직성척추염, 요통, 견비통

    충청북도 괴산(槐山)은 이름 그대로 기괴한 산들이 겹겹이 둘려 있어 예부터 그런 이름으로 불린 고장이다. 산마다 각종 활엽수와 침엽수들로 울창하고, 맑은 냇물이 계곡과 마을을 감돌아 흘러, 한눈에도 뛰어난 청정지역임을 알 수 있다. 지구가 화석연료 남용으로 몸살을 앓고, 도시들이 문명의 폭주를 멈추지 않는 동안, 이곳은 무공해와 자연을 지향해 시간을 태고로 돌려놓는 듯한 움직임을 지속해 왔다. 자동차 드라이브 중 언뜻언뜻 스쳐 지나는 농장과 시설물 등의 간판들만 봐도, 이곳이 얼마나 자연 친화적 공간인지 잘 가늠할 수 있다. '꿀벌랜드', '괴산별곡', '숲골농원', '성불산자연휴양림'… . 그런 곳에서 하룻밤 묵으며 자연산 산채로 고픈 배를 달래고 새소리, 솔바람 소리에 지친 심신을 위로받노라면, 어느새 도시에서 얻은 스트레스가 저만치 달아나 영혼조차 갱생하는 듯한 기쁨을 얻게 된다.

이곳은 몇 해 전 '자연특별시'란 명칭으로도 거듭났다. '자연특별시 괴산!', 이 얼마나 감탄스러운 슬로건인가. 다른 도시들이 매머드급 건물의 밀집도와 인구 확장성 등을 내세워 특별시, 광역시, 특례시 등으로 위세를 드러내는 동안, 역설적으로 도시인의 녹색갈증을 해소하는 치유 공간으로 가꾸는 데 힘써온 괴산군 관계자들의 노력에 찬사를 보내고 싶다. 앞으로 죽어가는 지구촌을 살릴 수 있는 원동력이 이런 움직임에서 나올 수 있다고 본다. 머지않아 그런 공로를 인정받아 괴산군이 노벨평화상을 받게 될지도 모를 일이다.

나는 그런 괴산에서 얼마 전 현대의학으로 치료 불가능한 난치병 환자를 한 사람 만나 치료에 도움 준 일이 있다. 강직성척추염 환자로, 10여 년간 고통받은 질병 치료에 반전이 일어나 매우 고무됐던 기억이 지금도 새롭다. 환자는 인근 청주에 사는 김기춘 씨(53세)인데, 이곳 성불산자연휴양림에서 만나 치료 지도를 해주면 좋겠다는 의사표시를 해왔다. 환자 측에서 묵을 객실을 예약했고, 나는 왕진하는 기분으로 자연휴양림을 찾아갔다.

강직성척추염은 현대의학이 손 놓다시피 한 대표적 난치병이다. 환자는 척추관절에 염증이 생기고 움직임이 둔해진다. 심한 경우 염증 악화로 척추가 대나무처럼 뻣뻣해지기도 한다. 그로 인해 모든 방향으로의 척추 움직임이 어려워지고, 등이 앞으로 굽으며, 목도 경직되기 일쑤다. 이렇다 보니 상대방에게 목례하기도 어려워, 종종 나이 많은 이들에게 '인사도 안 하고 다니는 건방진 사람'이란 핀잔을 듣곤 한다. 이런 지적을 받노라면 심리적으로 위축되고 우울증도 생겨 사회생활이 불가능해질 수 있다.

김 씨도 그런 경우였다. 생명보험 회사에서 보험상품 판매 업무에 종사해왔는데, 병세가 깊어지면서 고객들의 오해가 쌓여 직장생활을 접을 수밖에 없었다. 그 후 병원치료에 몰두했으나 증상은 개선되지 않았다. 등뼈 전체에 강직 현상을 초래한 이 질병은 점차 퍼져 엉덩이, 무릎, 어깨 등의 관절에도 염증과 강직 현상을 일으켰고, 일상생활이 매우 힘들어졌다.

건강한 사람은 아침에 잠에서 깨어나면 몸이 가볍고 상쾌한 느낌이 든다. 그러나 강직성척추염 환자는 척추를 중심으로 몸 여기저기서 통증, 부종, 뻣뻣한 느낌 등이 올라와, 하루를 출발하는 시점부터 심신이 영 개운치 않다. 스트레칭 등 적절한 운동과 약물 복용으로 증상을 완화할 수 있지만, 근본적으로는 늘 따라다니는 무거운 통증을 피할 길 없다.

현대 서양의학은 원인으로 특정 유전자를 지목하지만, 이외에 세균 감염이나 과로, 외상, 스트레스, 면역력 저하 등도 이 병을 초래할 수 있는 것으로 본다. 한방에서는 간장이나 신장 기능 이상으로 염증성 물질이 원활히 배출되지 못해 병이 심화하는 것으로 보는 경향이다. 이런 판단을 고려할 때 이 질병은 염증이 고착화한 척추와 엉덩이, 무릎, 어깨 등의 관절 부위, 그리고 간장과 신장 등에 대한 긍정적 자극 부여로 증상을 완화하거나 없앨 수 있음을 유추할 수 있다. 진동요법이야말로 현대의학이 진행을 잘 막지 못하는 이 질병 치료의 핵심적 대안이 될 수 있다.

성불산자연휴양림은 자연특별시 한가운데 조용히 자리잡고 있었다. 월악산국립공원과 속리산, 충주호 등이 멀지 않은 곳에 있어 관광과 힐링을 겸해 찾기에도 제격이다. 자연의 모습이 충만한 괴산에서도 푸름의 정수를 한껏 더 드러내는 정경이 인상적이다. 가족이나 연인들이 함께 향 테마파크나 생태숲, 산림문화 등을 체험할 수 있다.

계절에 따라 꿀벌, 무당벌레, 반딧불이, 귀뚜라미, 꽃무지 같은, 지구를 지키는 작은 기사들과 만날 수 있다. 흰나비, 호랑나비, 표범나비, 배추흰나비, 노랑나비 등이 날아다녀 천국에 든 듯한 느낌마저 든다. 검은등뻐꾸기가 날며 아름답게 흩어놓는 노랫소리와, 개구리가 은은히 울어대는 소리 등을 귓바퀴로 건지다 보면, 세상 시름 다 잊고 아예 며칠 눌러앉고 싶은 마음이 굴뚝 같아진다. 그러노라면 도시에서 생겨난 복잡한 심사도 깨끗이 씻겨나갈 수밖에 없으리란 생각도 든다.

그렇지만 질병을 원천적으로 다스리기 위해서는, 그런 자연특별시의 원시 자연 분위기에서도 더욱 특별한 영역으로 성큼 발걸음을 내디뎌야 한다. 그것은 모든 인간의 모태라 할 수 있는 대자연의 넉넉한 품에 편안하게 들어가는 것이다. 그리하여 우주의 조화와 하늘의 섭리가, 부조화 덩어리인 육체를 육중한 힘으로 치료하도록 내맡겨야 한다.

인간에게는 육체와 우주 대자연을 연결하는 징검다리 역할을 하는 부위가 있다. 바로 원시뇌이다. 뇌 안의 뇌하수체, 시상, 중간뇌, 다리뇌, 숨뇌 등이 원시뇌 역할을 한다. 대뇌가 많은 생각을 하여 신체를 지치고 병들게 한다면, 이 원시뇌는 그와 반대로 생명을 양육하는 역할을 한다. 성인병, 만성질환, 난치병은 환자가 대뇌 기능을 무력화하고 그 대신 원시뇌 기능을 업그레이드하면 저절로 치료되는 경우가 많다.

원시뇌가 억압에서 풀려나 제 역할을 충분히 하게 되면 자연의 치유 기능이 폭발해 육체가 전격적으로 살아난다. 그 과정에서 몸에서 이런저런 양태의 진동이 일어나게 된다. 진동은 대자연이 원시뇌를 통해 환자의 육체 여기저기에서 일으키는, 효과 높은 치유반응이다. 고장 나 있던 신체가 전격적으로 자동회복되기 시작했음을 객관적으로 나타내는 현상이다.

그날 김 씨는 자연휴양림의 아늑한 객실에서 나의 지도를 바탕으로 진동 유도에 들어갔다. 시간이 그리 오래 지나지 않았는데 그의 몸이 꿈틀거리기 시작했다. 처음에는 허리가 들썩이기 시작하더니, 얼마 지나지 않아 긴 척추가 활등처럼 구부러지는 장관을 연출했다. 허리가 꺾여 올라가면서 가슴과 복부, 엉덩이도 함께 하늘로 치솟았다. 함께 온 그의 아내가, 양어깨와 머리, 발 등을 받침대 삼아 허공으로 솟은 그의 신체 자세를 넋 잃고 바라보았다. 일부러 연출하려 해도 도저히 연출하기 어려운, 놀라운 반응이었다. 자연이, 조화를 상실한 그의 신체 기능을 근본적으로 바로잡기 위해 벌인 거대한 작용이었다.

누구든지 병들었을 때 이완을 통해 자동회복기능에 기대어 자연에 심신을 깊이 맡기면 이런저런 치유반응들이 올라오게 돼 있다. 그런 자동회복기능은 태초에 창조주가, 병이 나면 잘 가동해 고치라고 인류의 몸안에 설계해 넣어준 것으로 판단된다.

김 씨는 한동안 그렇게 긴 척추뼈를 세게 꺾어대더니, 서서히 그런 동작을 중단하고 상체를 바닥에 내려놓았다. 그리고 다음번에는 머리를 육중하게 들어 올렸다. 머리가 통째로 허공에 솟아 올라갔다가 다시 바닥에 쿵! 소리 내며 떨어지는 과정이 대여섯 차례 반복됐다. 그리고는 진동치료가 불현듯 하지로 내려갔는지, 두 다리가 꿈틀꿈틀 접혔다 펴지기를 반복했다. 양팔도 부르르 떨곤 했다. 그렇게 거세게 몰아닥친 진동이 한 시간 정도 지속됐다. 인위적이지 않고 모두 자율적으로 일어난 현상들이다.

그와 같이 하늘의 큰 진동 치유반응이 전신을 뒤집어 놓았으니, 건강에 반전이 일어난 것은 당연한 결과일 터. 얼마 후 대자연의 품에서 현실로 돌아 나온 그는, 입가로 국화꽃처럼 두툼하고 맑은 웃음을 드러내며 말했다.

**"통증이 감쪽같이 다 빠져나갔어요. 저를 옭아매고 있던 쇠사슬이 스르륵 풀려나간 기분입니다.** 아휴, 이제 정말 살 것 같네요. 좋은 방법 가르쳐주셔서 감사드려요."

그는 신기하다는 듯한 눈초리로 몸을 여기저기 살피며, 손으로 통증 있던 부위들을 만지작거리기도 했다. 처음 진동을 경험하는 사람은 김 씨처럼 그렇게 흥분을 억제하지 못한다. 그렇지만 이런 일이 일상사인 내게는 지극히 상식적인 결과일 뿐이어서 덤덤할 따름이다.

김 씨는 밤 내내 객실에서 전신진동을 되풀이해 체험하며 신선한 진동의 세계를 충분히 누볐다. 이튿날 그는 일찍 집으로 돌아갔지만, 나는 오전 내내 휴양림에 머물며 자연의 향연을 즐겼다. 온갖 꽃들이 제 모습을 자랑하며 앞다퉈 피어나는 대자연의 화원에서 나 역시 진동을 한껏 즐기다가 귀로에 올랐다.

그 후 보름쯤 지나 김 씨를 휴양림에서 한 차례 더 만날 기회가 있었다. 다시 나타난 그는 과거에 부정적으로 구겨져 있던 에너지가 얼굴에서 말끔히 지워진 모습이었다. 몸에서 활기와 자신감이 넘쳐났다. 그는 "강직성 척추염을 고치다가 요통과 견비통도 사라졌다"며 연신 벙글어진 입을 잘 다물지 못했다.

돌아오는 길에 자연특별시의 또 다른 명소, 괴산별곡에 들렀다. 그 농장은 나의 지인이 오래전부터 관상수를 가꿔 온 곳으로, 산비탈을 뒤덮고 자라는 반송 무리가 특히 압권이다. 지인이 정성스럽게 가지치기하고 예술적으로 다듬어 기른 덕택에 반송들은, 우람하고 멋진 녹색 풍모를 드러낸다. 지인은 나이 들어가며 허리질환과 그로 인한 하지방사통을 앓고 있었다. 그에게도 진동요법을 전수하고 산나물을 한 상자 선물 받아 귀로에 올랐다.

    요즘도 나는 자연특별시에서 '하늘병원 건강법을 전수하며 겪은, 특별하고 소중한 당시의 경험들을 간간이 새김질한다. 그럴 적마다 기억의 갈피에 함께 끼워져 있던 아름다운 자연의 편린들이 정령들처럼 눈앞에 등장해 남모르는 행복감에 잠긴다.

사례22 - 천하 잃었지만 건강 얻었다

# 오십견 & 만성요통 & 퇴행성무릎관절염 완화

• 한학수 씨(75세) : 오십견, 급박뇨, 만성요통, 퇴행성무릎관절염

'천하를 잃어도 건강만 얻으면.'

한학수 씨(75)가 스마트폰 친구 명단에서 자신을 드러내기 위해 이름 아래 적어놓은 문구다. 짧은 문장이지만 함축한 내용이 의미심장해, 건강에 대한 그의 관심과 집착이 어떤지 헤아릴 수 있게 한다.

지나온 인생사를 들어보면 그가 왜 이런 구호를 가슴에 새기고 살아왔는지 이해할 수 있다. 일찍이 유수의 대학을 나와 대기업에 입사했고, 밤낮없이 일해 뛰어난 업무 능력을 인정받았다. 회사 전 직원을 대상으로 한 영어시험에 수석 합격한 실력 덕분에 해외부서에 배치받아 지구촌을 돌며 영업실적을 크게 높이기도 했다. 여러 곳의 해외 법인 대표를 역임하는 등 열정적으로 활동하다 보니 어느덧 본사 임원 자리에도 올라갔고, 마침내 용으로 승천해 천하를 얻은 기분이었다.

그런데 어느 날부터인가 인생이 꼬이기 시작했다. 운명의 장난이었는지

회사에서 대형 사고가 발생했으며, 그에 대한 책임을 회피하지 못해 사표를 낼 수밖에 없었다. 엎친 데 덮친 격으로 퇴사 후 새롭게 손댄 사업들이 줄줄이 실패해 마음이 타들어 갔다.

불행은 거기서 그치지 않았다. 직장 다닐 때 장만해 놓았던 아파트 2채를 팔아 사업 빚을 정리했는데, 그 후 아파트 가격이 천정부지로 솟아 절망감에 빠졌다. 이렇게 돈벌이에 관한 한 거꾸로 가는 인생살이가 반복돼 스트레스가 농축됐고 건강이 무너졌다. 그동안 갖고 있던 돈이 바닥나, 이제는 셋집을 전전하는 빈곤층 신세가 됐다.

몸으로라도 때우는 일자리를 찾아 나섰지만, 고희를 넘긴 그를 선뜻 받아줄 데가 있을 리 만무했다. 용이 개천에 처박혀 미꾸라지 신세로 전락한 격이다. 그나마 다행스러운 것은 늦게나마 초등학교 도우미 일자리를 얻은 것이다. 덕분에 가족 입에 풀칠할 정도의 수입은 들어와 한숨 돌리고 있다.

그렇게 롤러코스터 인생을 살아온 한 씨는 얼마 전부터 인생 철학을 바꿨다. 사회 참여와 돈벌이로 쏠려 있던 생각을 차단하고 건강부터 열심히 챙기기로 한 것이다. 개친의 미꾸라지여도 항상 건강하게 꼬무락거릴 수만 있다면 그다지 문제 될 것은 없다. 그런데 그동안 받은 스트레스와 노화로 미꾸라지가 여기저기 병을 얻었다. 천하를 잃었는데 이렇게 건강마저 여의치 못하다면 산다는 게 무슨 의미인가.

그는 이참에 반전 드라마를 써보기로 했다. 그래서 '천하를 잃어도 건강만 얻으면'이란 구호를 만들어 적용하게 된 것이다.

그의 신체에 나타난 증상들은 대략 5가지였다. 첫째, 심한 오십견으로 양어깨가 굳어져 두 팔이 원활히 돌아가지 않았다. 둘째, 급박뇨에 시달렸으며, 셋째 척추관협착증으로 만성요통이 따라다녔다. 넷째, 퇴행성관절염으로 걸을 때 양쪽 무릎이 시큰거리며 아팠고, 다섯째 오른쪽 발바닥과 엄지발가락에 통증이 상존했다.

그는 신체 이상을 해결하기 위해 아침마다 전신을 스트레칭하고 황톳길을 걷는 등 운동에 정성을 기울였다. 조석으로 집이나 학교에서, 혹은 주말에 사찰에서 가부좌 틀고 앉아 참선하며 심신을 가다듬으려 애쓰기도 했다.

어느 날 그에게서 '하늘병원을 방문해 치료 지도를 받아보고 싶다는 연락이 왔다. 우선 몇 차례의 장시간 통화로 그의 인생사를 전해 듣고 현재 건강 상태도 파악했다. 불교 신자로서 신앙심이 깊은 점을 고려하면, 진동요법을 지도해 질병을 다스리는 능력을 배양하는 것이 별반 어렵지 않으리란 판단이 들었다.

'하늘병원을 찾아온 그는 첫인상부터 피로에 절어 있는 모습이었다. 얼굴빛이 어두웠으며, 전신이 명태처럼 말라 있었다. 그 나이 또래의 다른 사람들보다 훨씬 늙어 보였다. 그렇지만 눈동자는 살아 있었고, 이 건강법을 배우고자 하는 열망으로 반짝거렸다.

"여기 오기 전에 진동요법에 대해 책자를 통해 알아봤습니다. 내가 꼭 배워야 할 셀프 심리치료법이란 생각에 득달같이 달려왔어요. 실천방법을 잘 가르쳐주실 것을 부탁드립니다."

환자에게 중요한 것은 새로운 건강법을 배우고자 하는 의욕과 열린 자세, 그리고 종교적 신앙심 등이다. 이들이 어우러져 작용하면 길지 않은 시간 내에 치유반응이 폭발적으로 올라올 수 있다. 무엇보다 그는 깊은 기도가 질병 치료 효과를 높인다는 믿음을 확고히 갖고 있었다.

"기도 중에 관세음보살님이 '이거 먹어봐라' 하며 약을 주고 가셨는데, 그걸 먹으니 실제 병이 나은 사례가 있습니다. 약사여래부처님이 아픈 부위를 깊숙이 어루만져 병이 깨끗이 물러간 경우도 있지요. 제가 종종 들르는 산사에서 신도들에게 있었던 일들입니다."

이 정도의 말이 흘러나오는 것으로 미뤄볼 때, 그는 이미 진동요법의 이치를 어슴푸레 깨친 것과 다름없으리란 판단이 들었다.

아니나 다를까, 실천 지도에 들어가자 그는 오래지 않아 양어깨와 팔에서 제법 큰 진동이 올라왔다. 처음에는 바닥에 붙어 있던 두 팔이 서서히 상승해 복부 높이에서 머물렀다. 그러더니 계속해서 덜덜덜 떨리기를 반복했다. 양어깨도 지속적으로 꿈틀거렸다. 오랜 세월 염증이 적체돼 얼음덩이처럼 굳어진 어깨와 팔을 풀어주려고 자연발생적으로 등장한 치유반응이다.

한 시간가량 동일한 반응을 나타내던 그는, 이윽고 진동 실천을 중단하고 느린 동작으로 일어나 앉으며 말했다.

"여기 오기 전에는 가슴이 답답했는데, 지금은 뭔가 뻥 뚫린 듯이 시원하네요. 경직돼 있던 어깨와 뒷목도 부드러워졌습니다. 팔에서는 찌릿찌릿한 반응과 함께 욱신거리고 아린 느낌이 계속 올라왔어요."

이런 표현으로 미뤄볼 때 치유반응이 주로 상복부와 어깨, 팔 등에 집중적으로 올라온 것을 알아차릴 수 있었다. 그는 얼굴빛도 밝아져 있었다. 첫술에 배부를 수는 없겠지만, 이렇게 진동요법의 물리를 터득한 것만 해도 그에게는 큰 행운이다.

그 일이 있고 난 뒤 그는 귀가했고, 매일 집과 학교를 오가며 진동요법 실천에 심혈을 기울였다. 달포쯤 지나 전화를 걸어보니, 저쪽에서 밝은 목

소리가 건너왔다.

"어깨와 팔은 완전히 부드러워졌고, 양다리에도 진동이 계속 일어나 무릎과 발바닥 통증도 사라졌어요. 예전에는 무릎이 쇠꼬챙이로 찌르는 것처럼 아파서 계단을 못 올라갔는데, 이제는 가볍게 올라갑니다. 통증도 없어요."

그의 무릎은 주위 근육과 인대, 힘줄, 신경, 연골 일부 등이 재생돼 원천적 치료가 진행된 것을 유추할 수 있었다. 진동요법을 실천하는 동안 각종 유익한 호르몬과 혈액이 휙휙 감돌아 천연 약 역할을 한 덕분이다. 병원의 물리적 방법만으로는 이처럼 종합적이며 근본적인 치료 효과를 거두기 어렵다. 또 병원에서는 각종 수술과 시술 등을 통해 다양한 어깨 질환에 대처하지만, 돌덩이처럼 강직된 어깨를 원천적으로 푸는 데 한계를 보인다. 돈 한 푼 들이지 않고 간단한 방법으로 첨단의료 혜택을 능가할 수 있다는 사실이 흥미롭다. 사람들은 이를 기적이라 부르기도 하지만, 결코 기적이 아니다. 상식적 결과일 뿐이다.

그는 아직 급박뇨와 요통 문제를 온전히 해결하지 못했다고 말했다. 나는 앞으로는 온몸을 관통하는 형태의 전신진동을 유도해보라고 귀띔해주었다. 이를 위해서는 척추를 중심으로 진동의 시동을 걸어 전신으로 확대하면 좋다. 전신을 휘어잡을 정도의 진동요법 능력자가 되면 못 고칠 병이 거의 없다. 그는 오래 지나지 않아 전신진동을 달성하고, 이의 실천을 일상화해 마침내 소변 지리는 증상과 허리통증도 해소할 수 있을 것으로 기대됐다.

천하를 얻고도 난치병을 치료하지 못해 유명을 달리하는 정치인, 기업가, 예술인 등의 소식을 가끔 듣는다. 한 씨는 비록 부를 잃었지만 이제 건강을 상당히 회복해 가족과 소소한 행복을 누리며 살고 있다. 말년의 지속적 건강과 행복은 천하와 맞바꿔서도 얻기 어려운 것이기에, 그는 오늘도 감사하는 마음으로 하루하루를 보낸다고 한다.

사례23 - 백세 인생

# 역류성식도염 & 어깨질환 & 하지방사통 완화

• 김진철 씨(68세) : 역류성식도염, 오십견, 하지방사통

　김진철 씨(68)는 건장한 체격의 소유자다. 키 175cm에 체중 70kg으로 우람한 모습이다. 허리가 반듯하고, 등이 굽지 않았으며, 배도 나오지 않았다. 비슷한 나이대의 다른 한국인 남성들보다 비교적 젊어 보인다. 등산을 좋아해 웬만한 명산을 다 등반했으며, 심지어 강원도 진부령에서 지리산 천왕봉까지 백두대간 700km 구간을 3차례나 종주하기도 했다. 이 정도면 강철 체력이라 불러도 틀리지 않을 것이다.

　그런데 막상 당사자는 그렇게 생각하지 않았다. 여러 해 동안 역류성식도염이 사라지지 않아 항상 몸이 힘들었기 때문이다. 상부식도괄약근이 제대로 닫혀 있지 않아 먹은 음식이나 위산이 역류하는 바람에 속 쓰림, 답답함, 신트림, 목에 이물질 걸린 느낌 등이 따라다녔다. 식도괄약근은 식도의 상부(인두 부근)와 하부(위장 연결 부위) 두 곳에 있는데 비만, 노화, 자율신경계 이상, 음주, 흡연 등으로 축 처질 수 있다. 만성질환자가 근육

이완제를 오래 복용하다 보면 그 부작용으로 괄약근이 약해질 수도 있다.

문제는 이렇게 원인과 증상을 파악했다 하더라도 치료방법이 막연하다는 사실이다. 의술의 진보에도 아랑곳없이 최근 들어 역류성식도염 환자가 점점 늘어나는 추세다. 선진국일수록 환자가 더 많은 경향이다. 그는 양·한방의 약들을 복용하고, 기름진 음식과 과식을 피하는 한편, 식사 후 바로 눕지 않는 등 온갖 노력을 다했는데도 증상이 개선되지 않았다.

그를 '가전재(佳田齋)' 힐링센터에서 만났다. 이곳은 사례8 '꽃 대궐에 찾아든 행복' 꼭지에서도 소개했듯이 필자가 지역 '하늘병원 형태로 운영하는 곳 중 하나다. 충청도 일대 환자들이 간혹 이곳에 찾아와 나와의 만남을 요청한다. 가전재를 방문한 그 날은 그곳에 여름꽃들이 지천으로 피어 방문객을 맞이했다. 백합꽃이 흰색, 붉은색, 노랑으로 꽉꽉 차올라 여름 정원을 풍성하게 했다. 바람에 팔랑대는 나비 같은 연분홍 족두리꽃은, 마치 누군가를 그리워하며 기다리는 듯한 모습이다. 천상의 화원처럼 아름다운 정원의 수목들이 가전재를 치유의 병정들처럼 둘러싸고 있었다.

가전재 거실에서 김 씨의 몸 상태를 점검했다. 그는 남부러움 살만큼 나부진 체격이었지만, 역류싱식도염 외에도 다른 몇 기지 질병 증상을 더 겪고 있었다. 우선 양어깨가 몹시 굳어 오십견, 석화화건염 등의 증상을 나타내고 있었다.

양팔을 뒤로 꺾어 위로 올려보라고 했으나 잘 올라가지 않고 견갑골 아래 부위에 머물렀다. 억지로 더 올려보게 하자 어깨와 팔뚝, 견갑골 부위로 통증이 느껴진다고 했다. 이는 염증 등이 잘 배출되지 않고 오래 쌓여 석회화하거나 담음(痰飮)이 적체돼 그들 부위가 얼음장처럼 굳어졌다는 방증이다. 이를 잘 풀어내 경직 상태를 해소하고 연체동물처럼 유연한 조직으로 살려내지 못하면 자율신경이 부정적 영향을 입어 각종 장기의 질병으로 비화할 수 있다. 상부식도괄약근이 축 늘어진 것도 그런 영향과 관련 있다고 볼 수 있다.

그는 손가락 뼈마디 여러 곳이 약간 울퉁불퉁한데, 그곳이 아프다고도 호소했다. 주먹을 쥘 때마다 통증이 따라다니는 것으로 보아 류머티스관절염으로 추측됐다. 또 간혹 양쪽 종아리에 쥐가 나 당황한다고 했는데, 이는 척추관협착증으로 인한 하지방사통의 일종으로 보였다. 어찌 됐든 겉보기와 다르게 내실이 다소 온전하지 않은 신체로 판단됐다.

그러나 그 나이에 그 정도 신체 조건이라면 전반적으로 괜찮은 건강 상태라고도 말할 수 있다. 골격이 안정적으로 자리잡고 있고 운동 능력이 상당해, 진동요법으로 내적, 자율적 치료를 어느 정도 달성하면 개인 건강이 최고조에 이를 수도 있겠다는 생각이 들었다.

김 씨를 가전재 룸에 눕히고 안정을 취하도록 했다. 그는 종교가 없다고 했다. 그런 경우 환자를 심적으로 우주와 합일하도록 유도하면 좋은 치료 결과를 도출할 수 있다.

"우리는 어머니 자궁에서 밖으로 나왔지만, 철학적으로는 우주의 자궁에서 태어난 것으로 볼 수 있어요. 거기서 독립해 살다 보니 갖가지 병을 얻는 겁니다. 그럴 때는 심적으로 우주의 자궁으로 돌아 들어가는 것이 최선책입니다. 우주 자궁 속 따스한 양수에 몸을 아늑하게 담그고 기다리듯 하면 질병이 저절로 치유됩니다."

우주 대자연은 작은 별인 인체를 비롯해 수많은 뭇별을 품어 기른다. 이는 원천적으로 질서와 조화를 본질로 하는 거대한 세계이다. 우주 대자연을 수나사에 비유할 때 별들은 암나사라 할 수 있다. 암나사인 내 작은 별이 수나사에서 떨어져 나와 존재하다가 고장을 일으켰다. 부조화와 무질서로 기운 것이다. 이때 이 암나사를 수나사에 맞춰 조이면, 심신이 거대한 조화와 연결되며 무질서와 부조화가 해소돼 건강이 회복된다.

충분한 전신 이완을 통해 진정성 있게 내면으로 몰입하면, 대뇌 기능이 무력화하고 생명을 양육하는 원시뇌 기능이 활발해져 내 몸이 최초의 암나사처럼, 혹은 우주 양수에 담긴 것처럼 그 넉넉한 품에 편입돼 문제가 해결된다. 인체 자동회복기능이 극대화해, 체내에서 자동 생성되는 천연 약의 분비와 병반 부위에의 수용이 원활해지고 치료가 진행된다. 자신은 치료가 완료될 때까지 심신의 작용을 동일하게 반복하기만 하면 된다.

김 씨는 나의 유도에 따라 점점 깊이 내면세계로 침잠하는 듯했다.

"근육이 많이 뭉쳐 있는 양어깨와 양팔, 그리고 상부식도괄약근이 자리한 목젖 부근에 주의 집중하세요. 하늘의 좋은 기운이 들어와 그 부위를 어루만져주는 상상을 진정성 있게 하며 간절히 몰입하세요. 그렇게 하고 있으면 치유반응이 올라옵니다."

그는 전신을 낙지처럼 축 늘어뜨린 상태로 내 말에 잘 이끌려 왔다.

그렇게 30분쯤 지나자 그의 손가락이 꼬무락거리기 시작했다. 그러더니 시간이 조금 더 지나 양어깨와 가슴이 꺾여 들썩거렸고, 목젖과 아래턱 부위에서도 꼼지락거리는 반응이 일어났다. 고개도 약간씩 움직였다. 그런 형태의 진동 반응이 20~30분 동안 지속됐다.

나는 다음 차례로 치유반응이 전신을 관통하도록 그의 자세를 바꿔주었다. 양팔을 위로 번쩍 올린 '만세 자세'로 전신을 두 젓가락처럼 만들게 한 것이다. 이런 자세를 갖추면 척추와 등판이 시원하게 스트레칭 되고 허리가 바닥으로부터 약간 올라간다. 이렇게 하면 신체의 일부분에 머물러 있던 진동 반응이 전신으로 번져나가는 경향이 있다.

아니나 다를까, 주로 그의 어깨 부위에 머물러 있던 진동이 전신을 타고 흐르기 시작했다. 척추가 탄력을 받으면서 상반신과 양팔이 위로 쭉쭉 늘어났다가 오므라드는 동작이 반복됐다. 진동반응은 복부에서도 일어났고, 두 다리가 일정한 리듬으로 흔들리는 진풍경이 연출되기도 했다.

그에게 나타난 전신진동은 안정적이고 기품있었다. 통상적으로 병세가 깊은 환자들은 전신진동을 할 때 광인이 발광하듯 온몸을 비틀고 꼬는 경향이 있다. 그와 달리 그는 절제된 전신진동 반응을 보였다. 그의 듬직한 체격이 진동반응도 점잖고 의젓한 양태를 띠게 한 것으로 보였다. 이런 환자의 경우 신체의 몇 가지 이상 증상들을 잘 다스리면 건강한 인생길을 순항할 수 있게 된다.

그는 전체적으로 한 시간 반 정도 지난 뒤 몸을 일으켰다. 그리고는 **손가락부터 접었다 펴기를 몇 차례 반복하더니, 손가락 마디가 부드러워졌고 통증이 느껴지지 않는다며 신기해했다.** 이것은 상식적인 결과다. 팔과 손에서 진동이 한바탕 일어나면 손의 마비나 통증이 쉽게 해소된다. 첨단 의료장비와 신약의 도움으로도 해결되지 않던 문제가 간단히 풀린다. 단순한 방법으로 놀라운 효과를 가져올 수 있는 것이 하늘치료 세계다.

다음으로 그는 **목을 무언가 뜨뜻한 것으로 딱 덮은 느낌이라고 했다. 축 늘어져 있던 상부식도괄약근이 조여진 것 같아 기분이 좋다는 얘기였다.** 진동요법은 기혈 순환 개선과 자율신경계 안정화로, 굳어진 부위를 부드럽게 하고 축 늘어진 부위는 탄력 있게 조여주는 기능이 있다. 괄약근은 식도뿐 아니라 항문과 방광 등에도 있다. 항문괄약근이 제 역할을 못하면 변실금, 방광괄약근이 기능 장애를 보이면 요실금이 발생한다. 진동요법은 이런 문제도 해결한다. 중간엽줄기세포의 이동 및 수용으로 괄약근 조직의 재생을 촉진해 원천적 치료가 이뤄지게 하는 것이다.

김 씨는 **양쪽 견갑골 부위와 어깨도 매우 부드러워졌다**고 말했다. 진동을 유도하는 동안 그 부위가 욱신거리며 아팠는데, 그러는 사이 증상이 개선됐는지 아무렇지 않다고 했다. 양팔을 빙빙 돌리고 어깨를 흔들어보더니 "마치 윤활유 친 것처럼 미끈해졌다"며 밝게 웃었다.

그날 만남 후 김 씨는 집에서 거의 매일같이 진동 유도를 실천했다고 한다. 가끔 통화하는 과정에 그가 진동요법 실천하는 모습이 휴대폰 너머로 전해졌다. 두 다리가 사시나무 떨리듯 하고, 상체가 들썩거리는가 하면, 머리가 자율적으로 반복해서 좌우로 돌아간다고 했다. 전신의 절반인 왼쪽에서 일어난 진동반응이 어느 순간 오른쪽으로 옮겨갔다가 되돌아오는 등, 왔다갔다 하는 반응이 반복되기도 한단다. 몸 깊은 곳에서 꿈틀거리거나 욱신대는 치료반응이 올라와 말 못할 쾌감을 선사하는 때도 있다고 했다. 특히 척추에서 묵직한 치유반응이 올라올 때는 전신에 긍정적 영향이 전달돼 날아갈 듯 겨벼운 몸이 된다고 했다. 몇 달 뒤 다시 만났을 때 그는 **다리에 쥐가 나던 증상도 사라지는 등 전신의 건강이 많이 회복됐다**며 엄지 척을 해 보였다.

조상으로부터 좋은 유전자를 물려받아 기본 신체 바탕이 든든한 김 씨다. 그런 그가 몇 가지 애매한 증상들을 한꺼번에 다스릴 수 있게 됐으니, 이제 장수할 일만 남았다 해도 과언이 아닐 것 같다. 진동요법이란 '건강보검'을 손에 쥐었으니 살다가 다시 병을 얻으면 그 검을 휘둘러 해결하면 된다. 그의 구릿빛 얼굴과 듬직한 체격 너머로 백세 인생이 오버랩되는 듯해 나도 만족스러웠다.

### 사례24 – 두 길 마라톤 즐기는 건각(健脚)

# '마음 길'도 완주해
# 만성호흡기질환 해결

- 심언준 씨(68세) : 만성기관지염, 만성비염, 부비동염, 냉증, 고혈압
- 조억래 씨(83세) : 만성위축성위염, 담적증후군, 탈장, 전립선비대증

자신들을 장년층이라 생각하는 두 마라토너가 '하늘병원을 방문했다. 한 사람은 상대적으로 젊은 심언준 씨(68세)였고, 다른 한 사람은 나이 지긋한 조억래 씨(83세)였다. 그들은 같은 마라톤동호회 회원이다. 심 씨는 언론인을 거쳐 어느 도서관 관장을 지냈고, 조 씨는 평생 기업체에 근무했다. 지금은 모두 은퇴해 마라톤으로 건강을 다지며 제2 인생을 보내고 있다.

그들은 아침마다 함께 5~10km 단거리 마라톤을 즐긴다. 마라톤 후에는 철봉에 매달려 턱걸이를 10~20회 하고, 평행봉 운동도 20회 정도 소화한다. 이런 생활이 오랫동안 계속돼 이제는 운동이 완전히 몸에 배었다. 매년 각종 마라톤대회에 참가해 풀코스도 완주한다. 심 씨는 미국 보스턴마라톤대회, 조 씨는 몽골 고비사막 울트라마라톤대회에도 각각 다녀왔다. 풀코스 달성 기념 국내외 대회 메달과 상장이 수십 개씩 있다. 거

의 마라톤 마니아 수준이다.

　마라톤은 '스포츠의 꽃'이라 할 만하다. 올림픽에서도 아름다움을 한껏 내뿜는 피겨 스케이팅과 더불어, 행사의 대미를 장식하며 세계인의 시선을 사로잡는다. 이는 이 경기가 인간의 한계를 뛰어넘는 능력을 요구하기 때문일 것이다. 그들은 이렇게 어려운 마라톤을 일상화해, 제2 인생을 건강하게 영위하는 데 관심이 쏠려 있었다.

　그런 그들이 질병 상담과 치료를 위해 '하늘병원에 들르겠다고 연락해 왔을 때, 나는 의아한 생각을 거둘 수 없었다. 철인 같은 건각(健脚)들이 웬 질병? 그러나 몸뚱이가 아무리 강철같아도 평생 질병을 회피할 수는 없는 노릇일 것이다. 질병으로 흔들리면 도움의 손길을 찾아 나설 수밖에 없는 게 인간이다.

　진료실에서 서로 마주하던 날, 나는 그들이 천상 마라토너란 인상을 지울 수 없었다. 체형들이 반듯하고 날렵해 보였기 때문이다. 복부에 군살이 아예 없었으며, 걸음걸이가 가벼우면서 안정감이 느껴졌다. 평생 몸을 그렇게 단련해 왔으니 그럴 수밖에 없었을 터이다.

　그런데 그들 입에서 나온 이야기는 예상 밖이었다. 심 씨는 만성기관지염 증세로 항상 가래가 올라오고, 만성비염과 부비동염, 냉증 등에 시달린다고 했다. 병원에 다니며 꾸준히 약을 먹었지만, 근본 치료가 되지 않는다고 했다. 운동 강도를 높이면 증상이 완화하는 듯하다가 다시 심해지는 생활이 반복됐다. 가래 처리를 위해 늘 휴지를 휴대해야 했으며, 냉방 중인 실내나 지하철에서 냉기와 함께 콧물이 돌아 여름에도 재킷을 갖고 다녔다. 고혈압약도 먹고 있다고 했다. 오지건강법(제2장 참고)으로 살펴보니 검지와 약지 둘째 마디가 다소 휘고 가늘어, 실제 그런 증상이 나타날 수 있는 체질임을 파악할 수 있었다.

조 씨도 심각했다. 평생 만성위축성위염에 시달려 왔다고 했다. 위벽이 두껍고 주름이 사라진 담적증후군으로 인해 위장이 연동운동 기능을 상실했다고도 했다. 식사를 마치면 3시간 동안 트림이 심하게 올라온다고 했다. 복부가 가스로 팽만해, 가스를 배출하려고 아랫배에 힘주다가 탈장해 수술받은 것도 세 차례나 된단다. 양·한방병원을 드나들며 치료받았지만 모두 실패했다. 요즘도 비상시에 대비해 아랫배에 탈장방지대를 차고 다닌다고 했다.

나는 그들의 증세를 파악하면서, 유기체인 인간 몸뚱이는 금강석으로 만들어지지 않았기에 한계가 있음을 절감했다. 그들이 나를 찾아온 목적은 그런 질병들을 없애고 중년층으로 거듭나 다시 활기찬 인생을 지낼 수 있기를 원해서였다. 그들의 소망에 부응하기 위해 나는 무슨 수를 써서든 답을 찾아줘야 했다.

그들처럼 지상병원의 타율치료로 해답을 얻지 못한 이들은, 방법을 180도 바꿔 '하늘병원의 자율치료(진동요법)로 문제를 해결하는 것이 좋다. 그런 점에서 그들은 번지수를 제대로 찾아온 것이었다.

그들의 신체 상태를 더 점검했다. 몸에서 경직된 부분은 없는가 살폈더니, 두 사람 다 양쪽 어깨와 등판이 많이 굳어져 있음을 알 수 있었다. 어깨와 등의 강직 현상은 마라톤이나 철봉, 평행봉 운동으로도 해소하기 어렵다. 헬스장에서 갖가지 운동을 지속적으로 해주어도 잘 안 풀린다. 진동요법이란 자율치료 수단이 최적의 해법이 될 수 있다.

어깨와 등판의 강직은 그 부위에 철판을 깔아놓은 것과도 같아 내부 장기들, 즉 심장, 폐, 위장 등에 부정적 영향을 끼친다. 이러한 강직은 얼음장에도 비유할 수 있다. 빙하가 어깨, 등판을 두껍게 뒤덮고 있는 것과 비슷한 현상이다. 기후변화로 북극 빙하가 녹으면 인류에게 재앙이 초래되지만, 어깨와 등판의 얼음덩이는 잘 녹여내야 유기체인 몸이 소생한다. 햇볕처럼 따듯한 치유 에너지로 해빙시켜 그 부위를 낙지처럼 부들부들하게 만들어 줘야 한다.

그렇게 하지 못하면 결국 중추신경의 중추적 기능이 저해되고, 자율신경의 작용이 불균형 상태에 놓인다. 이로 인해 심장, 폐, 위장 등의 질환이 근본적으로 사라지지 않는 것이다. 상황이 더 악화하면 다른 난치병과 만성질환들이 더 다양하게 출현할 수도 있다. 자율치료에서 돌파구를 찾지 않으면 달리 뾰족한 방도가 없다.

진동요법 체험 성공을 위해서는 몇 가지 조건이 충족돼야 한다. 첫째, 이를 체험하고 싶은 열망을 가져야 한다. 둘째, 이를 실천할 수 있는 정신력과 기본적인 밑바탕을 지니고 있어야 한다. 셋째, 이 건강법에 대해 어느 정도 선행 학습이 돼 있어야 한다. 이 같은 전제조건 아래 막상 실천에 돌입했을 때, 충분한 신체 이완을 바탕으로 내면으로 진정성 있게 몰입할 줄 알아야 한다. 신앙심이 높아 기도하는 마음으로 간절하게 몰입할 수 있다면 효과를 더욱 높일 수 있다.

심 씨는 이들 조건을 두루 갖추고 있어 실천에 돌입하면 충분히 좋은 결과를 얻을 수 있을 것으로 판단됐다. 다만 조 씨는 자율치료와 진동요법에 대한 선행학습이 부족했다. 심 씨는 여러 해 전부터 나와의 교류를 통해 내 책을 통독하는 등 선행학습이 상당히 돼 있었으나, 조 씨는 그렇지 못해 아쉬웠다. 그런 조 씨를 위해 상담석에서 이 세계의 이론적, 역사적 배경과 실천 요령, 기대효과 등을 충분히 설명하고 반복적으로 이해도를 높였다.

그런 다음 그들을 각기 다른 공간에 눕혀 놓고 진동요법 실천에 들어가게 했다. 심 씨는 가톨릭 신자였으므로 자율적 치유반응을 유도하는 동안, 치유 은사 지닌 라파엘 천사와 하느님의 손길을 영접하는 심상(心象)을 떠올릴 것을 주문했다. 즉, 문제 부위인 양쪽 폐 안으로 치유 심상을 받아들이고 이를 척추까지 깊이 들어오게 한 다음, 그 심상이 양쪽 견갑골과 어깨 부위까지 정성스레 만져 문제를 해소하도록 하게 했다. 치유 손길을 가슴 속 깊이 받아들여 어깨, 등판의 얼음장을 녹이고 폐부의 냉기, 가래 등을 밀어내며 심장 기능까지 안정화하는 데 성공해야 한다고 거듭 강조했다.

조 씨는 불교 신자였으므로 치유 능력 지닌 약사여래불 심상을 일으켜 이를, 위장을 중심으로 한 복부에 적용해 보라고 주문했다. 약사여래불의 영험한 치유 손길이 위장을 통해 복부 깊이 들어와 소화기관을 위무하고, 나아가 소화기를 상위에서 주관하는, 중추신경 지나는 흉추까지 깊이 들어가 그곳을 지극정성으로 다스려볼 것을 권했다. 탈장이 반복되는 하복부와 신장, 전립선, 사타구니 등도 한 덩어리로 묶어 다스리라고 했다. 이와 더불어 양어깨와 등판의 경직 해소를 위해 그 부위로도 충실히 들어가 마음의 작업을 해줘야 한다고 귀띔했다.

두 마라토너는 이번에는 지상의 아스팔트 길이 아니라, 내면의 '마음 길'을 달리기 시작했다. 마음 길 완주에 걸리는 시간은 대략 두 시간으로 설정했다. 그 시간 안에 몸에서 치유반응이 세차게 올라와 어깨, 등판의 얼음을 녹이고 질병의 기세를 약화해야 한다고 암시를 줬다.

그렇게 내면 여행을 출발한 지 10여 분 흘렀을 때였을 것이다. 그들 몸에서 변화의 움직임이 포착됐다. 심 씨는 오른쪽 팔이 서서히 흔들리기 시작했다. 손가락이 까딱거리면서 그 팔 전체가 좌우로 조금씩 이동했다. 그러는 동안 전율도 함께 올라왔다. 조 씨는 양쪽 손가락이 연신 반복적으로 까딱거렸다.

한 시간쯤 흐르는 동안 그 정도 반응만 일어나고 더 이상의 다른 움직임은 관찰되지 않았다. 그렇게 시간이 하염없이 흘러가도록 뚜렷한 반응이 나타나지 않으면 지도자는 초조해진다. 어떤 결정적 반전의 계기가 마련되지 않으면 환자 치료에 실패하기 때문이다. 그 후 전체적으로 한 시간 반이 지나갈 때까지 나는 그들의 자세를 이리저리 바꿔주기도 하고, 추임새를 넣어 깊이, 점점 더 깊이 마음의 심연으로 들어가야 한다고 귓속말을 보태며 성공을 기원했다. 그런데도 그들의 마음 길 달리기는 별다른 진척을 보이지 않았다. 나는 인내심이 한계에 달하는 것을 느끼고 있었다.

그러다가 마침내 두 시간이 거의 흘러갔을 무렵, 심 씨에게 거대한 변화가 일어나기 시작했다. 상체가 오른쪽으로 심하게 꺾이는 현상이 나타난 것이다. 몸이 그렇게 크게 꺾이더니, 다음 차례엔 반대 방향으로 뒤틀리기 시작했다. 그는 그렇게 좌우로 오가며 상체를 비틀었다. 그것은 인위적이지 않고 신체가 자율적으로 일으키는 매우 자연스런 반응임을, 나는 그동안의 임상 경험을 토대로 확인할 수 있었다. 그는 그러더니 마침내 긴 척추가 휘어져 등판이 약간 솟으며, 상반신이 활등 같은 형체를 만들었다.

마치 씨름 경기에서 막판 뒤집기에 성공했을 때와도 같은 감동이 밀려왔다. 이렇게 신체에서 거대한 반전이 일어나면 질병은 근본적으로 힘을 잃고 나가떨어지게 된다. 신체 주인이 최대 무기인 건강보검을 손에 쥐게 되는, 감격의 순간이다.

심 씨는 서서히 몸을 일으켜 앉으며 육체의 느낌을 전했다.

"정수리에서부터 시작해 긍정의 마음을 아래로 깊이 몰고 내려갔어요. 그러자 보통 때 통증이 있던 오른쪽 견갑골 부위가 묵직해지며 꿈틀거렸습니다. 그러더니 그 묵직한 느낌 부위를 중심으로 신체가 활처럼 휘어지는 기분이었어요. 그러다가 의식을 왼쪽 견갑골로 옮겨가 봤어요. 그랬더니 그곳에 무거운 느낌이 밀려들고, 거기에 힘이 들어가며 몸이 반대 방향으로 휘는 기분이 들었습니다. 또 몸 가운데, 다시 말해 척추를 위에서 밑에까지 의식하니까 척추 전체가 길게 당겨지며 몸이 들어 올려지는 느낌이었습니다. 중간에 발도 따라서 움직이더라구요."

그야말로 전신이 뒤집어져, 질병 치료의 반전이 도모된 형국이었다. 땅을 갈아엎어 농사를 새로 짓기 시작한 것과 비슷한 상황이었다. 재건축을 위해 낡은 건물을 무너뜨리고 새 건물을 올리기 시작한 것과도 같았다. 또 빙하가 붕괴돼 산간에 맑은 냇물이 흘러내리게 된 것에 비유될 수도 있을 것 같았다.

그가 잇대어 말했다.

"아까는 **어깨와 목이 뻣뻣했는데, 지금은 해소됐습니다. 어깨, 등판은 물론이고 전신이 되게 편안해졌어요. 마치 어딘가에 갇혀서 고통받다가, 운 좋게 빠져나와 자유를 얻은 기분입니다.**"

심 씨가 그렇게 반전에 성공하는 동안, 조 씨에게도 몇 가지 변화가 몰려 왔다. 그도 몸을 일으켜 앉으며 그동안의 변화를 설명했다.

"양쪽 어깨가 무지근하게 아프더라구요. 계속 아파서 내내 참기 힘들었습니다. 진동요법을 실천하는 동안 엉덩이도 조금씩 들썩거렸습니다."

무지근하게 아픈 것은 중감(重感)이 밀려든 것을 말해준다. 중감은 혈액이 잘 안 돌아 허혈 상태이던 부위에 기혈이 왕성히 돌아 들어갈 때 다가오는 현상이다. 이는 내적진동이 일어나 관련 부위에 치료가 진행되기 시작했음을 말해 준다.

그러나 조 씨의 경우 전신을 꺾거나 휘어놓을 정도로 강한 치료반응은 일어나지 않아 아쉬움을 남겼다. 권투 경기에 비유한다면 잽만 몇 번 날리고 상대를 쓰러뜨릴 정도의 어퍼컷을 먹이지는 못한 것과 같다. 그렇지만 그 역시 다소나마 진동을 체감했기에 다행이라 여겨졌다.

두 마라토너는 그후 한 차례 더 하늘병원을 찾아왔다.

그들이 재차 방문한 날은 심 씨의 '심폐 논(?)'에 물꼬를 튼 날과도 같았다. 그의 폐부와 심장에 신선한 기혈이 은혜의 빗물처럼 콸콸 밀려 들어갔기 때문이다. 심 씨는 왼쪽 폐와 심장이 있는 왼쪽 가슴이 먼저 꺾여 올라가더니, 이어서 복부가 꿈틀대고, 왼쪽 상반신이 스트레칭되며 거대하게 꺾여 상승했다. 다음 번에는 반대로 오른쪽 가슴과 상반신이 크게 꺾여 올라갔다.

뒤이어 허리가 꺾여 올라가며 배가 임산부처럼 부풀어 오르고, 머리와 윗몸 전체가 허공으로 들어 올려지는 경이로운 광경이 몇 분 동안 펼쳐졌다. 그리고는 고개가 좌우로 돌아가고, 어깨가 꿈틀거리고, 등판이 구부러졌다 시원스럽게 스트레칭되는 현상도 벌어졌다. 두 팔을 허공으로 들어 올려 사정없이 털어대는 기이한 동작도 반복됐다. 지도자인 내가 바라보기에도 경탄스러울 만큼 진지하게 전개된 자율치료 장면이었다.

그날 조 씨는 역시 잽을 몇 번 날리는 정도의 반응을 일으켰다. 아랫배에 고여 있던 고약한 탁기가 방귀 형태로 다섯 차례 분출됐으며, 근육이 경직돼 있던 어깨가 많이 부드러워졌다고 했다. 전격적이지는 않았지만, 이것도 치유반응이 온화하게 일어난 사례라고는 말할 수 있다.

심 씨는 '마음 길'에서 풀코스 마라톤을 거의 완주한 정도에, 그리고 조 씨는 단거리를 달린 정도에 비유할 수 있었다. 집에서 아침저녁으로 연습해주면 결국 진동요법의 고수가 될 수 있을 것으로 판단됐다.

**실제 심 씨는 귀가 후 매일같이 노력해 높은 강도의 진동을 자유자재로 일으킬 수 있을 정도로 능력이 향상됐으며, 신체를 괴롭히던 증상들이 대부분 사라져, 만성호흡기질환 약들을 더 이상 먹을 일이 없어졌다고 했다.** 마라톤 풀코스 주파 능력에 이렇게 진동요법이란 건강보검 위력마저 더해진 그의 앞날이 얼마나 탄력 있고 생생할지 상상하기란 어려운 일이 아니었다. 그 추세대로 죽 밀고 나가면 백세를 넘겨서도 장년층으로 착각되지 않을까 하는 생각도 들었다.

조 씨는 전신진동 달성을 위해 계속 노력하는 중이다. 조 씨마저 신체 반전을 일으키는 데 성공하고 두 사람이 마음 길 풀코스 마라톤 완주를 즐기면, 이 시대에 한 몸으로 안팎에서 두 가지 마라톤을 실천하는, 독특한 마라토너들이 탄생하게 된다. 두 길을 달리는 철각(鐵脚)들이다. 경이로운 일이 벌어지기를 기대하는 마음이다.

# 【제4장】 치료 혁명 3 : 위대한 하늘치료

사례25 - 젊은 노인
## 세월이 거꾸로 흐르다

사례26 - 천국에 들다
## 부부가 아버지와 딸로 비치는 사연

사례27 - 약손 치료
## 간경변 복수가 빠져나간 기적

사례28 - 지상의 하늘치료
## '하늘병원 이치 깨달은 의료계 종사자들

사례29 - 행복 에너지 샤워
## 셀프 심리치료로 재생불량성빈혈 극복

사례30 - 인생의 무너진 계단 복구하다
## 대퇴골두 괴사 질환 수술 없이 완치

사례31 - 태초 자연 속 원천적 건강법
## 심장질환 & 만성요통 & 하지방사통 해소

사례25 - 젊은 노인

# 세월이 거꾸로 흐르다

• 지석원 씨(74세) : 만성요통, 역류성식도염, 고콜레스테롤혈증

'하늘병원 치료의 특징은 환자에게 역(逆)노화, 항(抗)노화 혹은 저속(低速) 노화 현상이 동반된다는 점이다. 역노화는 세월이 반대 방향으로 흐르는 것을 말하며, 항노화는 늙지 않고 젊음을 유지하는 비결이다. 저속노화는 나이 드는 속도가 타인에 비해 느린 현상이다.

저속노화는 '하늘병원 치료가 아니더라도 일상의 바른 의식주 생활과 적절한 운동, 그리고 피부 클리닉 등을 통해서도 실천할 수 있다. 그러나 역노화나 항노화는 달성이 쉽지 않다. 더구나 현대의 어떤 과학적 방법으로도 역노화, 항노화를 실천해 실제 고령인네도 젊은이처럼 보이게 하기란 거의 불가능하다. 공상과학 소설 속에서나 가능한 얘기로 치부된다.

하지만 놀라지 마시라. 여기 '하늘병원을 통해 항노화, 역노화를 실천한 '젊은 노인'이 실재한다. 그의 인생 이야기는 많은 이들에게 왜 하늘치료가 중요한지를 새삼 일깨운다.

지석원 씨는 나이가 70대 중반이다. 그는 30대 중반이던 40년 전부터 역노화, 항노화를 달성해 지금까지 젊은이 같은 외모를 유지하고 있다.

처음 만나는 이들은 그를 결코 고희(古稀) 넘긴 사람으로 보지 않는다. 나중에 실제 나이를 전해 듣고는 놀라움과 당혹감을 감추지 못한다. 지하철이나 버스 안에서는 자신보다 나이가 아래인 노인들이 핀잔을 주어 경로석에 앉을 수 없다.

사실 칠순에 들어서면 머리가 희거나 벗겨지고, 눈썹도 희끗희끗한 경우가 많다. 이마에 주름살이 여러 가닥 그어지고, 볼살이 처지거나 얼굴 피부에 잡티와 검버섯이 드러나기도 쉽다. 목도 주름이 생기거나 살이 처지고 허리가 구부정하기도 해, 세월의 갈기에 얻어맞고 있는 것을 알 수 있다.

하지만 그는 예외다. **머리카락과 눈썹이 까맣고, 얼굴에 검버섯이나 잡티가 없으며, 피부가 우윳빛이다. 눈동자도 젊은이처럼 초롱초롱하며, 자세가 곧고 동작이 민첩하다.** 그러다 보니 전반적으로 탄력이 넘쳐, 누구도 **그를 늙은 사람으로 보지 않는다.**

그는 일찍이 만성요통과 역류성식도염, 고콜레스테롤혈증 등으로 고생했다. 병원치료를 꾸준히 받았지만 명쾌한 치료 효과를 얻지 못해 '하늘병원 문을 두드린 사례다. 그가 다닌 '하늘병원은 내가 운영하는 것과 기능이 같지만, 공간상 처소는 다르다. 그는 나를 알기 훨씬 전부터 그곳에서 하늘치료법을 터득했다.

하늘치료는 교회나 성당 등 종교 영역에서 종종 행해지고 요가나 기공, 명상 등을 수련하는 곳에서도 전수받을 수 있다. 창조주의 신비한 섭리,

곧 온 누리의 조화와 합일할 수 있게 길 안내하는 곳이면 모두 '하늘병원 역할을 한다. 그는 일찍이 그런 어떤 곳에서 '하늘병원을 발견하고 하늘치료법으로 신체 질병들을 말끔히 해소했다고 한다.

하늘치료법은 신체의 시간 흐름을 역행시키는 방법도 됨을 그는 질병 극복 후에 알았다. 병 치료 뒤에도 일상생활에서 하늘치료를 가까이하자 퇴행했던 선천지기(先天之氣)가 복구돼 활력과 정력이 샘솟는 것을 느낄 수 있었다. 그는 아침저녁으로 잠자리에서 하늘치료를 실천했다.

하늘치료를 유도하면 몸 여기저기서 진동 반응이 올라온다. 마치 진동 모드의 휴대폰이 드르륵거려 바닥이 진동하듯 신체가 떨린다. 머리부터 몸통을 거쳐 손끝, 발끝까지 진동이 일어난다. 그런 현상은 등판을 묵직하게 잡아주기도 하고, 뱃가죽이 꿈틀거리게 하며, 양어깨와 팔다리를 뜨끈뜨끈하게 찜질하는 듯한 형태로 다가오기도 한다. 뇌 근육을 꼼지락거리게 만들기도 한다. 그날의 컨디션에 따라 강약을 달리해 나타난다. 건강할 때는 부드럽게, 피곤할 때는 강력한 기세로 나타난다. 마치 휴대폰이 몸안에 굴러다니며 진동을 일으키는 것 같기도 한, 매우 독특한 치료 실천 사례다.

일상적으로 이렇게 하다 보니 몸에 질병이나 피로감이 붙어 있을 새가 없다. **어딘가 뻐근하거나, 굳어 있거나, 뭉쳐 있으면 진동이 다가붙어 풀어헤친다. 피로감과 통증도 몰아낸다. 모든 비정상적 현상을 해소하는 비장의 무기다.** 몸이 편안할 때도 진동을 부르면 머리부터 발끝까지 잔잔한 진동이 흘러 매우 행복한 기분에 휘감긴다. 마치 누에가 고치 안에서, 혹은 태아가 모체의 자궁에서 무상(無上)의 안락감을 누리고 있는 것과 비슷한 형국이다.

일상을 이렇게 살다 보면 온몸의 세포들에 생기가 충만하고, 고장 난 세포도 새로운 세포로 대체되기 마련이다. 마치 봄기운 가득한 날, 산천초목의 잎새들이 보슬비에 생기를 더하듯이. 일상생활을 이렇게 지속해 왔으니 그에게 노화가 진행됐을 리 만무하다.

그는 40세 이후 세월의 흐름이 거의 멎었다. 아니 거꾸로 흘러온 느낌도 없지 않다. 30대 후반으로 보이는 지금의 겉모습이 이를 입증한다. 사정이 이렇다 보니 가끔 당혹스러운 일들이 발생한다. 어느 날 그는 부인과 함께 동네 행정복지센터에 들렀다. 주민등록등본을 발급받기 위해서였다. 창구로 다가가 용건을 얘기하는데, 직원이 그와 부인을 번갈아 바라보며 말했다.

"어머님을 모시고 오셨군요."

직원은 미소를 머금었지만, 그의 엉뚱한 한 마디가 부인의 마음자리에 아프게 꽂힌 모양이다. 부인은 구겨진 표정으로 얼른 자리를 피했다. 남이 부부를 이렇듯 모자 관계로 착각할 정도니, 그가 세월을 얼마나 많이 되돌렸는지 짐작하고도 남음이 있다. 부인은 그런 촌극 이후 자존심이 상해 다시는 그와 외출하지 않는다고 한다.

작은딸도 그와 함께 외출하기를 꺼린다. 남들이 아빠를 오빠나 애인으로 착각하기 때문이다. 큰딸은 출가했는데 어쩌다 사위와 함께 만나 식사라도 하게 되면 주위 사람들이 동년배의 친인척 정도 관계로 인식한다. 그래서 그들도 늘 황당하다는 생각을 갖는다.

지 씨는 평생 금융기관에 근무했다. 은행 지점에서 책임자로 근무하기도 했고, 본점에서 많은 직원을 진두지휘하는 위치에서 일하기도 했다. 지점에서 고객들을 상대하며 실적 향상에 매달리던 시절은 본의 아니게

술을 많이 마실 수밖에 없는 날들이 많았다. 밤새워 음주하는 날도 있었다. 그런 날 새벽에는 잠자리에서 진동을 심도 있게 유도하곤 했다.

음주한 날은 진동이 세게 다가오곤 한다. 몸 여기저기가 드르륵거리고 꼼지락거린다. 척추를 따라 묵직한 느낌이 관통하기도 하고, 복부가 자율적으로 꿈틀대기도 한다. 이런 과정을 거치는 동안 술기운에 지친 전신의 세포들에 활력이 부여된다.

진동이 진행되는 동안 몸안의 술은 그 성질이 독수(毒水) 상태에서 보통의 물로 바뀐다. 진동을 심화하면 이 물은 심지어 약수(藥水)로 전환된다. 이는 몸 주인이 사랑과 감사의 마음으로 전신을 관조하며 치유의 손길을 부르기 때문이다. 이때 긍정의 의식이 파동 형태로 몸 구석구석으로 스며들어 독수인 술의 성질을 좋게 바꾼다.

이는 우리 앞에 있는 물잔 속의 물에 대고 '사랑해요' 라고 생각하면 그 생각이 파동 형태로 물에 스며들어 물의 분자 구조를 육각수 형태로 바꾸는 것과 유사한 현상이다. 나의 생각이 물을 육각수, 곧 약수로 전환시킬 수 있다. 반대로 물에다 부정적인 생각을 전사(傳寫)하면 그 물은 순간적으로 나쁜 물로 변한다. 이는 과학적 실험 결과이기도 하다.

이처럼 **술을 약수로 바꾸는 재주를 지녔으니, 그가 술에 당할 일은 없다. 다른 사람들은 술이 독이 되어 몸을 해치지만 그에게는 보약(?)이 되는 경향마저 없지 않다.** 이렇게 술이 몸에 도움 되는 측면도 있으니 그는 음주한 다음 날 활력이 넘쳐 가장 먼저 출근한다. 전날 밤 함께 술 마신 직원들은 모두 헤매는데, 그 혼자 음주하지 않은 사람처럼 멀쩡해 직원들이 어리둥절해한다. 모두 그를 당해낼 재간이 없어, 함께 술 마실 기회를 슬금슬금 피하는 분위기이기도 하다.

그는 사람들과 길을 걷다가 오르막 지점이 나타나면 가볍고 힘차게 걸어 경사면을 거스른다. 젊은 사람들조차 그를 쫓아가느라 힘겨워한다. 언젠가 체력이 좋은 젊은 직원이 그와 등산을 했다. 직원은 매일같이 헬스장에 다녀 건강한 신체를 자랑한다. 지 씨와 나, 그리고 그 젊은 직원은 서로 잘 아는 사이다. 그는 은행에 입사하기 전에 아마추어 권투선수로도 활약했다. 그런 그가 등산 도중 지 씨를 따라잡느라 혼쭐이 났다고 내게 말했다.

"하유, 말도 마세요! 웬 걸음이 그렇게 빨라요? 어디서 축지법이라도 배웠나 봐요. 글쎄, 산을 날아 올라가듯이 타시더라니까요? 하여간 그 양반 쫓아가느라 가랑이가 찢어지는 줄 알았어요. 숨이 어찌나 턱에 많이 차오르던지…."

나는 빙긋이 미소를 빼어 물기만 했다. 저간의 사정을 잘 알지만, 짧은 시간에 그를 이해시킬 수 없었기 때문이다.

**외부에서 낯선 손님이 찾아와 금융기관 임원인 그의 방에 들르면, 방주인은 없고 웬 젊은이가 소파에 앉아 있는 줄 알고 그냥 돌아 나가는 경우도 있다**고 전해진다. 같은 부서 직원들이 모여 체육 행사라도 벌이는 날이면, 나이 지긋한 그가 젊은 직원들과 비슷한 세대로 여겨지는 해프닝도 발생한다. 인생살이 하는 동안 어리둥절한 상황이 늘 그의 주위에 벌어졌고, 그는 그것을 즐기는 듯한 인상도 풍겼다.

그렇던 그도 시간의 흐름을 완전히 거역할 수는 없었다. 오랜 임원 생활을 마치고 72세에 금융기관에서 퇴직해야 했다. 그때부터 큰 걱정이 밀려왔다. '앞으로 인생 후반기를 어떻게 보내야 하나' 하는 고민이었다. 보통 사람이라면 살날이 많지 않은 것을 고려해 적당히 취미생활 하거나 운동하며 시간 보내기를 선택할 것이다. 그는 그럴 수 없노라고 말했다.

"내 생체나이가 이렇게 젊은데 어찌 그렇게 할 수 있겠어요. 나는 아직 중년이에요. 젊은 노인입니다. 앞으로 50년은 더 활동해야 합니다."

지 씨는 아직 총기가 살아 있고 기억력이 왕성해 공인중개사 자격증 시험에 도전했고, 1년 만에 합격했다. 그는 집 근처에 사무실을 차렸고, 매일같이 그곳에 출근해 활동하고 있다.

요즘은 부동산 고객들이 젊은 공인중개사를 선호하는 한편, 나이 든 중개사들은 꺼리는 경향이다. 고객이 그의 사무실에 들르면 30대 후반이나 40대 초반으로 비치는 사장이 밝은 얼굴로 반갑게 맞이한다. 하루하루가 손님들에게 아파트 전세 물건 등을 구경시키고 계약서 등을 쓰는 일로 바쁘다. 그는 이처럼 퇴직 후 일없이 시간을 죽이며 지루하게 지내는 사람이나, 병치레하며 고생하는 이들의 상황에서 멀리 비켜나 있다.

앞으로 주어질 50년은 그에게 새롭게 다가올 희망찬 미래다. 하늘치료의 세계에는 이렇듯 세월을 거꾸로 흐르게 하는 매력이 있다.

사례26 - 천국에 들다

# 부부가
# 아버지와 딸로 비치는 사연

· 한창기 씨(78세) : 협심증, 당뇨병, 좌골신경통
· 원덕자 씨(74세) : 질병 없음

　원덕자 여사(74세)는 **얼굴이 두툼하고 복스러운 수국 꽃처럼 훤하다. 70대 중반 나이에 주름살 하나 없이 안색이 우윳빛이고, 흰 머리카락이 거의 없으며, 머릿결에 윤기가 흐른다. 팔다리 피부에 생기가 가득하고, 신체 전반적으로 탄력이 넘친다.** 마치 성숙한 꽃나무가 제철을 맞아 두툼한 꽃송이를 싱그럽게 피워 올린 것만 같다.

　보통 사람들은 그 나이면 주름과 잡티가 얼굴 여기저기 자리 잡고, 검버섯이 피어나며, 볼살과 목살이 처지는 등 늙은 모습을 드러내기 십상이다. 두터운 화장으로 가리려 해도 세월의 강물 지나간 흔적을 지울 수 없다. 그래서 주위 사람들은 원 여사를 바라볼 때마다 신기해한다. 알 수 없다는 듯 고개를 갸웃거린다.

　오랜만에 만나는 친구들은 세월의 수레바퀴가 반대 방향으로 회전한 그녀 외모 앞에 놀라버린다. 젊어 보이는 비결을 묻기도 하고, 주변에 좋

은 건강식품이나 회춘 약이라도 두고 사는 것 아니냐는 식으로 궁금증 가득한 시선을 건네기도 한다. 그럴 적마다 그녀는 딱 잘라 말한다.

"특별히 좋은 보약 같은 건 먹지 않아요."

그렇다면 어떻게 된 영문인가. 그녀는 간단하게 뒷동을 단다.

"가끔 천국에 다녀와요. 비결이라면 그것이에요."

천국에 다녀온다고? 이 대목에서 사람들은 두 눈꺼풀을 크게 벌리지 않을 수 없게 된다.

원 여사는 한창기 교수(78세)의 부인이다. 한 교수는 서울의 어느 사립대학에서 교편을 잡다가 정년을 맞이해 지방으로 내려가 살고 있다. 그들 부부는 전원주택을 구입해 유기농업으로 각종 채소와 가축을 기르며 여생을 보내고 있다.

나는 그들의 전원주택을 여러 차례 방문했다. 그럴 적마다 시간이 반대 방향으로 흐르는 듯한 원 여사의 모습 앞에 고개를 갸웃거리곤 했다. 한 교수는 아내와 함께 시내에 나가면 사람들이 그들을 아버지와 딸 사이로 착각한다고 했다. 실제 내 눈에도 그렇게 보였다.

부부는 집 앞 너른 마당에서 토종닭을 길렀다. 닭들은 자유로이 방목하는 터여서, 때로는 청둥오리처럼 휙 날아 담장이나 지붕 위에 올라앉기도 했다. 수탉은 볏이 늠름하고 깃털이 휘황찬란했으며, 암탉은 스스로 부화한 병아리들을 졸졸 몰고 다녔다. 부부는 닭들이 자연사할 때까지 자유롭게 살도록 방임한다고 했다. 10년 넘게 살아 할아버지, 할머니가 된 닭도 있는데, 오래 산 덕분인지 사람 말귀도 일부 알아듣는 듯한 영물이 됐다고 한다.

닭 분뇨를 잘 발효해 밭작물을 위한 거름으로 사용한다고 했다. 그러다 보니 텃밭에서 자라는 상추와 케일, 쑥갓, 깻잎, 방울토마토 등이 싱싱했다. 상추는 서울의 우리 집에 가져다 놓으면 신선도가 뛰어나 잘 시들지 않았다. 신문지로 소분해 냉장고에 넣어두면 한 달 이상 먹을 수 있었다. 오래된 상추를 물에 담그면 금세 뻣뻣하게 살아나는 것을 보며 유기농업의 중요성을 깨닫는 계기가 되기도 했다. 시중의 양액재배 상추가 쉽게 시드는 것과 좋은 대조를 보였다.

고즈넉한 평화가 부부의 전원주택 안팎에 감돌았다. 부부는 울타리 안에 반송, 단풍나무, 엄나무, 오가피나무 등을 가꾸고 있었고 매실, 자두, 사과, 배, 감나무에서 철 따라 과일을 따 먹는 즐거움도 누렸다. 봄이면 영산홍과 진달래가 집 주위를 벌겋게 물들이고, 라일락의 방향(芳香)이 코끝을 간질이는 스위스 가옥 풍의 집이었다. 질펀한 옥수수밭과 관상수 농원이 주위에 둘려 있어, 사철 녹색이 풍요롭게 드리우는 아름다운 장원이었다.

한 교수는 고령이 되면서 신체가 점점 더 퇴행하는 것을 느끼고 있었다. 특히 오래전부터 고통받아 온 협심증, 당뇨병, 좌골신경통 등의 병세가 깊어지면서 병원을 자주 들락거리는 처지가 됐다. 언젠가 그의 건강을 전반적으로 컨설팅해주기 위해 진동요법 시범 조교인 아내와 동행해 그 전원주택을 방문했다.

거실에서 다과상을 놓고 이런저런 대화를 이어가다가 우선 화제가 원 여사의 건강으로 모아졌다. 내가 먼저 그녀에게 건강은 괜찮으냐고 물었다. 그녀는 빙그레 웃음 지으며 대답했다.

"네, 아직까지는 특별히 아픈 데 없어요. 그냥 맘 편히 지내요."

"그 연세에 그렇게 되기란 쉽지 않은 일인데요. 보통 만성질환 한두 가지쯤 있어서 다들 병원 다니고 약 복용하며 지내잖아요."

"그렇지요. 하지만 난 아직 약을 먹지 않아요."

그러면서 그녀는 굳이 **건강을 잘 유지하는 방법을 몇 가지 들라면 낮에 밭에서 땀 흘려 일하고, 유기농으로 거둔 신선한 잎채소와 과채류를 그때그때 조리해 먹는 것**이라고 했다. **이렇게 하면 식재료의 생명력이 그대로 몸에 전달돼 건강을 유지하기 좋다**는 이야기였다.

원 여사는 이렇게 건강밥상의 중요성을 한참 강조하더니, 식사보다 더 중요한 것이 있다며 다시 말을 이어 나갔다.

"저는 **하루하루가 신비스럽고, 기쁘고, 감사해요. 다 내려놓고 욕심 없이 살아요. 성령이 충만한 삶을 살아요. 이렇게 살면 세상이 천국 같아서 병 날 일이 없어요.**"

그녀는 두 눈을 감고 묵상기도 하는 자세를 갖췄다. 순간적으로 정적이 깃들이더니, 한동안 사위가 고요해졌다. 그러는 사이 그녀는 어딘가 다른 세상에 건너간 듯했다. 나는 그녀 얼굴에 기쁨이 충만한 것을 찬찬히 살펴볼 수 있었다.

얼마간 시간이 흐르고 난 뒤였다. 원 여사가 천천히 눈을 뜨며 미소 띤 표정으로 천상 이야기를 꺼냈다. 그녀는 수시로 천상에 다닌다고 했다. "표현하기가 쉽지 않은데요" 라며 말소리를 낮추는 그녀에게, 내가 간절히 그 세계를 최대한 인간의 언어로 묘사해 달라고 부탁했다.

그녀는 잠시 망설이는 듯하더니, 차분한 어조로 말을 이어 나갔다. 원 여사가 묘사한 천상 세계 경험담은 대강 이렇다.

'…천상에 올라갈 때는 누군가에게 인도되듯이 스르륵 올라간다. 천상의 하얀 옷 입은 분들이 박수하며 환영한다. 많은 성인(聖人)이 나를 반긴다. 그들은 다이아몬드와 황금이 엄청 박힌 두건을 쓴 모습으로 나를 받아들인다.

그들 한가운데 하얀 옷 입은 한 분이 빛에 둘러싸여 있다. 바로 예수님이다. 나는 감격스러워 엎드려 절한다. 나는 그렇게 천상에서 불러주신 것에 너무 감사한다. 천상의 음악 소리가 아름답게 들리고, 꽃향기가 진하게 흘러다닌다.

그렇게 한참 천국에 머물다가 돌아 내려올 때도 다시 스르륵 하며 누군가에게 인도되듯이 지상으로 내려온다. 나는 아직 지상의 인간이니까 그곳을 돌아 나오지 않을 수 없다. 지상으로 복귀할 때는 천상에서 만났던 흰옷 입은 분들이 길가에 군데군데 도열해, 내가 지상으로 잘 내려갈 수 있도록 안내한다. 마지막으로 천상 세계에서 인간 세계로 건너오는 순간, 천상의 끝자락에서 예수님이 나를 환송한다. 이렇게 천상과 지상의 경계에서 천국을 오가며 살다보니 항상 기쁘고, 행복하고, 몸이 쾌적해 질병이란 마귀가 침노할 틈이 없다… .'

그녀는 꿈속에서 주로 예지몽 형태로 이 같은 세계를 경험한다고 덧붙였다.

그러자 한 교수가 곁에서 이렇게 귀띔했다.

"이 사람은 소파에 앉아 있다가도 훌쩍 딴 세상으로 건너가요. 툭 건드려도 아무 반응이 없어요. 한참 그러다가 현실로 돌아온다니까요?"

그렇게 그는 부인이 실제 천국이나 그와 유사한 신비의 영역으로 건너

다니는 사람임을 입증해주었다.

원 여사는 천국에 들어갈 때는 마음가짐부터 달리한다고 했다. 최고의 몰입감으로 가장 은혜로운 기도를 한다는 것이다. 이때 자신의 소망을 요청하면 응답이 나온다고도 했다.

**온 세상에 자비를 베풀어달라고 간절히 기도한 다음, 예수님의 빛을 안고 맑은 영혼으로 머리끝부터 몸을 거쳐 쭉쭉 훑어 내려가다 보면, 몸안에 치유의 기운이 충만해진다고도 했다. 매일 이런 기도 명상을 반복하다 보니, 생기가 넘치고 젊음이 유지돼 병원 갈 일이 없다**는 얘기였다. 원 여사의 건강법은, 내가 진행하는 환자 치료법과 같지는 않아도 상당 부분에서 유사성이 있음을 어렴풋이 깨달을 수 있었다.

한 교수는 여러 질병으로 인한 고통을 호소했다. 얼마 전에도 좌골신경통이 심각해지며 걸을 수 없어 병원에 다녀왔지만, 다리로 뻗어 내린 통증이 가시지 않는다며 괴로운 표정을 지었다. 나는 그에게 전격적으로 진동요법을 전수해야겠다고 판단했다.

그의 신체 상태를 점검했다. 일어서서 양팔을 들어 귀에까지 바짝 대어보라고 하니, 그렇게 잘되지 않았다. 이번에는 팔을 내려 뒤로 꺾은 뒤 올리라고 하니, 역시 제대로 되지 않았다. 양어깨와 견갑골이 굳어져 팔의 자유로운 회전을 방해하고 있었다. 어깨와 견갑골 안쪽에 묵은 염증과 석회화된 물질들이 가득해 혈액과 호르몬 등의 선순환을 방해하고 있는 것을 짐작할 수 있었다.

경추와 흉추 부위는 밖으로 굽어 나와, 척수신경이 상당히 눌리고 있는 것도 확인할 수 있었다. 이렇게 되면 상체가 전반적으로 굳어져 각종 장기 등 신체에 다양한 형태의 악영향을 미치게 된다. 경추, 흉추를 안으로 밀어 넣어 반듯하게 하고 견갑골과 어깨의 경직 상태를 풀어주는 조치가 뒤따라야 한다. 또 천추의 연골 파열로 양쪽 다리에 통증이 뻗친다고 했는데, 이럴 때는 파열 부위를 적극적으로 다스려 문제를 근본적으로 해결해야 한다. 진동요법이 그에 관한 해답을 전반적으로 가져다줄 수 있다.

우선 아내에게 진동요법을 시연해주라고 말했다. 아내가 거실 바닥에 반듯이 누워 내면으로 잠잠히 침참한 뒤 진동의 시동을 걸었다. 그들 부부는 아내가 척추를 활시위처럼 굽히며 강렬하게 진동을 일으키자, 그 광경을 넋 나간 듯 바라보았다.

약 10분 간의 시연 후 아내가 천천히 윗몸을 일으키자 한 교수가 탄복했다.

"참, 특이한 일이네요. 어떻게 몸이 그렇게까지 꺾입니까? 일부러 그런 자세를 취하려 해도 불가능할 것 같은데?"

"요가나 기공 수련에 능한 사람도 이 정도까지 가긴 힘들어요. 하지만 막상 물리를 터득하면 별로 어려운 일도 아니에요."

내가 대답했다.

"이건 우주 대자연이 치료해주는 겁니다. '하늘병원에서나 가능한 치료법이에요. 방금 여기서 하늘치료가 시범적으로 진행된 것입니다."

내 말에 원 여사가 맞장구쳤다.

"그래요. 내가 천상에 다니는 거와 비슷한 점이 있는 것 같아요. 방법은 다르지만, 내용 면에서는 그렇다는 말이에요."

원 여사는 그러면서 다시 두 눈을 감고 묵상기도에 들어갔다. 그녀의 진지한 표정과 자세는 수도원에서 깊은 기도 명상에 들어간 수녀의 그것과 별반 다르지 않아 보였다. 그렇게 잠시 다시 천상계에 들어간 것 같더니, 이윽고 현실로 돌아와 입가에 잔잔한 미소를 머금었다.

 나는 한 교수를 바닥에 눕게 했다. 평소 환자들에게 가르치던 대로 전신을 이완하고, 병증이나 통증 감도는 부위를 한 번 더 이완하도록 했다. 그리고는 문제 부위에 치유의 손길을 등장시켜 사랑과 자비의 마음으로 감싸라고 이야기했다.

 잠시의 시간이 흘렀다. 그는 오른쪽 어깨와 견갑골 부위에 아린 느낌이 묵직하게 올라온다고 말했다. 그에 이어서 오른쪽 손가락이 까딱거리며 진동을 타기 시작했다. 손가락의 움직임은 손 전체의 진동으로 확대됐다.

 그렇게 10분 정도 진동이 오가더니, 그는 진동 유도를 중단하고 현실로 돌아왔다.

 "고것 참, 희한하네요. 나는 한 게 아무것도 없이 그저 어딘가에 몸을 맡기기만 했는데, 이렇게 어깨와 손에 반응이 일어나네요."

 "그게 바로 자율적으로 일어난 치유반응입니다."

 내가 대답했다.

 "교수님은 지금 기어 다니던 아기가 일어나 첫걸음을 뗀 것과 같은 상황입니다. 이제부터 열심히 노력해서 사모님 수준까지 가셔야 합니다. 그렇게 하시면 전신의 질병이 거의 다 물러갑니다. 오늘 경험을 계기로 계속 노력하시면 목표에 도달하실 수 있습니다. 그렇게 되시면 병원 갈 일이 많이 줄어들어요."

 이날 한 교수에 대한 건강 컨설팅은 대충 이 같은 상황으로 마무리됐고, 아내와 나는 집으로 돌아왔다.

그 후 계절이 두 차례 바뀐 뒤 그의 건강 상태가 궁금해 전화를 걸어 보았다. 한 교수는 내 기대에 어긋나지 않기 위해 열심히 진동요법을 실천했다고 했다. 이런저런 대화로 중간 점검을 한 결과 그는 간혹 치유반응을 일으켜 신체 질병들을 일부 다스리고 있음을 확인할 수 있었다. 원 여사가 천상계에 드나들며 실천한 건강법도, 그의 진동요법 생활화에 일정 부분 도움을 주었을 것으로 추측됐다.

원 여사는 어느 날 기도 중 전원주택의 창밖으로 빛나는 태양 속에 예수의 성스러운 모습이 나타난 것을 목격한 적 있다고 했다. 언젠가는 하늘에서 정원으로 강렬한 빛이 쏟아지는 광경을 본 적도 있다고 했다. 그 강한 빛을 따라 커다란 십자가가 정원 잔디밭으로 내려왔다고 했다. 잡념 없이 맑고 평안하며 은혜로운 마음에 침잠해 있을 때, 그런 일이 일어났다는 것이다.

그녀의 경험이 나의 '하늘병원 이치와 똑같지는 않다. 그녀의 세계는 오히려 종교적으로 승화해 내 방식보다 더 성스럽고 거룩한 측면이 있다. 그녀의 경험을 통해 '하늘병원은 굳이 내 영역이 아니더라도 도처에, 그리고 3차원이 아닌 어떤 고차원 세계에 항상성 있게 존재하고 있음을 확인할 수 있었다.

사례27 - 약손 치료

# 간경변 복수가 빠져나간 기적

• 장기판 씨(65세) : 간경변증

중소기업 사장인 장기판 씨(65세)는 어렸을 적 죽음의 고비를 넘겼다. 초등학교 5학년 때 복수가 차올라 숨을 쉬기조차 어려웠다. 한적한 시골에서 가난하게 살던 시절이라 도시에 나가 치료받는다는 것은 생각하기조차 어려웠다. 돌이켜보면 그때 자신은 간경변 상태여서 이미 저승 문턱에 절반쯤 들어서 있었던 것 같다고 했다. 기운이 다 빠져나가고 어지럼증이 극에 달해 혼수상태에서 헤어나지 못하는 날이 이어졌다.

그 무렵 어머니가 시골 교회를 지극정성으로 오가며 아들의 치유를 기원했다. 그가 기운을 차리게 하려면 단백질 음식을 보충해줘야 하는데, 농가에는 토종닭 한 마리조차 없었다. 어머니는 매일같이 논두렁에 나가 개구리를 잡아왔다. 개구리 뒷다리를 정성껏 삶아 아들에게 먹이며 기운을 차리게 했다.

어머니는 개구리 배처럼 볼록하게 솟은 그의 배를 문질러주며 눈물을 훔쳤다. 어머니는 중얼거렸다. "내 손이 약손이다. 이렇게 문질러주면 나을 거야." 그러면서 어머니는 기도하고 또 기도했다. 하나님께 매달리면서 아들을 살려달라고 절절하게 애원했다.

그는 어머니의 정성에 감동했다. **어머니의 약손이 복부에 닿아 정말로 병을 고쳐주고 있는 것으로 철석같이 믿었다.** 그는 끊임없이 이어지는 어머니의 기도 소리를 들으며 한없이 깊은 내면으로 몰입해 들어갔다. 그 과정에서 어떤 신성한 힘이 자신의 육체에 깃들어 병을 물리쳐주는 것을 상상했다. 초월적이고 성스러운 힘이 어머니의 기도 소리를 따라 뭉게구름처럼 피어나 자신의 몸안으로 스며드는 것을 상상하고 또 상상했다.

여름 한 철 그런 생활을 반복하다 보니 어느 날부터 아픈 증세가 서서히 완화되는 것을 느낄 수 있었다. 통증 경감과 더불어 볼록하던 배도 시나브로 잦아들었다. 마음의 심연으로 곤두박질쳐 꿈결처럼 몽롱한 기분에 젖어 있다 보면 어느 순간 환희심이 온몸을 휘감았고, 복부 깊숙한 곳에서 생기가 솟구쳐 오르기도 했다. 그런 과정을 거쳐 그는 원기를 회복하고 제정신을 차렸다. 복수가 다 빠져나가 건강이 정상으로 돌아온 것이다.

"그때 주위 도움으로 대처에 나가 큰 병원에서 치료받았더라면 오히려 건강을 회복하지 못했을 것 같습니다. 복수가 차오르면 현대의학으로도 대책이 없잖아요?"

그는 확신에 찬 음성으로 필자에게 이렇게 말했다.

사실 그의 경우가 아니더라도 우리 주위에는 이와 유사한 사례들이 적지 않다. 많은 기성세대에게는 어릴 적 어머니의 손이 약손이었다. 어머니들은 뒷마당 장독대에 정화수를 떠놓고 천지신명께 기도하며 아픈 자식을 살려달라고 매달렸다. 산속 사찰의 약사여래전을 찾아가 108

배를 하며 자식의 병을 물리쳐달라고 애원하기도 했다.

갖은 정성으로 탕약을 달여 먹였고, 통증 있는 배나 등판을 문질러주었다. 이때 어머니의 손이야말로 치유의 은사가 있는 약손이었다. 사랑의 보살핌을 가득 담은 그 손길은 아이에게 심신을 느슨하게 풀어놓고 공감과 수용의 자세를 갖도록 해, 당신의 정성이 약이 돼 스며들게 하는 기능을 했을 것으로 상상된다. 그 순간 몸의 자동회복기능이 자연스럽게 살아나 생명력이 복원되는 것이다. 병은 이렇게 자연과 하늘이 저절로 고쳐주는 측면이 크다.

예전 필자가 살던 시골 마을에는 '배 문대는 아저씨'가 있었다. 그는 정식 의사는 아니었지만 '마을 의사'로 통했다. 동네에서 아이가 배탈 나면 어머니가 아이를 데리고 그 아저씨 집을 찾았다. 아저씨는 아이를 눕혀 놓고 아픈 배를 조몰락거렸다. 너그러운 얼굴로 밝게 웃으면서 아이를 안심시키고, 나을 것이란 확신을 사랑의 마음으로 전했다. 그동안 자신이 낫게 해준 사람들 얘기, 지난번 어떤 심각한 환자가 왔는데 다 고쳐서 돌아갔다는 일화 등으로 안심시켰다. 그러는 사이 어머니는 옆에서 아이의 손을 잡고 천지신명께 기도했다. 아이는 친밀감과 신뢰감이 일어나며 병이 고쳐지는 것을 철석같이 믿는 경향이었다. 그러니 치료되지 않을 수 없었을 터이다. 이렇게 해서 '배 문대는 아저씨'는 마을 일대에서 명의 소리를 들었다.

요즘은 그런 치유 행위가 미신으로, 혹은 전근대적이고 비과학적인 일들로 치부돼 주위에서 사라졌다. 대신 병원과 한의원이 그들의 의료행위를 대체했고, 약손 치유를 표방하는 도시의 힐링센터 등에서 약손마사지 등의 상업적 방식으로 과거 어머니들의 역할을 대신한다. 물론 힐링센터나 병원에서도 마음의 작용으로 질병을 다스리는 방법을 일부 안내하고 있기는 하다. 그러나 금전과 물질이 앞세워지는 오늘날, 세상에서 치병과 관련한 그와 같은 노력은 미미하며, 환자들의 관심도 부족하다. 오직 물질로 된 약이나 의료 도구를 이용한 치료에만 관심이 클 뿐이다.

이와 더불어 과거 어머니의 약손 역할이 오늘날 교회 등 종교단체로 옮겨간 측면도 있다. 오늘날 종교단체에서 행해지는 치유의 기적들은 약손의 역할이 '성스럽고 거룩하게 승화돼 나타난 결과'로도 볼 수 있을 것이다.

각설하고, 장 씨는 어렸을 때의 경험을 바탕으로 요즘도 심신이 피곤하거나 병이 생기면 꿈결처럼 깊은 심연으로 몰입해 들어간다. 그가 즐겨 유도하는 치유 에너지는 '신성'이다. 그는 잔잔한 기쁨 속에, 그리고 긍정적이고 한없이 감사하는 마음으로 신성을 초빙한다. 그러면 초월적이고 초자연적인 그 에너지가 밀밀하게 내면에 들어온다. 그는 한없는 온유함과 감사함 속에 그 에너지가 풍선처럼 부풀어 충만해지도록 기원한다. 그리고 종내에는 그렇게 커진 신성의 힘으로 탁기를 몰아내고 조화를 회복해 건강을 되찾는다.

요즘 그는 교회에서 아픈 교인들의 치유를 돕는다. 한없이 깊은 기도 속에 하나님의 치유 은총을 맞이하는 방법을 안내한다. 병 고친 자신의 경험이 교회 환자들에게 치유의 징검다리가 되고 있다며 활짝 웃는다.

사례28 – 지상의 하늘치료

# '하늘병원 이치 깨달은 의료계 종사자들

- 박승기 씨(79세) : 질병 없음
- 엄승화 씨(63세) : 허혈성심장질환, 발기부전

하늘치료의 이치를 터득한 이들은 의료계 종사자들 가운데에도 있다. 지상의 병원이나 약국, 물리치료 영역 등을 관장하는 타율치료 전문가들이 별도로 '하늘병원 영역을 드나든다는 것이 참신하다. 타율치료만으로는 질병을 물리치는 데 한계가 있음을 절감한 이들일 것이다. 물질적 방법을 통한 치료가 봉착한 난관을 비껴가고자 하는 의욕을 엿볼 수 있다.

필자의 조상들 가운데 어의를 지내신 이들이 몇 분 있는데, 그들 중 기(氣)치료에 능했던 분들이 있다고 들었다. 기를 순환시켜 자신의 건강을 돌봤을 뿐 아니라, 주위 특별한 환자들에게도 기공(氣功)을 통해 기를 주입시켜 치료해주는 능력이 있었던 것으로 집안에 전해진다. 소위 운기조식(運氣調息)에 능했던 당대의 명의들이었다.

과거 한의사나 건재약방을 운영한 이들 가운데는 '도사' 소리를 듣는 이들이 있었다. 비범한 치료 능력을 지녔기 때문이다. 그들이 약재나 침만으로 환자를 치료했겠는가. 분명 그들의 능력 가운데는 보통 사람으로서는 알 길 없는 특별한 영역이 있었을 터이다.

그렇게 도사 소리를 듣는 이들은 현대에도 있다. 서울약령시에서 약초방을 운영하는 이들 가운데서도 찾아볼 수 있다. 필자가 아는 서울약령시의 어느 어르신(박승기 씨, 79세)은 시간 날 때면 기를 순환시킨다고 말한다. 기감이 독맥(督脈)을 따라 묵직하게 흐르게 하는 게 요령이다. 즉, **기감을 척추에서 일으켜 척추 중앙선을 따라 위로 올라가게 하고 종내에는 뇌와 정수리를 뚫게 한다. 이 기감이 다시 가슴 정중앙으로 내려와 하단전까지 이르게 한다. 또 척추의 기감을 아래로 끌어내려 회음부까지 관통하게도 만든다. 그런 다음 사지로도 확산시킨다. 이런 방법으로 몸안의 탁기를 밀어내고 조화를 회복해 완벽한 건강을 유지하는 것이다.** 그가 '하늘병원이란 표현을 쓰지는 않지만, 이는 '하늘병원의 이치와 일맥상통하는 방법이다.

서울의 어느 대학병원 신경외과 교수는 휴일에 산에 올랐다가 발을 헛디뎌 낭떠러지 아래로 굴러떨어졌다. 다행히 목숨을 건졌지만, 경추를 다쳐 전신이 마비되는 불행에 빠졌다. 응급 구조대가 도착해 그를 자신이 몸담고 있는 병원으로 옮겼지만, 동료 교수들은 그를 치료할 수 없다며 고개를 저었다. 그도 현대의학의 물리적 치료기술로는 전신마비 증상을 물리칠 수 없음을 잘 알고 있었다.

그는 그때부터 다른 방법을 시도했다. 심신통합적 치료를 자신에게 적용한 것이다. **다친 경추 부위에 긍정의 이미지요법을 지속적으로 끈질기게 적용했다. 그렇게 몇 달간 노력을 지속한 결과 줄기세포가 몰려들며 괴사한 신경 부위가 복구돼, 마비됐던 신체가 서서히 풀리는 기적이 일어났다.** 그는 마침내 마비를 상당 부분 극복하고 병원 의사 신분으로 복귀할 수 있었다.

물론 사지 마비를 온전히 극복하려면 아직도 갈 길이 멀다. 하지만 다소 불안정한 자세이면서도 제 발로 지하철 계단을 오르내릴 수 있고, 다시 강단에 설 수 있게 된 것만으로도 그는 천운이라고 여긴다. 지상병원 의사가 '하늘병원 치료법으로 무너진 신체를 일으킨 경이로운 사례라 할 만하다.

그의 경우가 아니더라도 사실 척추 관련 질환은 진동요법으로 대부분 어렵지 않게 다스릴 수 있다. 후종인대골화증은 뼈처럼 딱딱해진 인대가 튀어나와 척수신경을 누름으로써 전신마비를 초래할 수 있는 질환이다. 이는 골화된 인대 부위에 중감이나 온감, 진동 등을 지속적으로 일으켜 혈액과 호르몬 등이 원활히 돌게 하는 방법으로 대처할 수 있다. 일정 기간 이 작업을 반복하면 골화한 부위가 유연해져 질병이 원천적으로 물러간다. 척추추간판탈출증의 경우 묵직한 진동의 힘으로 탈출한 추간판을 밀어 넣을 수 있으며, 전방전위증의 경우 유사한 방법으로 앞으로 밀려 나간 척추를 밀어 넣을 수 있다. 척추측만증도 지속적인 진동요법 적용으로 구부러진 부위를 시나브로 펴줄 수 있다. 척추관협착증도 유사한 방법으로 협착 증상을 완화해 허리와 다리의 통증을 없앨 수 있다. 모두 '하늘병원 치료 방식이다.

필자가 아는 한의사 엄승화 씨(63세)는 필자 도움 없이 스스로 진동요법을 터득해 일상적으로 실천하고 있다. 그는 내면에서 진동이 수시로 일어나게 한다.

그는 환자가 없는 틈을 타 진료실 안락의자에서 일을 벌인다. 몸에서 진동을 유도할 때는 심신을 다 내려놓고 최대한 편안한 상태에서 작업한다. 진동이 일어나면서 그의 몸은 사시나무 떨리듯 떨린다. 양 무릎과 허벽지가 사정없이 부딪히고, 두 팔이 정신없이 돌아간다. 고개도 계속해서 흔들흔들한다. 심지어는 의자에서 일어나 펄쩍펄쩍 뛰기도 한다.

그 모습을 바라보노라면 마치 어느 이상한 사람이 정신 줄을 놓고 떨거나 펄쩍대고 있는 것만 같다. 그러나 그는 정신이 온전한 사람일뿐더러 현역 한의사이며, 한의학박사다. 그는 멀쩡한 정신 상태로 그 일을 벌이고 있는 것이다. 그는 억지로 몸을 비틀고 있는 게 아니다. 다만 심신을 크게 내려놓고 진동을 유도했을 뿐이다. 그에게서 나오는 모든 희한한 동작들은 치료를 달성하기 위해 자율적으로 나타나는 것들이다.

그는 허혈성심장질환과 발기부전 증상이 있는 사람이다. 한의사이지만 그것을 한의학적 방법으로 해결하지 못했다. 좋은 한약도 많이 달여 먹고 제 몸에 스스로 침도 무수히 놓았지만, 근본치료가 되지 못했다. 그는 고민을 거듭하며 노력하다가 자생적으로 진동요법의 세계에 발을 들여놓게 됐다고 한다.

허혈성심장질환은 관상동맥과 미세혈관이 좁아진 것이 원인이었다. 그로 인해 심장근육에 혈액이 원활히 공급되지 못했고 몸에서 힘이 빠졌다. 그는 **경추와 흉추에서 진동을 일으켜 견갑골 안쪽과 팔뚝, 어깨, 갈비뼈 안쪽 등으로 밀고 들어갔다. 그 과정에서 혈액이 묵직하게 공급돼 심장 전체를 감싸도록 해주었다. 이 같은 방법으로 심장근육 세포와 관상동맥에 혈액이 넉넉히 들어가게 함으로써 허혈성심장질환을 해결할 수 있었다**고 한다.

그가 발기부전 해소를 위해 진동을 유도할 때는 정녕 희한한 광경이 벌어진다. 진료실 바닥에 누운 그의 배가 역(逆) '브이(V)'자로 꺾여 솟구친다. 양어깨와 양다리가 사시나무 떨듯 떨리고, 복부가 봉긋이 올라오는 것은 정녕 진풍경이다. 그는 그런 자세로 무려 30분가량을 버틴다. 그의 이마에서는 식은땀이 사정없이 흘러내린다. 작업을 마치고 현실로 돌아오는 그는 진료실에 일어나 앉아 날숨을 길게 쉰다. 그때 참으로 놀랄 만한 풍경이 시선을 잡아끈다. 그의 페니스가 불끈 치솟아 바짓가랑이를 밀어내고 있는 것이다.

"보세요. 보통 때는 발기부전인데, 진동이 자율적으로 일어나 한바탕 휘저으면 얘가 이렇게 고개를 휙 들어요."

언젠가 그는 이렇게 말하면서 입가로 너털웃음을 흘렸다.

"진동요법은 침을 놓거나 한약을 먹지 않고도 막힌 경혈을 뚫어 병을 치료할 수 있는 방법입니다. 전신의 경혈을 한꺼번에 확 뚫어서 만병을 다 스릴 수 있는 최고 방법이지요."

그는 말을 맺으며 엄지 척을 해 보였다.

이 한의사나, 전신마비를 거의 극복한 대학병원 의사 등은 모두 지상의 의료계에서 의료업에 종사하는 이들이지만, 이렇듯 나름대로 '하늘병원'에 드나들며 하늘치료의 덕을 톡톡히 본다는 사실이 흥미를 자아내기에 부족하지 않다.

아이로니컬한 사실은 그들은 그렇게 하늘치료의 덕을 톡톡히 보면서 환자들에게는 관행적으로 물리화학적, 물질적인 치료법만 적용한다는 사실이다. 전신마비에서 돌아온 의사는 진료실에 들르는 환자들에게 날마다 조제약을 처방해주기 바쁘고, 한의사도 값비싼 첩약을 처방하며 돈을 많이 버는 데 신경을 집중한다. 그들은 의업을 그만둘 때까지 그런 방식으로 환자들을 다룰 수밖에 없다. 하늘치료는 의학적 치료의 테두리를 벗어나는 것이어서 적용할 수 없으며, 설사 적용한다 하더라도 환자들이 쉽게 받아들이지 못해 헛일이 되고 만다. 안타까운 현실이다.

사례29 - 행복 에너지 샤워

# 셀프 심리치료로
# 재생불량성빈혈 극복

• 채영 씨(38세) : 재생불량성빈혈, 만성요통, 좌골신경통

'하늘병원 치료의 최대 장점은 같은 방법(진동요법)으로 다양한 질병에 대응할 수 있다는 점이다. 유전성 질환이나 외상, 전염성 질환 등을 제외하고 웬만한 질병을 대부분 적절히 다스려 치료 효과를 높일 수 있다. 언제 어디서든 가능하고, 비용이 들지 않는 장점도 있다.

채영 씨(38)는 완치가 어려운 재생불량성빈혈로 여러 해 동안 고생했다. 재생불량성빈혈 외에 만성 허리통증과 좌골신경통 등도 함께 있어 고통스러운 일상생활이 이어졌다. 그러던 어느 날 그녀는 '행복 에너지 샤워법'을 익힌 뒤 이들 질병을 상당 부분 통제할 수 있었다. 행복 에너지 샤워법은 진동요법과 유사한 셀프 심리치료법이다.

재생불량성빈혈은 조혈 기능 장애를 특징으로 한다. 골수 안에서 모든 세포의 모체가 되는 줄기세포를 만들지 못해 혈액세포가 감소하면서 생기는 질환이다. 이는 다양한 원인으로 골수세포의 기능과 충실성이 떨어

지고 골수조직이 지방으로 대체돼 나타난다. 이로 인해 적혈구, 백혈구 및 혈소판이 모두 감소한다. 선천적으로 이 병의 소인을 갖고 태어날 수도 있으며, 후천적으로는 방사선, 약물, 바이러스, 자가면역질환 등이 원인으로도 지목되지만 대부분 명확한 원인을 알 수 없다.

이 병에 걸리면 혈액 부족으로 피로감이나 두통, 무력감 등이 나타나며, 활동을 많이 할 때 호흡곤란을 느끼기도 한다. 몸 여기저기에 수시로 멍이 들고 코피를 쏟는가 하면 생리 과다, 잇몸 출혈 등에 시달릴 수도 있다. 빈혈 상태가 심하면 맥박 수가 올라가 빈맥 증상을 보이고 심장에서 잡음이 들릴 수도 있다. 안구결막이 창백해지면서 출혈 소견을 보이기도 한다.

채 씨도 항상 심한 피로감을 느낀다고 하소연했고, 팔다리에 자주 멍이 들었으며, 충혈된 눈동자로 만남의 자리에 나타나기도 했다.

채 씨는 커리어우먼이다. 일찍이 무역업과 음반 저작권 사업 등에 뛰어들어 중국과 북미, 유럽 등을 오가며 사업 파트너를 만나는 바쁜 생활을 이어갔다. 그러던 어느 날 재생불량성빈혈 증상이 나타나며 사업 활동에 제동이 걸렸다. 그녀는 대학병원에서 100회 이상의 수혈을 받았고, 각종 수혈 합병증에 시달렸다. 이 질환 환자는 가족이나 골수은행 등으로부터 골수를 기증받아 조혈모세포 이식 수술을 받을 때까지 수혈이나 호르몬제, 면역억제제 치료 등으로 버텨야 한다. 그러는 과정에서 각종 부작용을 피하기 어렵다. 그녀는 골수를 기증받기 어려워 이를 악물고 버텼으나 증상은 점점 악화해 결국 중증으로 치달았다. 중증 환자는 1년 안에 세균 등의 감염이나 출혈로 사망할 확률이 50%에 이른다는 게 의학계 추론이다.

그녀는 독실한 기독교인이다. 병원 측으로부터 설사 골수 기증자가 나타나 치료에 성공한다 해도 재발할 수 있어 평생 조심해야 한다는 이야기를 익히 들었다. 그렇다면 완전히 다른 방법을 선택해봐야겠다는 데 생각이 미쳤다고 했다. 그래서 이번에는 하나님에게 온전히 매달려보기로 했단다.

어느 날 교회에서 철야기도 중에 '생명의 동아줄'을 내려보내 달라고 간청했다. 그때 굉장히 기분 좋은 치유 에너지가 온몸을 관통해 흐르는 것을 느꼈다. 그것은 신체 깊은 곳에서 부스럭거리며 날개를 펴는 행복감과도 같았다. 어떤 쾌감과 희열감을 동반한 그런 기운은 바로 하나님의 치유 손길 따라 등장한 것임을 깨닫고 감격의 눈물을 흘렸다.

그녀는 이 현상을 스스로 '행복 에너지 샤워'라 이름 붙였다. 치유의 은사와 더불어 등장한 그녀만의 건강법이지만, 본질상 진동요법과 차이나지 않는 방법임을 나는 알아차릴 수 있었다. 재생불량성빈혈은 증상이 전신에 나타나는 질환이다. 파킨슨병이나 당뇨병도 전신성 질환이다. 이처럼 증상이 온몸에 나타나는 질병은 전신진동을 달성해 대응하는 것이 최고 치료법이 될 수 있다. 전신진동을 유도하면 그녀처럼 온몸에서 치유 에너지가 꿈틀거린다. 그런 치유 반응은 복부와 척추를 뚫고 머리와 사지로 확산하기도 한다. 이런 현상이 지나가고 나면 전신이 개운해져 증상이 개선되며, 이를 반복하면 신체 질병이 물러가기도 한다. 질병을 완치하지는 못하더라도 최소한 충분히 통제할 수는 있다.

채 씨는 신앙심이 깊어 기도할 때면 하나님 품으로 한없이 몰입한다. 그럴 때면 온몸에 평화가 깃들며 사지가 나른해진다. 그런 상황에서 그녀는 머리부터 몸통을 거쳐 팔다리 끝에까지 행복 에너지 샤워를 한다. 이 에너지는 한없는 긍정과, 가없는 사랑과, 충만한 행복감을 동반한다. 그 에너지는 눈에 보이지 않고, 손으로 만질 수 없지만, 그녀는 스스로 충분히 느낄 수 있다. 그것은 그녀가 성령의 도움으로 내면에서 길어 올린 치유 에너지이다. 또 평화와 사랑과 감사의 마음을 동반한 에너지이기도 하다. 그녀는 그 에너지가 시냇물처럼 잔잔한 물결을 일으키며 전신을 타고 오르내리는 것을 느낀다.

그녀는 아침저녁으로 이런 에너지 샤워를 한다. 잠자리에서 잠들기 전에 한 번 하고, 새벽녘 잠에서 깨어났을 때 다시 한번 실시한다. 매번 짧게는 10분, 길게는 한 시간 정도까지 한다. 이런 샤워는 물 샤워에 비할 바가 아니다. 물 샤워는 몸에 묻은 때나 땀을 닦아내는 데 불과하지만, 에너지 샤워는 온몸에 찌든 피로와 스트레스를 한꺼번에 몰아내어 그 성질과 차원이 다르다. 전신 60조 개의 세포를 사랑과 평화와 긍정의 에너지로 씻어내고 행복감과 희열로 감싸니 조화로운 건강이 달성되지 않을 수 없다.

그녀는 **행복 에너지 샤워를 시작한 뒤로 전신의 활력이 도모됐고, 목숨을 위협하던 재생불량성빈혈 증세가 다스려졌다.** 물론 이 난치병이 그녀의 몸을 완전히 떠난 것은 아니다. 하지만 사랑과 긍정의 에너지가 날마다 전신을 에워싸고 흘러 이 난치병이 더 이상 발호하지 못한다. 아마도 **이 샤워 덕분에 골수세포의 기능과 충실성이 향상되고 골수조직의 지방 성분이 감소해 증상 완화에 도움** 된 것으로 추측된다.

그녀는 병원치료를 중단하고 일상생활을 무리없이 영위하고 있으며, 날마다 행복 에너지 샤워로 병원치료와 약 복용을 대신한다. 재생불량성비혈을 다스리는 과정에서 **만성 허리통증과 좌골신경통이 사라지는 효과도**

**보았다.**

  결국 그녀는 '하늘병원 치료를 받아들인 덕분에 난치병들의 고삐를 그러쥘 수 있게 된 셈이다. 이렇듯 '하늘병원은 필자의 영역이 아니더라도 각지에서 그 기능을 수행한다. 오늘도 지구촌 곳곳의 기도처나 마음치유센터 등지에서 하늘치료가 다양한 양태로 생명을 살린다. 현명한 이들이라면 타율적 치료에만 목매지 말고 이렇듯 하늘의 섭리가 작용하는 원천적, 자율적 치료를 통해 심신 건강을 증진하는 지혜를 갖출 일이다.

사례30 – 인생의 무너진 계단 복구하다

# 대퇴골두 괴사 질환 수술 없이 완치

• 여시현 씨(51) : 대퇴골두무혈성괴사증, 만성요통, 석회화건염, 난치성 피부병

대퇴골두무혈성괴사증. 이름만 들어도 해괴한 느낌이 든다. 그러나 명칭을 가만 헤아려보면 무슨 질병인지 어렴풋이 짐작할 수도 있다. '대퇴골(허벅지뼈)의 머리(두) 부분이, 피가 공급되지 않으며(무혈성) 썩어들어가는 병(괴사증)'이란 뜻이다.

여시현 씨(51)는 20여 년 전 교통사고 후유증으로 대퇴골두무혈성괴사증에 시달렸다. 오른쪽 허벅지뼈와 골반뼈가 만나는 고관절(엉덩이관절) 부위가 아파 걸어다니기 힘들었다. 고관절 수술이 성공했다는 병원 측 얘기와 달리 컨디션이 조금만 나빠도 수술 부위가 시큰거려 기분이 영 개운치 않았다. 게다가 다리가 제대로 접히지 않는 '뻗정다리'가 돼 장애인으로 지내야 하는 신세가 됐다. 젊은 나이에 그런 처지가 되자 앞으로의 삶이 캄캄하게 여겨졌고, 눈물이 나왔다.

대퇴골두에 혈액이 잘 돌지 않아 괴사가 진행하면 시간이 지나면서 괴

사 부위에 골절이 발생한다. 통증은 보통 갑자기 나타나고 발을 땅에 디딜 때 심해져 절뚝거리게 된다. 책상다리로 앉아 있을 때도 아프다. 이렇게 되면 사회생활이 어려워, 인생의 계단이 무너진 것 같은 충격을 받는다.

여 씨의 경우 교통사고로 인한 외상이 직접적 원인이었지만, 외상 외에도 스테로이드 부작용, 신장 질환, 루푸스, 장기 이식, 통풍, 방사선 조사 등이 이 병을 초래할 수 있다고 알려져 있다. 그러나 아무런 원인적 위험 인자가 없는데 발생하는 사례도 자주 있다. 요즘 비교적 젊은 나이인데도 이 병에 걸려 당황하는 이들이 적지 않다. 나이 들어 신체 퇴행성 변화와 함께 이 병을 호소하는 이들도 주위에서 종종 본다. 환자는 원인을 몰라 고개를 갸웃대는 의사로부터 골두 재생술이나 인공관절 치환술을 받으라는 권유를 받는다. 환자는 다른 선택지가 없어 수술에 동의하지만, 수술 뒤에도 재활 치료 등으로 다른 일을 하지 못해 스트레스를 받는다.

대퇴골두무혈성괴사증은 원인이 무엇이든 허벅지뼈 부위에 혈액이 원활히 돌 수 있게 하면 치료와 예방이 가능하다는 것이 '하늘병원 치료의 기본 관점이다. 피가 제대로 공급되지 않아 염증과 석회성 물질이 쌓이고, 이것이 악화해 괴사와 골절 현상이 나타나며, 통증으로 걷기 힘든 상황으로 내몰린다. 그러므로 전신의 기혈 흐름을 원활히 하고, 특히 문제 부위에 혈액이 집중적으로 몰려 들어가게 하면 문제가 의외로 쉽게 풀릴 수 있다.

여 씨는 기수련에 관심이 많은 사람이었다. 병원치료로 만족스러운 결과를 얻지 못하자 이번에는 기공과 태극권의 세계에 빠져들었다. 신체 주요 혈자리를 중심으로 기혈을 운행해 진동을 일으키면서 소주천(小周天)과 대주천(大周天)을 완성하는 데 성공했다. 특히 그 과정에서 오른쪽 고관절 부위에 각종 유익한 호르몬과 신선한 혈액이 집중적으로 몰리게 할 수 있었다. 환부에 묵직한 느낌과 뜨뜻한 기운이 감도는 것으로 이를 확인할 수 있었다.

그러자 신체에 긍정적 변화가 나타났다. **고관절 부위의 시큰거리던 증세가 썰물처럼 빠져나간 것은 물론이고 걸음걸이도 남이 눈치채지 못할 만큼 자연스러워졌다. 고관절 각도에도 긍정적 변화가 생겨났다.** 그동안 고관절 각도가 제대로 벌어지지 않아 쪼그려 앉을 때 힘들고 어색했는데, 이제는 일반인처럼 완벽하진 않아도 각도가 많이 벌어져 앉는 데 무리가 없게 됐다. 이는 괴사 부위에 기혈 흐름이 집중되면서 조직이 재생돼 **원천적 치료가 진행된 덕분**으로 판단됐다. 무너져가던 인생의 계단은 이처럼 거의 복구되기에 이르렀다.

병원에서 고관절 수술을 받은 후부터는 그 전부터 따라다니던 만성요통이 더 심해졌다. 쇼핑할 때 한 시간을 걷지 못할 정도로 허리가 아팠다. 그러나 기수련을 열심히 한 뒤부터는 **일반인보다 더 많이 걸어 다녀도 허리에 무리가 가지 않았고, 통증 또한 별로 없었다.** 이는 요추와 고관절 부위 깊숙한 곳으로 치유반응이 진동 형태로 크게 일어난 덕분이라고 했다.

그는 또 군대에 복무할 때부터 왼쪽 어깨 관절의 석회화건염으로 인한 통증으로 불편과 고통에 시달렸다. 병원 물리치료, 뼈 스테로이드 주사, 침, 지압, 카이로프랙틱, 특수 재활 치료 등 안 해본 것이 거의 없을 정도로 치료에 몰두했다. 그럼에도 불구하고 컨디션이 안 좋은 날 일을 하거나 걸으면 아파서 짜증이 날 정도였다. 심지어 어떤 때는 통증 부위를 무언가로 긁어내고 싶은 심정이었다.

그런데 기수련을 심화하고 나서부터 사정이 달라졌다. **종종 왼쪽 어깨**

깊숙한 곳에서 무언가 꼬무락거리며 지나다니는 것이 느껴졌다. 이런 색다른 느낌이 어깨 관절의 불편과 통증을 들춰내 감싸며 압박했고, 결국 그 압박감의 힘이 굳어진 부분을 풀고 늘어난 부분을 조여 주었다. 이렇게 하여 어깨에 오랫동안 정체돼 있던 염증과 석회화된 물질들이 점차 밀려나가게 됐다.

이런 방식으로 기수련을 지속적으로 실행하자 **어깨가 유연해지면서,** 굳어서 잘 올라가지 않던 팔이 자연스럽게 올라갔다. 통증과 불편도 느껴지지 않게 되었다. 또 샤워할 때 몸을 움직이면 뜨끔하며 왼쪽 어깨 어딘가가 불편했는데, 기수련을 통한 진동 유도 몇 번으로 그것이 사라지니 몸 전체 컨디션이 크게 향상됐다고 한다.

그런가 하면 심장 깊은 부위와 경추, 흉추, 견갑골, 어깨 등을 감싸고 묵직한 진동을 유도하는 생활을 지속한 결과 병원에서도 난치성 **피부병**이라며 치료를 포기했던 이상한 피부염이 감쪽같이 자취를 감춰 신기한 느낌이 들었다.

여 씨는 요즘 기수련센터를 운영하며 자신의 과거 질병 치료 경험을 바탕으로 많은 환자를 상담하고 치유로 이끈다. 전신 통증으로 자살 직전까지 내몰렸던 환자, 중풍으로 인한 신체 마비로 절망에 빠진 사람, 말기 암으로 고통받은 이들이 그를 찾아와 그의 실기지도로 새 생명을 얻는다. 그가 진행하는 기치료도 일종의 '하늘병원 치료다.

하늘의 작용은 병세가 심한 환자에게는 강력하게, 경증 환자에게는 부드럽게 일어난다. 이는 맞춤 처방이요, 종합 치료약과도 같다. 사람들은 달덩이처럼 둥글고 복되며 선한 인상 느껴지는 그에게서 위로와 희망을 건진다. 또 하나의 이 '하늘병원에서 날마다 '치료의 꽃'이 만개한다.

사례31 - 태초 자연 속 원천적 건강법

# 심장질환 & 만성요통 & 하지방사통 해소

• 배종남 씨(63세) : 심장질환, 만성요통, 하지방사통

'하늘병원 치료는 육체의 기울어진 운동장을 원천적으로 바로잡는 데 있다. 인간의 병든 몸을 지상병원 대신, 하늘의 질서와 자연의 섭리에 맡겨 다스리는 것이다. 육체를 고치는 주체는 의사가 아니라 하늘이요, 태초 자연이다. 종교적으로 말한다면 창조주라고도 할 수 있다.

하늘치료 관점에서는 태초에 우주가 탄생하고 인간이 설계될 때부터 병을 고칠 수 있는 기능이 몸에 장착됐다고 본다. 바로 자율적 치료를 촉진하는 자동복구기능이다. 이 기능을 적절히 가동하면 웬만한 질병을 다 다스릴 수 있다. 독자 여러분은 이 책을 읽는 과정에서 이미 그런 사실을 충분히 인지했을 것이다.

그러한 '하늘병원은 필자 주위에만 있는 것이 아니다. 종교 영역이나 국내에서만 만날 수 있는 것도 아니다. 해외에도 있으며, 모든 생명체의 심신에 내재해 있다. 인간의 원시뇌가 작동해 우주의 조화 및 질서와 연

결될 수 있는 곳이면 어디든 '하늘병원 기능이 작동하는 영역이다.

배종남 씨(63세)는 외국에서 '하늘병원 치료 이치를 다양하게 경험한 사람이다. 인도, 네팔, 동남아의 베트남, 라오스 등지에서 '하늘병원 치료법을 바탕으로 건강을 다스리며 인생을 영위해 왔다. 자신이 경험하는 하늘치료의 이점을 주위 외국인들과 공유하는 일에도 앞장서 왔다.

그는 일찍이 인도 뭄바이에 정착했다가 여러 가지 병을 얻었다. 학원 사업과 관광업으로 돈을 많이 벌기는 했으나 육체가 심장질환과 만성요통, 하지방사통 등으로 곤란을 겪었다. 심장은 관상동맥이 동맥경화증 악화로 좁아져 협심증에 시달렸으며, 심근경색증으로 심장이 찢어지는 듯한 고통 속에 위기를 넘긴 적도 있다. 항상 요통이 따라다녀 길을 걷거나 계단을 오르내리기 어려웠다. 하지방사통이 심해지면서, 허벅지를 칼로 찌르는 듯한 통증을 느끼거나 종아리에 쥐가 나 잠을 설치는 날들이 이어졌다.

그는 신체의 여러 가지 이상 증상으로 정신이 번쩍 들었다. 돈 버는 일보다 몸 살리기에 집중하기로 하고, 사업을 느슨히 하며 힐링에 정성을 기울이기 시작했다.

인도에는 힐링센터와 명상센터가 많다. 내로라하는 치료사와 명상가들이 그곳을 지키며 국내외에서 몰려드는 환자들을 치유로 이끈다. 그는 화학합성약이나 의료장비에 의존하는 현대의학의 치료보다, 필자처럼 내면에서 치유반응을 일으켜 그 힘으로 병을 물리치는 데 관심이 많았다. 몇 해 동안 뭄바이의 힐링센터와 명상센터를 드나들며 전문가들의 지도를 받다가 마침내 자율적으로 몸 고치는 기법을 터득했다. 이는 결국 '하늘병원의 진동요법과 대동소이한 건강법이다.

그는 맨 처음 항상 통증 따라다니던 허리에서 치유반응을 느꼈다고 했다. 힐링센터 치유공간에 누워 신경을 꺼버리고 몸을 늘어뜨리니, 어느 순간부터 허리가 자율적으로 꿈틀거렸다. 요추가 스트레칭하듯 쭉쭉 펴지기도 했다. 그렇게 **두 시간가량 자율적인 반응을 경험하고 나자 허리통증이 크게 경감됐다. 다음날은 엉덩이가 좌우로 오르내리기를 반복한 뒤 허리가 더욱 시원해지는 것을 느꼈다.**

그 후 새벽마다 집에서, 그리고 낮에는 힐링센터에서 허리 치료하는 작업을 계속했다. 종종 허리가 꺾여 복부가 위로 올라갔고, 그에 따라 함께 들렸던 엉덩이가 바닥에 툭 떨어지며 둔탁한 소리를 내기도 했다. 어떤 날은 허리와 엉덩이의 움직임을 따라 양쪽 다리가 번갈아 가며 들어 올려졌다가 툭 떨어지기를 반복하기도 했다.

이렇게 **허리와 엉덩이에서 치유반응 유도하기를 반복하자 허리통증뿐 아니라 하지방사통도 완화하는 것을 느꼈다. 칼로 저미는 것 같던 허벅지 통증과 종아리에 쥐 나던 현상이 감쪽같이 사라지는 해방감을 맛봤다.**

그는 점점 더 자율적 치료에 매력을 느껴 신체 다른 부위로도 치유반응을 유도해 보았다. 한번은 척추 전체를 목표로 치료반응을 유도하며 몰입해 있는데, 느닷없이 가슴이 오른쪽에서 왼쪽으로, 이어서 다시 왼쪽에서 오른쪽으로 크게 꺾였다. 이렇게 상체가 좌우로 꺾이는 과정이 여러 차례 반복됐고 이마에 식은땀이 흘렀다. 그런 일을 거친 뒤 현실로 돌아오니, 왠지 상체에 얹혀 있던 탁기가 일제히 빠져나간 것처럼 가슴이 뚫렸다. **다소 구부러져 있던 상반신이 곧아졌고, 가슴도 쩍 벌어졌다.**

그 뒤로도 가슴 꺾이는 현상은 여러 차례 지나갔단다. 그럴 때마다 자율적으로 일어난 진동이 체형을 바르게 잡아주고 있는 것을 실감했다. 이 일로 **심장과 폐가 편안해진 것을 느꼈다고 했다. 그런 일들이 있고 나서 그동안 불규칙하게 뛰던 맥박도 안정됐단다.**

그는 심장 쪽으로 기혈을 몰고 가는 역량도 배양했다. 왼쪽 견갑골 깊은 부위와 명치, 왼쪽 갈비뼈, 흉추 등을 연결해 목표지점으로 설정하고 그곳에 주의 집중해 혈류가 밀려들게 하는 데 성공했다. 그렇게 하자 심장의 허혈 상태가 개선되고 때로는 혈액이 왕성하게 들어가 심장 기능이 탄탄해지는 것을 느꼈다. 자연히 그동안 그를 괴롭힌 심근경색증과 협심증이 다시는 달려들지 못하는 육체로 거듭날 수 있었다고 한다.

그 후 그는 척추 전체에 자율치료를 집중하는 습관을 들였으며, 뇌에도 치료 반응을 유도해 뇌 근육이 쭈뼛거리는 것을 체험했다. 심신이완을 충분히 한 뒤 마음이 흘러가는 대로 내버려두면 복부와 다리, 관절, 심지어 발가락에서까지 꼬물거리는 현상이나 간질간질한 느낌이 일어났다. 그럴 때마다 하늘치료가 제대로 진행되는 것을 느낄 수 있었다. 이같은 작업을 여러 해 동안 해오다 보니 이제는 이 치료법의 능력자가 됐다. 이렇게 셀프 치료 능력이 향상됨에 따라 신체가 전반적으로 활력을 많이 되찾을 수 있었다고 한다.

배 씨는 이렇게 하여 잃었던 건강을 상당 부분 되찾은 뒤 인도를 떠나 방랑길에 올랐다. 그는 역마(驛馬) 기질이 많은 사람이다. 말은 마구간에 묶여 있으면 탈이 난다. 그는 여러 해 동안 네팔과 방글라데시, 베트남 등지를 전전하다 최종적으로 라오스에 정착했다.

그가 라오스를 선택한 것은, 인공적인 것들이 많지 않고 그 대신 원시

자연이 충만한 나라란 인식이 있었기 때문이라고 한다. 그는 필자처럼 태생적으로 자연을 사랑하는 사람이었다. 대자연의 조화와 섭리를 하느님같이 골수 깊이 받아들여 산다. 라오스는 한반도만 한 면적인데, 전 국토가 원시 정글로 뒤덮여 있다. 내륙국가여서 외국인 투자가 적다 보니 산업이 발달하지 못해 국민 대부분이 가난하다. 사람들은 수천 년 동안 벼농사와 축산으로 먹고 살아왔다.

　라오스 같은 동남아는 연중 날이 더워 채소 농사가 힘들다. 녹색 이파리들이 뜨거운 햇볕에 녹아내리기 때문이다. 그러니 주로 벼농사에 의존한다. 벼는 연중 2~3모작을 한다. 한 지역에서 추수하는데 다른 지역에서는 모내기하는 풍경을 볼 수 있다. 푸르거나 누런 벼잎이 마을을 덮고 있다. 봄이면 개구리들이 무논에서 합창을 하고, 가을이면 참새떼가 벼논 위를 뿌려진 듯 날아다닌다.

　사람들은 벼논 위에 목판으로 집이나 원두막을 올려 그곳에서 생활하기도 한다. 집 아래쪽에서는 벼들이 수런거리며 자란다. 집 주위로도 벼들이 푸른 잎을 무성하게 피워 올린다. 계절이 바뀌어 추수철이 되면 벼잎은 집 주위를 온통 누런빛으로 뒤덮는다. 거미가 벼 대궁 사이로 보석처럼 반짝이는 거미줄을 걸어놓고, 고추잠자리들이 한가롭게 비행한다. 그곳에서는 그렇게 작은 우주가 날마다 느긋하게 열리고 닫힌다. 가난하지만 작은 무릉도원이 따로 없다.

　라오스 농민들은 돈이 없어 벼논에 농약을 치지 못한다. 그러다 보니 논에는 먹거리로 쓸 수 있는 다양한 생물들이 산다. 미꾸라지, 붕어, 가물치, 우렁이 등이 서식하고 물방개, 벼메뚜기 등도 많다. 먹거리가 부족한 그들에게 각종 반찬으로 요긴하게 쓰이는 것들이다. 논쥐는 주요 단백질 공급원이다. 볍씨만 먹고 돌아다녀 통통하게 살이 올랐다. 두 마리만 잡아 밥상에 올리면 닭 한 마리 잡은 것 이상의 효과가 있다.

벼논 위에 지은 목판 주택이나 원두막에서 쌀밥에 메뚜기, 붕어, 미꾸리지 등의 반찬으로 가난한 식사를 하고, 무더위를 피해 쉬다가 다시 벼논에 들어가 일한다. 일이 없을 때는 콜라나 맥주를 가져다 얼음에 재워두었다가 즐겨 마신다. 얼음 섞은 맥주, 콜라는 항상 더위 먹는 그들에게 땀을 식혀주는 최고 보약이다. 때때로 스콜이 대지를 때려 열기를 거둬간다. 문명사회 인간들이 누릴 수 없는, 슬로 컨추리의 슬로 라이프다.

배 씨도 라오스에 와 메콩강가 벼논 위에 목판 주택을 올렸다. 그곳에서 원주민처럼 생활하며 더위를 피하기 위해 얼음 맥주를 즐긴다. 메뚜기, 거미, 참새, 잠자리 등 자연의 친구들이 항상 그의 주위를 맴돈다. 새벽마다 동쪽에서 붉은 덩어리로 솟아오른 해가 종일 하늘을 선회하다가, 저녁이면 검붉은 광휘를 흩어놓으며 서쪽 지평선 너머로 침몰한다. 그런 대자연의 운행 한가운데에서 전신을 늘어뜨린 채 원시뇌를 잠에서 깨어나게 한다. 원시뇌의 기능이 활발해지면 그의 영육은 우주 자궁 속 따스한 양수에 아늑하게 들어가, 무상(無上)의 행복감 속에 최고의 조화와 질서를 회복하게 된다.

나는 한때 라오스에 머물며 현지인과 외국인들을 상대로 힐링 사업을 한 적 있다. 당시 배 씨와 인연이 돼 여러 해 동안 함께 가깝게 지낸 일이 기억에 남아 있다.

배 씨는 때때로 자신의 거처를 관광객들에게 힐링 공간으로 제공했다. 주로 서양인들이 치유를 위해 그곳을 찾았다. 그의 고객들은 은퇴 후 라오스에서 장기 체류하는 이들이나 백패커 관광객들이다. 몸이 아픈 것은 서양인들도 마찬가지다. 한국인 골프 관광객들도 소문을 듣고 그를 찾아온다. 그들을 상대로 마음치유 실기지도를 할 때 나도 가끔 참여해 그를 도왔다.

외지인들은 벼논 오두막집에서 며칠씩 얼음 맥주로 더위를 식힌다. 낮에는 잠자리와 새들이 벼논에 낮게 비행하고, 밤이면 개구리와 풀벌레들의 합창이 아늑하게 귓가에 맴돈다. 도시 문명의 살벌한 촉수가 거둬지고, 대신 원시의 무성한 녹색이 넉넉한 품으로 감싸는 그곳은, 정녕 대자연의 거대한 치유병동이다.

외지인들은 그곳에서 눈앞의 원시 대자연보다 더욱 깊고 원천적인 자연현상과 만난다. 그것은 그들의 안에 잠들어 있던 원시뇌의 기능이다. 원시뇌는 시상과 시상하부, 뇌하수체, 중간뇌, 다리뇌, 숨뇌 등을 일컫는 부위로, 머리 중심부에서부터 목에 걸쳐 아이스크림콘 형태로 자리 잡고 있다. 이는 인간의 모든 생명 활동을 주관하는 곳으로, 태초에 인간이 탄생할 때부터 존재했다. 그런데 현대에 이르러 대뇌 활동이 많아지면서 상대적으로 억눌려 감옥에 갇혀 지내는 꼴이다. 이로 인해 생명 양육 기능이 저해돼 인간은 온갖 질병의 노예가 된 형국이다.

오두막 치유병동에서 원시뇌의 기능을 일깨운다. 일상의 잡다한 일들과 결별해 대뇌의 기능을 다운시키면 원시뇌가 부스스 깨어나며 감옥 밖으로 나온다. 그 순간부터 원시뇌는, 오랫동안 대뇌에 억눌려 기능하지 못한 생명 양육 활동을 한다. 신체 주인이 태초 자연 한가운데서 원시뇌의 기능을 부추기고 격려할수록 원시뇌 기능은 점점 더 왕성해진다. 치유를 간절히 바라는 신체 주인의 마음이 기도 수준으로 고조되면, 신체 기능은 점점 더 긍정적으로 바뀌어 무질서와 부조화가 밀려 나간다. 그러는 과정에서 이런저런 질병들의 기세가 꺾이고, 건강과 젊음이 돌아온다. 대자연의 원시공간에서 원시뇌가 우주의 조화와 합일하면서 치유의 기적이 일어나는 것이다. 배 씨의 오두막에서는 그동안 많은 서양인이 난치병과 만성질환들을 다스리는 계기를 마련했다.

이렇게 동남아 라오스 땅에서도 배 씨의 정성과 노력에 힘입어 또 하나의 '하늘병원이 날마다 열리고 닫히기를 반복한다. 사람들이 호리병처럼 갇혀 지내며 온갖 질병을 얻는 문명사회 공간과 좋은 대조를 이루는 공간이다.

배 씨는 찾아오는 외국인이 없는 날이면 자신의 몸 치유에 몰입한다. 그의 몸이 자율적으로 움직이는 장면이 오두막에서 실감 나게 전개된다. 그는 먼저 바닥에 누워 깊은 호흡과 함께 이완에 집중한다. 정수리에 모아진 좋은 기운을 서서히 뇌와 목으로 끌어내리고, 다시 척추를 따라 내려가게 해 발끝까지 보낸다. 이 기운을 어깨와 양팔, 복부로도 이동시킨다. 기가 흐를 때마다 그의 몸이 꿈틀꿈틀 움직인다. 종내에는 상체를 중심으로 온몸이 파도치듯 춤춘다. 그는 최고의 환희심에 잠긴다.

이제 그는 완전 자유다!

신체 부조화와 무질서란 더 이상 있을 수 없다!

맺는말 >>

# 자연과 하늘의 이치에 순응하자

　우리는 몸의 주인을 자신이라 여기지만, 결코 그렇다고만은 볼 수 없다. 왜냐면 우리 영혼은 지상에 나오는 순간 어디선가 이 몸을 빌려 출현하기 때문이다.
　새 생명체는 모체에 안착하는 순간부터 세상 밖으로 나올 때까지 몸을 집처럼, 혹은 의복처럼 받아 지닌다. 우리네 영혼은 이렇게 이 집, 혹은 의복을 자연이나 하늘로부터 받아 한 백 년 살게 된다. 또 자연으로부터 먹거리와 약초 등을 골고루 받아먹으며 신체를 관리한다. 그러다가 수명이 다하면 이 집, 혹은 의복을 자연과 하늘에 돌려주고 어디론가 되돌아간다.
　그러므로 엄밀히 말해 이 몸의 소유권자는 자연이요, 하늘이라 하는 것이 옳다고 할 수 있다. 이 몸을 규율하고 지배하는 존재도 하늘이요, 대자연이다. 우리 몸은 철학적으로 자연과 하늘의 부속품이라 해도 지나친 말이 아니다.
　자연과 하늘의 본질은 조화로움과 코스모스(질서)다. 우주 삼라만상은 매일같이 질서정연하게 하루를 여닫는다. 무수한 별들이 한 치의 오차도

없이 공전과 자전을 반복한다. 우리 몸안의 60조 개 세포들도 각각 미세한 별들이라 말할 수 있다. 이 미세한 별들은 갓 태어났을 때 건강하고 조화롭다.

그런데 이 작은 별들, 나아가 이 육체는 살다가 여러 가지 원인으로 병을 얻는다. 질병은 우리 신체가 조화로움과 질서 정연함으로부터 이탈했음을 말해준다. 따라서 조화와 질서를 되찾아 건강을 회복하도록 하는 조치가 필연적으로 뒤따라야 한다.

인간은 건강을 위해 의학을 발전시켰다. 현대의학이 쌓은 탑은 화려한 위용을 자랑한다. 첨단 의료장비와 성능 우수한 신약들을 앞세워 마치 질병을 모두 정복할 날이 머지않은 듯 너스레를 떤다. 그렇지만 아직도 불치병, 난치병, 만성질환 환자들이 주위에 널려 있는 게 현실이다. 오히려 오늘날 병원에서 치료하지 못하는 환자들은 의학 발전에도 불구하고 양산되는 느낌마저 든다.

이런 현실에서 양한방의 도움없이 제3의 간단한 치료법만으로 고질병들을 다스릴 수 있다는 것은 뜻밖의 소식일 것이다. 이 책 독자들은 31가지 혁명적 치료 사례들을 통해 그 치료법을 알아챘을 것이다. 그것은 바로 심신을 충분히 내려놓고 몸을 자연과 하늘에 맡기는 것이다. 우리 몸은 자연과 하늘에서 왔기에 그렇게 해야 원천적이고 온전한 치유의 길이 열린다.

마음이 내 몸을 붙들고 있지 않고 놓아버리면, 그때부터 자연과 하늘의 지배력이 본격화한다. 내가 교감신경을 항진해 내 몸에 집착하면 본래 주인의 역할이 위축된다. 그러나 반대로 부교감신경을 항진해 이 몸을 하늘과 자연에 맡기면, 그때부터 주인의 역할이 활성화한다. 즉, 주인의 부속품에 대한 수리와 교정이 원활해진다.

 이는 마치 훼손된 옷을 수선집에 맡기거나 오래된 집의 수리를 전문가에게 의뢰하는 것과 같다. 수선이나 수리가 진행되는 동안 나는 어딘가에 물러나 조용히 기다리면 된다. 때때로 옷이나 집이 잘 고쳐지도록 자연, 혹은 하늘의 작업에 일정 부분 마음으로 참여하는 정도로만 행동하면 된다. 그러면 내 안팎에서 자연과 하늘의 역할이 향상되고 내면의 자율적 치유기능이 눈을 떠, 신체 부조화가 밀려나고 무질서가 바로잡힌다.

 우리에게는 태초부터 이렇게 탁월한 자율치료 능력이 부여돼 있었음을 깨달을 필요가 있다. 당뇨병, 파킨슨병, 섬유근육통, 중풍 등이 책에서처럼 어렵지 않게 치료된다.

 양한방은, 지동설이 맞는 이 세상에서 아직도 천동설을 고집하고 있는 격이다. 쉬운 치료의 길을 외면하고 어려운 길을 달려가는 무모함에서 벗어나야 한다. 이제 21세기 의학은 출발과 방법을 획기적으로 전환할 때가 됐다. 창조주가 시행하는 물리치료 프로그램이 내 안에서 저절로 작동하게 하는 것이 최고 치료법이다. 앞으로 많은 사람들이 이런 내적, 자율적 치료에 큰 관심을 갖고 불치병, 난치병, 만성질환 들이 사라지는 세상을 여는 데 적극 동참해주기를 바라는 마음이다.

**참고 문헌 >>**

1. 《난치병 다스리는 진동요법》, 박중곤, 썰물과밀물, 2016
2. 《난치병 치료하는 기적의 마음수술법》, 박중곤, 아라크네, 2018
3. 《늙지 않는 비밀, The Telomere Effect》, 엘리자베스 블랙번 & 엘리사 에펠, 이한음 옮김, 알에이치코리아, 2018
4. 《동의보감(증보판)》, 허준 & 동의보감연구회, 한국학자료원, 2025
5. 《빅슬림 굿데이성경》, 생명의말씀사, 2008
6. 서울대학교병원 의학정보, 네이버 지식백과, 2025
7. 《스무 가지 난치병의 고개를 넘다》, 박중곤, 꿈과희망, 2024
8. 자생한방병원 한방의학정보, 네이버 지식백과, 2025
9. 《정신분석입문》, 지그문트 프로이트, 김성태 옮김, 정신세계사, 2023
10. 질병관리청 국가건강정보포털, 네이버, 2025
11. 《태초건강법(심신치유편)》, 박중곤, 아라크네, 2019
12. 《통증박사 안강입니다》, 안강, GL Communication, 2018
13. 《황제내경 소문》, 정진녕, 학민사, 2015
14. 《Autogenic Training Developed by Dr. Schultz, J. H. : A Gentle Way to Relax》, Rainer Tameling, Independently published, 2017
15. 《How Your Mind Can Heal Your Body》, David Hamilton, Hayhouse, 2008
16. 《The Stress of Life》, Hans Selye, McGraw-Hill Education, 1978

불치병·난치병·만성질환
# 혁명적 치료 사례

초판 1쇄 인쇄  2025년 12월  5일
초판 1쇄 발행  2025년 12월 10일

**지은이**  박중곤

**펴낸이**  김연홍
**펴낸곳**  아라크네

출판등록  1999년 10월 12일 제2-2945호
주소  서울시 마포구 성미산로 187 아라크네빌딩 5층(연남동)
전화  02-334-3887    팩스  02-334-2068

ISBN 979-11-5774-786-3 03510

※ 잘못된 책은 바꾸어 드립니다.
※ 값은 뒤표지에 있습니다.